DR. LEONARDO MAKLOUF
DR. LUIZ BALDINI NETO

Manual Técnico de **RADIOFREQUÊNCIA** na **DOENÇA VENOSA**

O dia a dia da Ablação por Radiofrequência (ARF) em suas mãos

CLAUDIA CARDILLO
CURADORA E COORDENADORA EDITORIAL

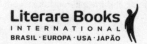

Copyright© 2022 by Literare Books International
Todos os direitos desta edição são reservados à Literare Books International.

Presidente:
Mauricio Sita

Vice-presidente:
Alessandra Ksenhuck

Diretora executiva:
Julyana Rosa

Diretora de projetos:
Gleide Santos

Curadora e coordenadora editorial:
Claudia Cardillo

Dr. Leonardo Chadad Maklouf | CRM 111.139
Dr. Luiz Baldini Neto | CRM 100476 SP

Capa:
M11 Marketing e Comunicação

Diagramação:
Candido Ferreira Jr.

Revisão:
Rodrigo Rainho

Relacionamento com o cliente:
Claudia Pires

Impressão:
Plena Print

Dados Internacionais de Catalogação na Publicação (CIP)
(eDOC BRASIL, Belo Horizonte/MG)

M235m   Maklouf, Leonardo.
Manual técnico de radiofrequência na doença venosa: o dia a dia da Ablação por Radiofrequência (ARF) em suas mãos / Dr. Leonardo Maklouf, Dr. Luiz Baldini Neto; curadora e coordenadora editorial Claudia Cardillo. – São Paulo, SP: Literare Books International, 2022.
16 x 23 cm

ISBN 978-65-5922-451-7

1. Medicina. 2. Ablação por radiofrequência. 3. Veias – Doenças. I. Baldini Neto, Luiz. II. Título.

CDD 616.14

Elaborado por Maurício Amormino Júnior – CRB6/2422

Literare Books International.
Rua Antônio Augusto Covello, 472 – Vila Mariana – São Paulo, SP.
CEP 01550-060
Fone: +55 (0**11) 2659-0968
site: www.literarebooks.com.br
e-mail: literare@literarebooks.com.br

Dedicatória

Minhas homenagens desta obra são dirigidas à toda minha família de ascendências libanesas por parte de pai e mãe.

A meus filhos, os quais mudaram minha vida e a minha esposa que segue me ensinando o equilíbrio entre o amor e a razão.

Dr. Leonardo Chadad Maklouf

Ofereço aos meus pais Luiz Antonio Baldini e Fatima Regina Bello Baldini todo o meu orgulho e admiração por eles através desta obra.

Dr. Luiz Baldini Neto

Prefácio

A extraordinária evolução das técnicas minimamente invasivas no tratamento da doença venosa, especialmente nas últimas décadas, culminou com o desenvolvimento da abordagem endovascular venosa, o que trouxe benefício grandioso para o paciente, com opção terapêutica de menor morbidade, diminuindo as complicações e entregando resultados com melhor custo-benefício.

Quando se resolve editar um livro, é necessário robustez científica e prática com o tema e ambos os editores (e autores) têm bastante vivência com a técnica, sendo alguns dos principais difusores no Brasil. Por muito tempo, viajaram a diversos centros do país, assim como receberam profissionais de todo o território nacional para demonstrar e ensinar a técnica minimamente invasiva no manejo da doença varicosa, extraindo os melhores resultados, corroborando a "expertise" no tema e difundindo o seu conhecimento.

"Manual técnico de radiofrequência na doença venosa" trata-se de uma feliz iniciativa dos editores LEONARDO MAKLOUF e LUIZ BALDINI NETO que resolveram congregar o conhecimento teórico, prático e técnico adquirido e acumulado ao longo dos anos de vivência com a radiofrequência no tratamento de pacientes com doença venosa crônica, tão prevalente em nosso meio. Nesta obra, os autores apresentam diversos conceitos importantes e necessários no manejo para melhor uso e aproveitamento da técnica no tratamento de varizes com minimização dos riscos, trazendo grandes nomes da cirurgia vascular com larga experiência prática no manuseio de cateteres de radiofrequência, que vão mostrar dicas cruciais para o melhor resultado e maior redução das complicações.

Conhecer e aprender são conceitos necessários na construção de qualquer especialista: "conhecer" é o ato de aprender com experiência; e "aprender" é o ato de adquirir conhecimento a partir do estudo, e certamente, isso será obtido com a leitura dessa obra que foi tão cuidadosamente montada para ajudar na familiarização da técnica.

Nós, leitores, agradecemos a oportunidade de poder contar com tal obra para nosso aprendizado. Ganham os pacientes, ganham os profissionais da saúde, ganha a especialidade cirurgia vascular.

"Feliz aquele que transfere o que sabe e aprende o que ensina. O que vale na vida não é o ponto de partida e sim a caminhada. Caminhando e semeando, no fim, terás o que colher. O saber a gente aprende com os mestres e os livros."

Obrigado pela honra do convite para escrever este prefácio.

Parabéns, LEONARDO MAKLOUF e LUIZ BALDINI NETO.

Boa leitura e bom estudo a todos,

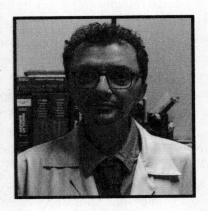

Prof. Dr. Marcone Lima Sobreira

M.D. PhD. Professor Associado de Cirurgia Vascular e Endovascular. Divisão de Cirurgia Vascular e Endovascular. Departamento de Cirurgia e Ortopedia. Diretor do Laboratório Vascular Não-Invasivo. Faculdade de Medicina de Botucatu – UNESP, São Paulo/Brasil. Membro da Sociedade Brasileira de Angiologia e de Cirurgia Vascular - Regional São Paulo (SBACV-SP) – Departamento de Doenças Venosas.

Agradecimentos

Descrever uma trajetória em poucas linhas é uma árdua tarefa. Agradecer seria pouco para muitas pessoas que passaram em minha vida. Muitos passam inclusive e algumas sequer sabem o quão importante foram e o conceito de amizade torna-se muito amplo, pois ele supera a falta de convivência com estas queridas figuras.

Minha história na Cirurgia Vascular começou quando em frente ao Hospital Escola estava chegando para assistir aula na Faculdade de Medicina de Valença no RJ quando avistei um Senhor sendo levado ao ambiente de aula por um professor que até então não conhecia. O Professor Rubens Carlos Mayall hipnotizou-me àquele dia com as centenas de *slides* sobre flebografias e linfografias. Naquele mesmo dia, me dirigi ao Professor Fernando Vidinha Fontes e pedi para acompanhar seu ambulatório no Hospital Escola quando então, ainda no 2º ano, fiz a escolha pela especialidade. Passados os seis anos de faculdade, já frequentava com ele inclusive as reuniões da SBACV- RJ.

Chegou a hora de cumprir o Serviço Militar e fui para Marinha do Brasil, onde seria destinado ao corpo de Fuzileiros Navais. Mais uma vez, fui salvo pelo Prof. Vidinha que contactou imediatamente Dr. Jackson Caiafa, à época chefe do Serviço de Cirurgia Vascular do Hospital Naval Marcílio Dias, que prontamente me "resgatou" para o Méier, endereço do Hospital.

Como já havia feito prova também para RM / MEC, lá dentro confirmei a vaga e fiz Cirurgia Geral, Cirurgia Vascular e amizades eternas. Eduardo Chaib, Eduardo Werneck e Jackson Caiafa foram peças - chave na minha formação médica e militar durante o tempo que lá estive.

Ainda tive a oportunidade de trabalhar com Dr. Adalberto Pereira Araújo, Dra. Cristiane Araújo e Dr. Márcio Arruda Portilho (*in memorian*). Pessoas maravilhosas a quem tenho muito respeito e carinho. Diante da aposentadoria destes nomes citados acima no Serviço da Marinha do Brasil, pedidos familiares e personalidade desafiadora, decidi voltar para São Paulo sem "meus padrinhos".

A caminhada foi árdua para um estranho no ninho aonde, através de concursos públicos, iniciei minha jornada que, hoje, após vinte anos, tem Serviços Vasculares Privados agregados com muito trabalho.

Na técnica de Radiofrequência, não posso deixar de citar o Sr. Clidio Nigro e seu fiel escudeiro à época, Valdir Pereira do Nascimento que trouxeram o produto para o Brasil que, após alguns anos, seguiu para Covidien/Medtronic. Todos esses confiaram a mim a missão de divulgar a técnica por meio de distribuidoras como ABBMED, Cardiomedical, Biocath e, agora, a Supri que tem feito trabalho de excelência no Treinamento de Colegas Vasculares desde o ano passado com a retomada das cirurgias já tendo treinado mais de uma centena de Cirurgiões Vasculares nesta nova etapa de treinamentos em pleno 2021/22 junto com meu amigo de armas (cateteres) Dr. Luiz Baldini Neto.

Dr.Leonardo Chadad Maklouf

Agradeço a todos os meus professores que fizeram parte do meu processo de aprendizado pelos quais conservo grande e eterno respeito.

Igualmente, aos meus colegas médicos que me acompanharam durante minha residência em cirurgia geral e vascular na Universidade Estadual de Campinas (UNICAMP) e que tanto me ensinaram, e com quem pude dividir momentos especiais.

Com grande satisfação, reconheço o carinho de meus pacientes que tornam leves os dias mais cansativos e justificam todo o meu empenho em continuar estudando e trabalhando com amor.

Finalmente, à toda minha família: aqueles que conhecem profundamente as etapas de luta nessa minha trajetória científica.

Dr. Luiz Baldini Neto

Introduccion a la tecnica

Comentarios Y Presiciones sobre Tratamiento de Vena Safena Interna Con Radiofrecuencia

Dr. José Constantino Garcia Bertolotti
Dr. Ricardo Jorge Pons Muzzo Diaz
Dr. Jaime Ames Silicani

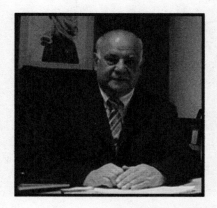

Dr. José Constantino Garcia Bertolotti
Angiologista e Cirurgião Vascular CMP 4917 RNE 4917
Vascular Research, Miami e Clínica Monterrico, Lima

Médico formado pela Universidade do Estado do Rio de Janeiro (Guanabara) em 1967. Especialidade em Angiologia (AMB) 1974, pós-graduação em Cirurgia Vascular pela faculdade de Medicina e Cirurgia; Assistente do renomado professor Rubens Carlos Mayall no Hospital da Gamboa (Santa Casa da Misericórdia) 1970-1997; Professor assistente em semiologia e angiologia da faculdade de medicina de Valença, Rio de Janeiro. (1970-1998). Membro fundador da Sociedade Brasileira de Engenharia Biomédica, investigador principal Organização Panamericana da Saúde (OMS). Especialização em Radiologia Vascular e intervencionista no Hospital Mount Sinai da Universidade de Miami (1990-1992) sob direção do prof. Manuel Viamonte, chefe do departamento de Radiologia. Angioradiologista do Hospital Militar Central de Lima - Peru 1982. Ex-Presidente da Asociación Peruana de Angiología, Cirugía Vascular y Endovascular (APACVE). Membro correspondente em Florida (USA) da Sociedade Brasileira de Angiologia e Cirurgia Vascular. Diretor da Clínica de Angiologia JG Bertolotti no Rio de Janeiro, Brasil. Diretor da clínica Angiolabs em Lima - Peru, desde 2000. Diretor Vascular Research & Diagnostic lnc. Miami, desde 2005.

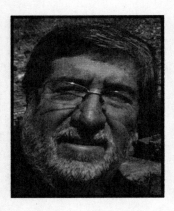

Dr. Ricardo Jorge Pons Muzzo Díaz
Cirurgião da Universidade Peruana Cayetano Heredia-UPCH, 1985

Especialista em Cirurgia Geral e Cirurgia Torácica e Cardiovascular pela Universidad Nacional Mayor de San Marcos - UNMSM. Pósgraduação em Cirurgia Vascular e Ecodoppler Vascular no Hospital de Clínicas da Universidade Católica do Chile. Estudos de Mestrado em Medicina com Menção pela UPCH. Mestre em Gestão Pública EUCIM Business School Madrid. Possui mestrado em Gestão Pública pela Universidad San Martín de Porres de Lima. Cirurgião do Serviço de Cirurgia Vascular e Angiologia do Hospital Nacional Arzobispo

Loayza (HNAL) em Lima desde 1992. Diretor do Gabinete de Apoio ao Ensino e à Investigação do HNAL entre 2009 e 2010. Vice-Diretor Geral do HNAL entre 2010 e 2013. Membro Associado da Academia Peruana de Cirurgia e outras sociedades médico-científicas. Palestrante em inúmeros congressos da especialidade. Membro do corpo clínico da ANGIOLABS desde 2003.

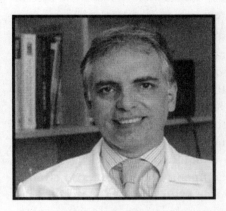

Dr. Jaime Ames Silicani
Cirurgião Vascular

Médico Cirurgião, especializado exclusivamente no tratamento de varizes em geral (Flebologia). Oferece as técnicas mais inovadoras para o diagnóstico e tratamento de varizes Cirurgia Endovenosa por Radiofrequência VNUS Fechamento FAST, Escleroterapia, FOAM ou Espuma, Flebotomia, Laser Transdérmico. Cirurgia de varizes a laser. Cirurgião da Clinica Monterrico e Diretor Clínico da Clinica Varilaser, Lima.

Para realizar un tratamiento apropiado de las várices de miembros inferiores (clasificación CEAP 2 a 6) es necesario conocer su fisiopatología. Sabemos que se producen a consecuencia del reflujo de sangre desde el sistema venoso profundo hacia el sistema venoso superficial, provocando hipertensión venosa en bipedestación y, sabemos también, que la mayor fuente del reflujo está en la unión safeno femoral, zona que es la más importante desde el punto de vista clínico y terapéutico. Otras zonas importantes en cuanto al reflujo son venas perforantes en la vena safena interna en muslo y el cayado de la vena safena externa.

Los pacientes con categorías más severas de enfermedad son las que tienen reflujo en la unión safeno femoral. El tratamiento hasta hace pocos años era la safenectomía interna con esqueletización del cayado y ligadura de la unión safeno femoral cuyos resultados a largo plazo libres de recurrencias estaban encima del 97% a 98% (1) ya que se eliminan todas las fuentes de reflujo; es una cirugía efectiva, pero con mucho trauma. A la actualidad han emergido tratamientos menos invasivos, endoluminales, con resultados variables pero que ya están reemplazando a la cirugía clásica. Sin embargo, para que estos nuevos tratamientos sean, a nuestro criterio, aceptables, deben aproximarse a la tasa de éxito de la cirugía clásica por lo que deben ser efectivos en el tratamiento de las zonas de reflujo mencionadas. Rutherford (2) en su texto de Cirugía Vascular señala que a la hora de planificar el tratamiento de las várices se deben tener en mente tres objetivos: "La eliminación permanente de las varicosidades con el origen de la hipertensión venosa"; "que el resultado sea tan estético como sea posible"; y "que las complicaciones sean mínimas", algo con lo que estamos totalmente de acuerdo.

Entre los tratamientos nuevos de várices está destacando claramente la ablación térmica de la vena safena interna y de la vena safena externa por RADIOFRECUENCIA. Una de las razones críticas del éxito de esta técnica endoluminal está en que usa un catéter cuyo efecto no va más allá de unos pocos milímetros de la zona donde se ubica, por lo que es sumamente segura para el paciente y el cirujano ya que se puede colocar muy cerca de la unión safeno femoral, en el ostium de la vena epigástrica, que está a 1-1.5 cm de distancia.

En nuestra casuística de algunos centenares de casos, tanto en práctica privada como pública en Lima desde el año 2008, no hemos tenido mayores complicaciones, sobre todo ningún caso de TVP o de trombosis generada por calor.

Hemos realizado seguimiento a mediano plazo a un grupo importante de nuestros casos y hemos encontrado que hay un buen cierre en el cayado donde los muñones residuales miden entre 1 cm a 1.5 cm en promedio.

Si bien el tiempo de seguimiento en nuestra casuística es variable y aún no han sido debidamente tabulados, estamos respaldados por los trabajos de Proebstle (3) donde se señala que el muñón posoperatorio se mantiene estable a través del tiempo. Creemos necesario señalar que mencionar el término "ablación térmica" sin especificar que se realiza con RADIOFRE-CUENCIA puede confundir a los lectores, quienes pudieran asumir que es lo mismo hacerla con láser o con radiofrecuencia. Hasta la fecha y durante muchos años, los autores que usan láser no definen una técnica y un catéter apropiado, habiéndose publicado complicaciones que no hemos visto con radiofrecuencia, como trombosis de vena femoral o fístula arteriovenosa a ese nivel; tampoco hemos podido encontrar resultados a largo plazo en el cierre del cayado safeno que tengan 95% de éxito o más.

Los resultados del cierre del trayecto del tronco venoso en el muslo si han mostrado buenos resultados, pero esto para nosotros es secundario ya que lo crítico es anular el reflujo en la unión safeno femoral. Por último, añadir que tenemos algunas decenas de casos de tratamiento de la vena safena externa en su porción o mitad superior la cual también está mostrando muy buenos resultados con la finalidad de evitar la safenectomía externa.

Tratamiento de Vena Safena Interna con Radiofrecuencia

Para un tratamiento apropiado de las várices de miembros inferiores (CEAP 2 a 6) es necesario conocer su fisiopatología ya que la fuente de reflujo más frecuente y severa, causante de várices, está en la unión safeno femoral (USF). El tratamiento era la safenectomía interna clásica, cuya tasa de pacientes libres de recurrencias a largo plazo (1) está en 97% o más, ya que se eliminan las fuentes de reflujo en el cayado y por perforantes en su trayecto. A la actualidad han emergido tratamientos menos traumáticos pero que para que sean, a nuestro criterio, aceptables, deben aproximarse a la tasa de éxito de la cirugía clásica por lo que deben ser efectivos en el tratamiento de las zonas de reflujo mencionadas, principalmente en el cayado safeno interno.

Entre estas nuevas opciones destaca nítidamente la ablación térmica por RADIOFRECUENCIA y una de las razones críticas del éxito de esta técnica endoluminal está en que usa un catéter cuyo efecto no va más allá de unos pocos milímetros de la zona donde se ubica, por lo que es sumamente segura ya que se puede colocar a nivel del ostium de la vena epigástrica, que está a 1-1.5 cm de distancia de la unión safeno femoral.

En nuestra casuística hospitalaria de más de 150 casos hemos realizado seguimiento a mediano plazo a un grupo importante de nuestros pacientes encontrando que hay un buen cierre en el cayado donde los muñones residuales miden entre 1 cm a 1.5 cm en promedio en más del 95% de casos.

Si bien el tiempo de seguimiento en nuestra casuística es variable y aún no han sido debidamente tabulados, estamos respaldados por los trabajos de Proebstle (3) donde se señala que el muñón posoperatorio se mantiene estable a través del tiempo. Creemos necesario agregar que al mencionar el término "ablación térmica" debemos especificar que se realiza con RADIOFRECUENCIA ya que puede confundir a los lectores, quienes pudieran asumir que es lo mismo hacerla con láser o con radiofrecuencia. Con láser existen aún dificultades en realizar un cierre seguro y apropiado del cayado de la vena safena interna, algo que es crítico en el tratamiento de las várices primarias.

Referências bibliográficas

Elbaz CL. *Recurrence of varicose veins following surgery.* Vasc Endovascular Surg 1989; 23:90-94.

Rutherford. *Cirugía Vascular.* Sexta edición. España. ELSEVIER. 2006. Vol

Proebstle TM, Alm BJ, Göckeritz O, Wenzel C, Noppeney T, Lebard C, et al. *Five-year results from the prospective European multicentre cohort study on radiofrequency segmental thermal ablation for incompetent great saphenous veins.* BJS 2015; 102:212-218.

Sumário

17   **1. HISTÓRIA DA RADIOFREQUÊNCIA NO BRASIL POR QUE ADOTAMOS A RADIOFREQUÊNCIA? PANORAMA GERAL**
Dr. Leonardo Chadad Maklouf & Dr. Luiz Baldini Neto

25   **2. HISTÓRIA DA DOENÇA VARICOSA DOS MEMBROS INFERIORES**
Dr. Charles Angotti

41   **3. DIAGNÓSTICO ANAMNESE EXAME FÍSICO IMAGEM**
Dr. Ivanesio Merlo, Dr. Eduardo Trindade Barbosa & Dra. Ana Paula Rolim Maia Peclat

51   **4. MÉTODOS DE IMAGEM AUXILIARES NO EXAME FÍSICO FLEBOSCOPIA E REALIDADE AUMENTADA**
Dr. Ivanesio Merlo & Dr. Eduardo Trindade Barbosa

57   **5. ADVENTO DA ULTRASSONOGRAFIA: UMA NOVA VISÃO TERAPÊUTICA PARA VARIZES**
Dr. Marcos Roberto Godoy

75   **6. ASPECTOS FÍSICOS DA ABLAÇÃO POR RADIOFREQUÊNCIA**
Dr. Mariano Gomes

87   **7. VEIA SAFENA MAGNA E SUAS TRIBUTÁRIAS: ANATOMIA**
Dr. Luiz Baldini Neto

99   **8. ANATOMIA DA VEIA SAFENA PARVA**
Dra. Cristiane Ferreira de Araujo Gomes, Dr. Adalberto Pereira de Araujo
& Dr. Clóvis Bordini Racy Filho

109   **9. ANATOMIA CIRÚRGICA DAS VEIAS PERFURANTES**
Dr. Adel Saad Filho

121   **10. VEIAS DE GIACOMINI, CONCEITOS E ANATOMIA**
Dr. Rossi Murilo da Silva, Dra. Carolina Sant'Anna Tavares Ferreira,
Dr. Leon do Espirito Santo Gomes & Dr. Vitor Eiras Antunes

127   **11. TRATAMENTO PASSO A PASSO DA VEIA SAFENA MAGNA COM ARF**
Dr. Leonardo Chadad Maklouf & Dr. Luiz Baldini Neto

139 **12. TRATAMENTO PASSO A PASSO: 1. VEIA SAFENA PARVA / 2. VEIA DE GIACOMINI / 3. VEIA ACESSÓRIA ANTERIOR**
Dr. Luiz Baldini Neto

153 **13. TRATAMENTO PASSO A PASSO DAS VEIAS PERFURANTES: 1. INDICAÇÃO TÉCNICA / 2. IMPORTÂNCIA DO USG / 3. PUNÇÃO DA VEIA PERFURANTE / 4. PROTOCOLO MAKLOUF/BALDINI / 5. CUIDADOS PÓS-PROCEDIMENTO / 6. CONSIDERAÇÕES FINAIS**
Dr. Leonardo Chadad Maklouf

161 **14. DICAS E TRUQUES**
Dr. Leonardo Chadad Maklouf & Dr. Luiz Baldini Neto

171 **15. A TROMBOSE INDUZIDA PELO CALOR ENDOVENOSO**
Dr. Ricardo Aun & Dr. Daniel Corradi Carregal

189 **16. CIRURGIAS HÍBRIDAS**
Dr. Felipe Caetano Mamprim, Dr. Walter Jr. Boim de Araujo
& Dr. Fabricio Rodrigues Santiago

199 **17. COMO TRATAR E PREVENIR COMPLICAÇÕES CUTÂNEAS PÓS-RADIOFREQUÊNCIA MANCHAS HIPERCRÔMICAS**
Dra. Flávia Maklouf

215 **18. GUIDELINES**
Dr. Edwaldo Joviliano, Dr. Leandro Gardenghi & Dr. Marcelo Bellini Dalio

229 **19. PÓS-OPERATÓRIO: COMPRESSÃO E SEGUIMENTO**
Dr. George Carchedi Luccas, Dr. Lucas Marcelo Dias Freire & Dr. Ricardo Henklain

241 **20. DESAFIOS E LIMITAÇÕES DA ABLAÇÃO TÉRMICA**
Dra. Ana Terezinha Guillaumon & Dr. Daniel Emilio Dalledone Siqueira

253 **21. PROTOCOLO MAKLOUF/BALDINI**
Dr. Leonardo Chadad Maklouf & Dr. Luiz Baldini Neto

263 **22. TUTORIAL PARA PUNÇÃO VENOSA**
Dr. Luiz Baldini Neto & Dra. Marina Helena de Aguiar Alioti Romano

273 **LISTA DE ABREVIATURAS**

277 **APÊNDICE DE IMAGENS**

1

HISTÓRIA DA RADIOFREQUÊNCIA NO BRASIL. POR QUE ADOTAMOS A RADIOFREQUÊNCIA?

PANORAMA GERAL

Neste primeiro capítulo, os autores relatam sua trajetória na incorporação da técnica de radiofrequência e seus benefícios, tanto na esfera pública como privada.

DR. LEONARDO CHADAD MAKLOUF
DR. LUIZ BALDINI NETO

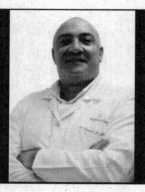

Dr. Leonardo Chadad Maklouf

Contatos
www.angioskincare.com.br
leomaklouf@yahoo.com.br
Instagram: @leomaklouf.vascular

CRM 111.139. Cirurgião Vascular formado pela Marinha do Brasil com graduação na Faculdade de Medicina de Valença no RJ pela Universidade Fundação Dom André Arcoverde. Coordenador dos Serviços de Cirurgia Vascular em hospitais da rede NotreDame Intermédica. Especialista em Cirurgia Vascular (sócio efetivo da Sociedade Brasileira de Angiologia e de Cirurgia Vascular-SBACV) e membro do Departamento Científico de Doenças Venosas da SBACV Nacional. Dedica-se há mais de 15 anos à técnica de radiofrequência na Doença Venosa, ministrando cursos teórico-práticos viajando pelo Brasil para aplicar a técnica em diversos serviços de cirurgia vascular. Médico vascular em sua Clínica AngioSkincare. Mais de 5.000 cirurgias endovasculares e de 10.000 cirurgias de varizes.

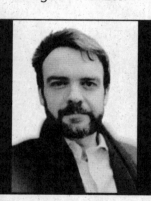

Dr. Luiz Baldini Neto

Contatos
luizbaldini@yahoo.com.br
Instagram: @luiz.baldini
clinicabaldini@gmail.com
Instagram: @clinicabaldini.vascular

CRM 100476 SP. Possui graduação em Medicina pela Universidade Estadual de Campinas – Unicamp. Residência médica em Cirurgia Geral, Cirurgia Vascular e área de atuação em Angiorradiologia e Cirurgia Endovascular pela Unicamp. Título de especialista em Cirurgia Vascular e área de atuação em Cirurgia Endovascular pela Sociedade Brasileira de Angiologia e Cirurgia Vascular – SBACV. Mestrado em Gestão e Saúde Pública pela Unicamp. Atualmente é médico cirurgião vascular da Clínica Médica Baldini. Tem experiência na área de flebologia com ênfase em cirurgia vascular minimamente invasiva, atuando principalmente nos seguintes temas: varizes, radiofrequência, úlcera crônica, cirurgia ambulatorial e saúde pública.

Introdução
por Dr. Leonardo Chadad Maklouf

Nossa caminhada dentro da técnica de radiofrequência para tratamento da doença venosa iniciou-se em 2008, para ablação de veias safenas magnas insuficientes, onde a proposta inicial era colocar em prática a Teoria de Glass, que em 1987 propôs evidências da neovascularização, que é considerada uma extensão do processo de angiogênese que ocorre na reparação da ferida cirúrgica na virilha. É a maior fonte de novos canais reconectando as veias superficiais – veia femoral comum ao redor da JSF*. (Figura 1** - Safena magna e suas tributárias. Imagem cedida pelo Dr. Belczak)

Também demonstrou, em seus estudos, veias deformadas cruzando a virilha e conexões da drenagem superficial da parede inferior do abdome e da região pudenda para tributárias varicosas na coxa.

Por que adotamos a radiofrequência?

Vários estudos demonstram que a cirurgia consagrada de varizes com *"stripping"* de safena não é uma técnica curativa e que a incidência de recidiva de varizes com recanalização do coto de safena é muito significativa. Partindo desse princípio e de vários estudos sobre neoangiogênese, nasceu a ablação por radiofrequência (ARF*), com o intuito de eliminar esse estímulo que se inicia já na incisão da pele e evolui através das numerosas comunicações entre veias do subcutâneo, veias superficiais e profundas do segmento em questão. Fisher et al, em 2012 em um estudo de seguimento de 34 anos para verificar a recorrência tardia de refluxo na JSF*, após ligadura alta e *"stripping"* de veia safena interna (VSI*), demonstrou uma incidência de 60% de recorrência de refluxo. Sítio da ligadura (71%); origem perijuncional (29%).

---

* Consulte lista de abreviaturas.

** Consulte apêndice de fotos, imagens, gráficos, tabelas e desenhos esquemáticos.

Nosso objetivo, então, busca proporcionar uma alternativa menos traumática no tratamento das veias safenas tradicionalmente operadas com fleboextração.

Em nosso país, o segundo caso de *Closure Fast* da 2ª geração foi feito por mim e o Stilet (cateter especificamente produzido pela Medtronic para tratar veias perfurantes insuficientes), tive o privilégio de usar primeiro em 2011 no Hospital Bosque da Saúde, onde trabalho desde 2003. Após levantar custos com curativos em feridas venosas de difícil cicatrização, "alimentadas" por um refluxo de veias perfurantes calibrosas, iniciei minha experiência na técnica que aumenta a cada ano dentro do país.

A 1ª geração da fibra de ablação por radiofrequência não teve sequência no Brasil e quem teve alguma experiência com o produto foi o Dr. Francisco Osse, nos Estados Unidos. No Brasil, a primeira cirurgia com fibra de ablação por radiofrequência (2ª geração - cateter radiofrequência para veias safenas) foi realizada na Beneficência Portuguesa pelo Dr. Ivan Godoy e Dr. Adilson Ferraz Paschoa, serviço do professor Bonno Van Bellen.

Nesta caminhada de dedicação no Brasil, tivemos a oportunidade de dar aulas em congressos nacionais e internacionais, viajar pelo Brasil disseminando a técnica (Figura 2** - aula de cirurgia vascular com aplicação da técnica), ter nosso curso teórico-prático em São Paulo, visitar serviços médicos no exterior, aprendendo dicas desde consultas e exames até ato cirúrgico, pré e pós-operatório, circuitos dos chamados *"Vein Centers"* e muitas experiências consolidadas com os recentes *Guidelines*, que recomendam a Ablação Térmica por Radiofrequência como Classificação 1A (forte recomendação baseada em estudos científicos reconhecidos). Dentro desse panorama e fazendo uso da técnica por 15 anos agora em 2022, entendemos ser o momento de escrever esta vasta experiência, com detalhes que somente este período poderia ensinar. A terapêutica de ablação térmica para veias safenas magnas, parvas, veias de Giacomini, veias acessórias e as incríveis veias perfurantes estão descritas neste Manual, tentando transmitir de uma forma objetiva o passo a passo de cada uma delas e todos os cuidados, dificuldades, complicações, estudos, dicas e truques para cirurgiões vasculares de todas as idades.

Panorama geral

Como disse Dr. Ivanesio Merlo em seu livro *Varizes e Telangiectasias 3*, a cirurgia de Varizes poderia ser dividida em dois períodos no século passado: antes e depois da agulha de crochê. Eu, Leonardo Maklouf, diria que neste século, após confirmação recente do *Guidelines* Brasileiro 4, Americano 5 e

Europeu 6, temos a cirurgia do refluxo significativo da Veia Safena dividida em duas eras: antes e depois da ablação térmica da veia insuficiente.

O Paradoxo Tecnológico da ARF no Brasil
por Dr. Luiz Baldini Neto

Inicialmente, faço algumas provocações aos leitores antes de efetivamente iniciarmos os capítulos sob um olhar mais técnico:

a) Como a ARF* pode ser uma opção para resolver as longas filas de espera no cenário da saúde pública?

b) É possível realizarmos um tratamento completo de varizes apenas com anestesia local intumescente?

c) Seria viável financeiramente tanta tecnologia agregada à ARF* na realidade nacional?

d) Quanto tempo é necessário para a capacitação da equipe profissional?

e) Qual a verdadeira importância do ecodoppler no tratamento minimamente invasivo de varizes?

Em minha vida profissional, encontrei um cenário que retrata fielmente as dificuldades vivenciadas por muitos colegas cirurgiões vasculares que atuam em saúde pública: as longas filas de espera para tratamento cirúrgico da doença venosa crônica e a falta de recursos financeiros e estruturais.

As perguntas colocadas acima fizeram parte de toda a problemática analisada até a escolha da ARF como uma ferramenta fundamental na solução deste impasse.

Foi desta forma que os primeiros casos realizados por mim no SUS* ocorreram no AME* do município de Piracicaba, Estado de São Paulo, em 2011, e se mantêm até a presente data.

Mas porque escolhemos a ARF*?

A demanda excessiva por cirurgia de varizes associada às limitações locais foram fatores que nos estimularam a procurar por uma técnica **segura**, que permitisse **alta no mesmo dia** (regime ambulatorial obrigatório), que pudesse ser realizada **sob anestesia local** preferencialmente (para viabilizar procedimentos vespertinos e, assim, otimizar a utilização da estrutura do centro cirúrgico e seus custos), **minimamente invasiva**, uma vez que os doentes eram referenciados por municípios distantes e deslocados no pós-operatório por ambulâncias, e que permitisse uma **alta produtividade** com **eficiência** comprovada, promovendo um **retorno abreviado às atividades de trabalho** (fato que sob o olhar de custos indiretos e qualidade de vida torna-se extremamente significante).

Dessa forma, o projeto se iniciou com a preciosa colaboração da professora dra. Ana Terezinha Guillaumon (chefe da disciplina de Cirurgia Vascular da Universidade Estadual de Campinas) e toda a diretoria do AME* Piracicaba.

Inicialmente, os procedimentos foram realizados sob bloqueio raquimedular apenas no período matutino. Os resultados iniciais superaram a produtividade prevista: cerca de cinco procedimentos de ARF* em safenas por período (mais que duas vezes quando comparado às demais instituições que realizavam a fleboextração convencional).

Sendo assim, em um curto período, a instituição conseguiu diminuir a fila de espera para cerca de 30 dias, e após 1 ano, os primeiros procedimentos sob anestesia local intumescente tornaram-se o que hoje representa a rotina.

Assim, fica claro que estávamos diante de uma tecnologia extremamente avançada, mas que, paradoxalmente, possibilitava tratar muitos casos de doença venosa crônica com logística simplificada.

A curva de aprendizado observada pela equipe mostrou ser a ARF* extremamente favorável e de simples execução. Os procedimentos com anestesia local foram praticados exatamente quando já se dominava a técnica de punção venosa e intumescência, potencializando o caráter minimamente invasivo inerente à tecnologia, com manutenção do conforto para o paciente e configurando a projeção de uma maior produtividade, já que o período cirúrgico vespertino poderia ser aproveitado.

Atualmente, apesar de eu não fazer parte da instituição, a tecnologia permanece trazendo benefícios para uma região de mais de 1.000.000 de habitantes, o que consolida as pretensões do projeto inicial. Serve de modelo para replicar essa experiência nos diversos cenários e dificuldades no tratamento da doença venosa em nosso país.

Tecnicamente, o advento da anestesia local intumescente permitiu a combinação de todas as técnicas em um mesmo ato cirúrgico (tratamento de troncos venosos por ARF*, flebectomias e esclerose com espuma ecoguiada), e seguindo o preconizado por todos os *guidelines* referenciados neste manual, constitui nossa primeira escolha. Entretanto, além da anestesia local, consideramos um grande marco na história do tratamento de varizes o ecodoppler, pois não somente permite um diagnóstico mais detalhado, como possibilita um planejamento terapêutico preciso, e serve como guia na maior parte das técnicas, o que fundamentalmente as tornam minimamente invasivas.

Do ponto de vista econômico, diversos estudos internacionais apontam em favor da ARF*, apesar do custo elevado do material quando comparado aos materiais para fleboextração convencional. Na perspectiva nacional, apesar do custo significativo do material, constata-se uma melhor utilização do tempo cirúrgico e hospitalar e menor custo direto relacionado (equipe profissional reduzida, menor tempo de internação e maior produtividade), que tornam viável financeiramente a ARF*. Se somados os benefícios dos custos indiretos (menor tempo de retorno ao trabalho), a incorporação da ARF* às instituições hospitalares ambulatoriais pode ser considerada uma excelente opção em custo efetividade, principalmente no ambiente SUS*.

Mesmo na esfera privada, além da otimização dos gastos com o tempo cirúrgico, fazem-se notórios os custos elevados com curativos e terapias adjuvantes em doentes com úlcera venosa ativa.

Estes acabam justificando o investimento na ARF*, sem considerar a segurança e possibilidade de uma modalidade disponível para esses doentes: muitos casos para serem submetidos ao tratamento por fleboextração convencional aguardam a cicatrização da lesão, expondo o doente a um maior sofrimento e aumentando os custos do tratamento.

Essas questões fizeram parte da nossa história e hoje contam com respostas sólidas, que nos inspiram a continuar buscando por novas respostas no tratamento de varizes de membros inferiores. E é neste horizonte de procura por conhecimento que as dúvidas se transformam em aprendizado. Finalmente, não existe aprendizado sem compartilhamento de ideias, e certamente esse constitui um dos objetivos deste manual.

Referências bibliográficas

1. GLASS GM. Neovascularisation in recurrence of the varicose great saphenous vein following transaction. Phlebology.1987; 2:81-92.

2. FISCHER R, LINDE N, Duff C, et al. Late recurrent saphenofemoral junction reflux after ligation and stripping of the greater saphenous vein. J Vasc Surg 2001; 34(2):236–40.

3. MERLO I, BASTOS FR, PARENTE JB, et al. Varizes e Telangiectasias II. 1. ed. Rio de Janeiro: Di Livros Editora, 2014.

4. PRESTI C, MERLO I, MORAES MRS, et al. Insuficiência Venosa Crônica – Diagnóstico e Tratamento – Projeto Diretrizes SBACV. Planejamento e Elaboração – Gestões 2012/2015. Disponível em: https://sbacvsp.com.br/wp-content/uploads/2016/05/insuficiencia-venosa-cronica.pdf Acessado em 13/04/2022.

5. GLOVICZKI P, COMEROTA AJ, DALSING MC, et al. The care of patients with varicose veins and associated chronic venous diseases: clinical practice guidelines of the Society for Vascular Surgery and the American Venous Forum. J Vasc Surg 2011;53(5 Suppl):2S-48S.

6. DE MAESENEER MG, KAKKOS SK, AHERNE T, et al. European Society for Vascular Surgery (ESVS) 2022 Clinical Practice Guidelines on the Management of Chronic Venous Disease of the Lower Limbs. Eur J Vasc Endovasc Surg. 2022;63:184-267.

2

HISTÓRIA DA DOENÇA VARICOSA DOS MEMBROS INFERIORES

Neste capítulo, é exposta a evolução das técnicas cirúrgicas para varizes, dos métodos de imagem até o surgimento das modalidades minimamente invasivas.

Dr. Charles Angotti

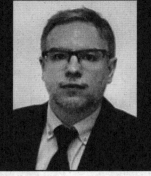

Dr. Charles Angotti

Contatos
drcharlesangotti@gmail.com
LinkedIn: Charles Angotti de Medeiros
Instagram: @centrodeexcelenciaemmedicina
www.centroexcelencia.com.br

CRM: 89767 - SP RQE Nº: 81373 CRM: 1065 - AC RQE Nº: 250 RQE Nº: 251

Títulos acadêmicos: especialista em Angiologia e Cirurgia Vascular pela SBACV com especialização na área de atuação em Angiorradiologia e Cirurgia Endovascular pelo CBR. Mestre (MSc) e Doutor (PhD) em Cirurgia pela Unicamp em Campinas. Curso de extensão em Angiorradiologia e Cirurgia Endovascular na Faculdade de Medicina da Santa Casa, em São Paulo. Certificado em Ecografia Vascular pela Cetrus, em São Paulo. Revisor "ad hoc" do Jornal Vascular Brasileiro. Certificate of Peer Reviewing for The Journal of Pharmaceutical Research International. Speaker no International Congress of Cardiology em Chongqing, na China. Speaker no 15th UIP - World Congress of Union Internationale de Phlebologie.

Experiência profissional: membro do Centro de Referência em Cirurgia Endovascular de Alta Complexidade do HC-Unicamp. Assistente na disciplina de Moléstias Vasculares Periféricas do HC-Unicamp. Coordenador da Cirurgia Vascular do Hospital Estadual de Sumaré. Coordenador da Cirurgia Vascular do Hospital de Urgências e Emergências de Rio Branco - Acre. Chairman do I Simpósio Vascular Update do Hospital Santa Catarina, em São Paulo. Instrutor do I Curso de Aperfeiçoamento Venolaser, em São Paulo. Observership no Baylor College of Medicine em Houston - Texas.

Publicações científicas: autor de sete capítulos de livros. Autor de cinco artigos em periódicos internacionais. Autor de oito artigos nacionais indexados. Relator em nove conferências especiais. Autor de mais de 20 temas livres em congressos nacionais.

Os primeiros relatos a respeito das varizes dos membros inferiores são encontrados desde a Antiguidade, descritos pelo Papiro de Ebers durante o reinado do Faraó Amenophis I no Egito (1525-1504 a.C). Outros documentos existentes descrevem como réplicas de esculturas com varizes nos membros inferiores eram oferecidas aos deuses nos templos da Grécia Antiga, com o intuito de se conseguir alívio dos sintomas (1).

Há muito se escreve também sobre o tratamento cirúrgico de varizes. Existem relatos que Hipócrates (460-377 a.C.) cauterizava as varizes com ferro em brasa (2). Acredita-se que ele tenha sido o primeiro a notar a associação entre as veias varicosas e as úlceras na perna. E também o primeiro a tratar da epidemiologia das varizes, ao afirmar que essas eram mais frequentes em alguns povos nômades, devido ao tempo prolongado que passavam no cavalo com as pernas penduradas.

Durante a Era Romana, Aulus Cornelius Celsus (25 a.C. - 50 d.C.) foi o primeiro a descrever com detalhes a realização de uma ressecção cirúrgica de varizes. Ele fazia incisões escalonadas, cauterizava a veia e retirava a quantidade de vasos que era possível com ganchos, de forma não muito diferente das cirurgias praticadas atualmente (3). Ele foi também pioneiro ao aconselhar o uso de bandagens para o tratamento das úlceras na perna. Sua coletânea esteve entre as primeiras obras médicas a serem publicadas (1478) após o surgimento da imprensa. Aproximadamente um século depois, Cláudio Galeno (130-200 d.C.) começaria a extrair as veias dilatadas entre duas ligaduras e depois aplicar vinho nas feridas. A ele é atribuída a invenção da ligadura cirúrgica, sem a qual os mais diversos procedimentos invasivos nunca teriam se desenvolvido. Suas teorias dominaram e influenciaram a ciência médica ocidental por mais de um milênio.

---

* Consulte lista de abreviaturas.

** Consulte apêndice de fotos, imagens, gráficos, tabelas e desenhos esquemáticos.

A Escola de Alexandria foi fundada após a construção da cidade de mesmo nome por Alexandre, o Grande. Ela atraiu muitos filósofos e cientistas do mundo todo, dentre eles vários médicos. E logo passou a ser o epicentro de excelência do mundo até então, superando inclusive a supremacia intelectual greco-romana. Lá muito se estudou e divulgou a respeito das ligaduras vasculares. Paralelamente, um dos precursores na ligadura das veias como tratamento das varizes que viveu quase na mesma época, mas em outra região de grande desenvolvimento socioeconômico, artístico e intelectual – a Mesopotâmia –, foi o médico bizantino Aetius de Amida (502-575 d.C.) (4).

Pouco mais tarde, já no século VII, Paulus Aegineta (607-690 d.C.), que havia sido aluno em Alexandria, descreveu detalhadamente o primeiro relato sobre a ligadura da veia safena magna na coxa. Ele comprimia a veia safena acima e abaixo e, a seguir, quando a veia estava bem visível, marcava-a com uma tinta especial e depois procedia a excisão da veia demarcada, ligando os cotos proximal e distal (3). Essa mesma técnica seria realizada vários séculos depois, pelo célebre cirurgião francês Ambroise Paré (1510-1590).

Com o fim do Império Romano do Ocidente, surgiu o obscurantismo religioso, que desencadearia um milênio de trevas – a Idade Média. Assim, a medicina que havia sido iniciada na Antiguidade, e depois desenvolvida na Era Clássica Greco-Romana, estava agora estagnada devido ao negacionismo. Baseada na teoria humoral de Galeno, retornou a crença de que os males estagnados eram expelidos pelas úlceras e, por isso, as mesmas não deveriam ser curadas, sob o risco de causar doenças mais graves. Sendo assim, pouco progresso ocorreu até o surgimento do Renascimento.

No começo dessa época que mudou de forma tão significativa as artes e a cultura, a medicina ainda não conhecia a circulação sanguínea e, por isso, as crenças primitivas dominavam o meio acadêmico. Esse fato perdurou até a primeira descrição pormenorizada do sistema venoso pelo médico belga Andrea Vesalius, conhecido como o pai da anatomia, e da descoberta das válvulas venosas por dois anatomistas italianos, Giambattista Canano e Girolamo Fabrici, quase que simultânea. Esses conhecimentos foram de importância fundamental na descrição correta da circulação sanguínea pelo médico britânico William Harvey (**Figura 1** - William Harvey**), publicada no ano de 1628.

Apesar desse grande avanço científico, somente com os estudos de Richard Wiseman, 50 anos mais tarde, precisamente em 1676, foi demonstrado o papel da insuficiência valvular na dilatação das veias. E apesar de todo o conhecimento adquirido desde os tempos de Hipócrates na Grécia Antiga,

Wiseman tornou-se o primeiro cientista a estabelecer que a úlcera da perna era o resultado direto de um mau funcionamento na circulação do sangue, cunhando assim o termo úlcera varicosa (4).

No final do século XVIII e início do XIX, os pesquisadores, influenciados pelos princípios físicos de Isaac Newton, passaram a considerar a Lei da Gravidade como fator importante no retorno venoso, constituindo assim uma nova linha de pensamento a partir de 1687 – a Teoria Mecânica. Nessa época, dois estudiosos, Petit e Hunter, indicavam o repouso no leito em posição horizontal como conduta inicial no tratamento das úlceras na perna. Em outra linha de pesquisa, Bünger realizou em 1823 a primeira operação de enxerto de pele bem-sucedida em um ser humano, com a específica intenção de cicatrizar uma ferida na perna (5).

Finalmente, já no ano de 1868, as investigações científicas de John Gay, em relação à fisiopatologia da circulação sanguínea, apontaram que poderiam existir outras condições mais severas afetando também o sistema venoso profundo, quando assim descreveu as alterações da síndrome pós-trombótica e a anatomia das veias perfurantes no tornozelo. Então ele introduziu um novo termo – úlcera venosa, em substituição à antiga denominação de úlcera varicosa.

Com a propagação das técnicas de assepsia e a descoberta da anestesia no final do século XIX, houve um salto nos diversos tratamentos cirúrgicos existentes nessa época (6,7). Em 1884, o alemão Otto Wilhelm Madelung propôs fazer uma incisão em toda a extensão da veia safena para ressecá-la, combinada com a retirada completa das suas tributárias, mas isso não era cosmeticamente aceitável. Nesta mesma época, o também alemão Friedrich Trendelenburg limitou sua intervenção à ligadura da VSM* a poucos centímetros antes da sua confluência na junção safeno-femoral em pacientes com refluxo. E pouco depois, no ano de 1896, William Moore realizou, na Austrália, a ligadura da crossa da veia safena magna sob anestesia local (3).

Porém, a grande mudança viria mesmo com a descrição, por Mayo em 1904, de um instrumento metálico em forma de anel, para extração extra luminal da veia safena magna (8). Quase que simultaneamente, Keller utilizou no ano seguinte um dispositivo intraluminal, constituído de um estilete de metal torcido, que invertia a veia safena à medida que a tracionava (9). Enquanto Babcock desenvolveu logo depois, no ano de 1907, o fleboextrator, que consistia em uma vareta metálica com extremidade em forma de oliva para extração das veias safenas, protótipo dos materiais usados até recentemente (10).

O próximo avanço apareceu depois de uma década com a apresentação de Homans sobre a fisiopatologia da trombose venosa profunda. Seus estudos demonstraram que a recanalização com destruição das válvulas era muito comum e estava intimamente relacionada com o aparecimento das úlceras nos membros inferiores afetados. Porém, em meados de 1920, a injeção de substâncias esclerosantes nas veias varicosas tornou-se muito popular, por causa da sua aparente efetividade e simplicidade, então a cirurgia de varizes ficou esquecida, e só foi revitalizada com a operação de Linton (1938) sobre a ligadura das veias perfurantes insuficientes (11).

Com o tempo, firmou-se o conceito da necessidade de interrupção dos pontos de refluxo venoso, com a fleboextração das veias safenas magna e parva, a ligadura das veias perfurantes insuficientes e a ressecção escalonada das tributárias varicosas, conhecida como cirurgia radical de varizes. Outra contribuição fundamental foi a publicação do cirurgião dermatologista suíço Robert Muller, já em 1956, da técnica conhecida como mini flebectomia, que consiste na retirada de tributárias varicosas com instrumentos delicados, com ganchos nas pontas semelhantes às agulhas de crochê, diminuindo assim o trauma cirúrgico e proporcionando um excelente resultado estético (12,13).

O tratamento cirúrgico das alterações do sistema venoso profundo já havia sido divulgado em meados de 1940, com o aparecimento de várias técnicas para abordagem da insuficiência venosa crônica. Inicialmente eram realizadas ligaduras das veias do sistema venoso profundo (veia femoral e, posteriormente, veia poplítea). Sabe-se que hoje tais métodos foram abandonados porque, além de serem ineficientes, podem piorar ainda mais o quadro de hipertensão venosa. Porém, em 1958, Palma & Esperon obtiveram sucesso com o enxerto fêmoro-femoral cruzado para tratar uma veia ilíaca ocluída e, no ano de 1968, Kistner realizou a primeira reconstrução valvular (14,15).

Apesar de terem surgido na mesma época que as técnicas para ligadura das veias do sistema venoso profundo, os procedimentos que visavam tratar as veias perfurantes insuficientes na perna começaram a ganhar adeptos somente uma década depois. A operação consistia basicamente na ligadura subaponeurótica de várias veias perfurantes através de incisão longitudinal na perna (16), tentando-se evitar a área da pele severamente comprometida pelas alterações tróficas existentes, sendo as mais conhecidas a incisão medial (Linton) já citada, a incisão medial distal (Cockett) e a incisão posterior (Felder).

Essas técnicas foram muito utilizadas, mas depois caíram em desuso por serem extremamente agressivas. Isso durou até que a ligadura endoscópica subfascial das veias perfurantes fosse descrita na Alemanha em 1985, por dois autores, Hauer & Sattler, dando novo impulso ao tratamento das veias perfurantes (17). A SEPSE* (acrônimo em inglês para subfascial endoscopic perforator surgery), como ficou conhecida a nova técnica, foi sendo adaptada aos aparelhos habitualmente utilizados em videocirurgia, com a vantagem de ser uma muito menos invasiva que as anteriores.

Evolução no diagnóstico: os exames complementares são de importância fundamental para avaliação do sistema venoso superficial e profundo (18). O Ultrassom com Doppler Colorido *(Duplex Scan)* tornou-se o exame de escolha no diagnóstico, planejamento e tratamento da insuficiência venosa dos membros inferiores (19-25).

Porém, o primeiro parâmetro a ser usado na avaliação de pacientes com insuficiência venosa foi a medição da pressão venosa ambulatorial, que, pelo seu caráter muito invasivo e pouco prático, há tempos não é mais utilizada para estudar os pacientes que seriam submetidos à cirurgia de varizes (26).

Desta forma, a pletismografia ganhou espaço na avaliação e no seguimento desses pacientes por ser uma técnica mais simples, ao medir variações de volume das extremidades em resposta à mudança postural e ao exercício físico, tendo se tornado popular em razão da disponibilidade comercial dos aparelhos no mercado (26-32). Atualmente, ela é muito mais utilizada para validação de trabalhos científicos do que na prática clínica.

Durante muitos anos, a flebografia foi considerada o padrão-ouro no estudo das doenças venosas (20). Com o grande avanço na propedêutica menos invasiva, passou a ser pouco utilizada, por trazer desconforto e risco aos pacientes. A sua indicação está reservada agora ao estudo de casos mais complexos, muitas vezes sendo substituída pela tomografia ou ressonância.

Desenvolvimento do *Duplex Scan*: como mencionado anteriormente, o Ultrassom Doppler se estabeleceu como uma ferramenta diagnóstica precisa, não invasiva e de baixo custo, sendo considerada como um estudo definitivo antes de qualquer intervenção vascular (33,34).

A primeira teoria sobre a ultrassonografia foi publicada em 1794, em um estudo sobre a orientação espacial durante o voo dos morcegos. Mas só em 1880, com a descoberta do efeito piezoelétrico, foram estabelecidas as bases físicas para a sua compreensão. Esse efeito é a propriedade de alguns materiais, como o cristal de quartzo e tipos específicos de cerâmica, que, quando submetidos a uma corrente elétrica, passam a vibrar em determinada frequência. Parte dessa vibração é refletida e transformada em imagem por um processador.

Esses princípios foram intensamente desenvolvidos durante a Segunda Guerra Mundial, sendo utilizados para a fabricação de sonares para detectar submarinos. Na Medicina, sua aplicação resultou em um grande aprimoramento dos exames de diagnóstico por imagem. E já em 1942 a ultrassonografia passava a ser utilizada na área de radiologia. Atualmente, o ultrassom está cada vez mais presente, pois além de permitir o estudo de caracteres estáticos e dinâmicos, é praticamente inofensivo à saúde do ser humano.

O efeito Doppler, por sua vez, descreve uma variação de frequência que ocorre quando uma onda sonora é refletida por um alvo em movimento. Ele recebeu essa denominação em homenagem ao físico austríaco Johann Christian Andreas Doppler (1803-1853), que foi o primeiro a estudar esse fenômeno **(Figura 2** - Johann Christian Andreas Doppler)**. Ele verificou que a coloração das estrelas mudava conforme se aproximavam ou se afastavam da Terra, e relacionou essa mudança com a velocidade relativa entre os dois corpos. Mas a comprovação só foi obtida em um experimento, três anos mais tarde, pelo cientista holandês Christoph Hendrik Diederik Buys-Ballot (1817-1890).

Assim, quando um aparelho emite uma onda sonora, se o objeto estiver parado, o feixe retorna a ele com a mesma frequência. Mas, no caso de estruturas em movimento, o sinal de que parte do transdutor sofre uma variação e retorna com um comprimento de onda diferente. O desvio Doppler é a diferença entre as frequências que foram emitidas e recebidas pelo ultrassom, sendo captadas como sinal audível ou como sinal visível.

Por isso, quando se associa o efeito Doppler com a ultrassonografia, é possível estudar a hemodinâmica do fluxo sanguíneo. E em 1959, dois cientistas japoneses, Shigeo Satomura e Ziro Kaneko, foram os primeiros a utilizar o ultrassom Doppler na investigação dos vasos sanguíneos. Neste caso, o alvo a ser atingido é representado pelas hemácias, e a fonte fixa, pelo transdutor sobre a pele do indivíduo. Quando o fluxo segue em direção ao transdutor, a frequência refletida pelas hemácias é maior que a emitida e, quando o fluxo segue na direção contrária ao transdutor, a frequência refletida é menor que a emitida.

Cirurgia Minimamente Invasiva: as tentativas de obliteração da veia safena iniciaram no século XIX logo após a invenção da seringa em 1853, de forma independente pelo cirurgião ortopédico francês Charles Gabriel Pravaz e pelo médico escocês Alexander Wood, ao adaptarem a agulha cilíndrica, criada pelo médico irlandês Francis Rynd. Desde então, as técnicas que utilizam líquido esclerosante para o tratamento da insuficiência venosa vieram evoluindo, e foi somente em 1944 que Egmont James Orbach publicou o método que combina ar ao esclerosante.

A escleroterapia foi extensamente usada como um substituto para a cirurgia, mas depois de um estudo prospectivo, randomizado por Hobbs, na década de 1970, o interesse diminuiu. E assim, durante a última metade do século 20, a escleroterapia como tratamento principal das veias varicosas veio e foi embora. Porém, logo antes do início do século 21, um novo método desenvolvido por Tessari renovou o assunto, dando força às recentes publicações de Cabrera a respeito da injeção de polidocanol na forma de microespuma guiada pelo ultrassom, conhecida como ecoesclerose (35-37).

Já a possibilidade de destruição da parede vascular por meio da coagulação foi descrita pela primeira vez na década de 1950 (38). Anos mais tarde, em outra linha de pesquisa, surgiu a ideia de aplicar a criocirurgia no tratamento das varizes dos membros inferiores (39).

Fato é que assim, houve um aumento crescente nas observações clínicas e experimentais sobre o efeito das altas e baixas temperaturas no sistema vascular (40-44). E, a partir de 1999, começaram as publicações sobre a cauterização endoluminal das veias safenas com radiofrequência (45-47), sendo descritas no mesmo ano que a foto coagulação com LASER endovenoso (48,49), como uma alternativa menos invasiva do que a fleboextração na eliminação do refluxo das veias safenas.

Sabe-se que até recentemente o padrão-ouro para o tratamento cirúrgico de varizes devido à insuficiência da junção safeno-femoral associada ao refluxo na veia safena era a ligadura da crossa com fleboextração (50-53). Como a safenectomia já é uma cirurgia bem estabelecida, a utilização de um método pouco invasivo para obter os mesmos efeitos indica que os benefícios esperados a curto e médio prazos devem prevalecer sobre os riscos. Como toda doença muito prevalente na população mundial, existe grande preocupação por parte dos órgãos de saúde e das sociedades científicas sobre o assunto (54).

Os argumentos sobre novas modalidades de tratamento devem estar bem fundamentados, inclusive para aceitação pelo público em geral, visto o fácil acesso aos meios de comunicação em massa. As cirurgias minimamente invasivas não dispensam uma boa avaliação pré-operatória e preparo adequado dos pacientes a serem tratados (55). Tanto porque com a descrição, em 1949, da utilização da veia safena magna como enxerto arterial, a sua preservação, sempre que possível, passou a ser defendida por muitos cirurgiões (56-60). Contudo está claro que, apesar das novas técnicas cirúrgicas ainda não terem atingido o estágio da perfeição, elas representam hoje o que há de mais moderno em cirurgia vascular (61-63).

Ablação por Radiofrequência: inúmeras pesquisas foram desenvolvidas para realizar ablação de tecidos. Esses procedimentos visavam principalmente, mas não exclusivamente, a eliminação de células tumorais. As técnicas incluíam aquecimento, congelação, radiação, quimioterapia, oclusão do suprimento sanguíneo, injeção de agentes cáusticos, bem como suas combinações. Enquanto a maioria delas foi introduzida mais recentemente, a ablação por radiofrequência (RF*) remonta ao século XIX, que testemunhou grandes avanços na área de eletrotecnologia.

O médico e físico Jacques Arsene D'Arsonoval **(Figura 3** - Jacques Arsene D'Arsonoval)** foi o primeiro a estudar os efeitos fisiológicos das correntes alternadas produzidas por campos eletromagnéticos (64). Ele demonstrou pela primeira vez, entre 1891 e 1982, que quando as ondas de RF passavam pelo tecido, elas causavam um aumento na temperatura do tecido. Esses efeitos foram reconhecidos por outros pesquisadores da época e, no ano 1900, Karl Franz Nagelschmidt descreveu a teoria que possibilitava o uso de radiações do espectro eletromagnético para o tratamento dos tecidos, tornando definitivamente a RF uma modalidade terapêutica (65).

No início, a RF* era usada em relativamente poucas aplicações, mas a partir do ano de 1908, a energia eletromagnética com fins medicinais passou a ser difundida com a criação do termo diatermia, que significa "aquecimento através de", por Zeynek e Nagelschmidt. Posteriormente, em 1910, Beer descreveu um novo método para o tratamento de neoplasias da bexiga, utilizando cauterização através de um cistoscópio. E, no ano seguinte, Clark demonstrou o uso da evaporação oscilatória no tratamento de tumores malignos acessíveis para pequenos procedimentos cirúrgicos.

No entanto, a RF* não foi amplamente utilizada até a introdução da faca de Bovie em 1928 por Harvey Cushing e William T. Bovie (64). Esse instrumento era usado para cauterização ou para incisão do tecido, variando conforme a corrente da RF* (**Figura 4**** - **Bisturi Elétrico de Bovie**). Uma corrente pulsada cauterizaria o tecido, enquanto uma corrente contínua era usada para cortar o tecido, constituindo assim a primeira geração do bisturi elétrico. A quantidade de tecido cauterizado é limitada a apenas alguns milímetros, enquanto a corrente que passa através do eletro cautério para o corpo dispersa pelas placas de aterramento colocadas no paciente, de maneira muito semelhante às técnicas contemporâneas.

Além da evaporação de uma grande variedade de tumores malignos, a energia da RF* também passou a ser utilizada para produzir lesões no sistema nervoso central e periférico. A ablação por cateter-eletrodo com RF* foi primeiramente usada em animais experimentais, mas rapidamente evoluiu como uma opção no tratamento de pacientes. Coube ao cirurgião alemão Martin Kirschner utilizar pela primeira vez a RF* com esse objetivo em 1933, quando estava pesquisando um método para tratar a neuralgia do nervo trigêmeo. E algum tempo depois, a ablação por cateter-eletrodo viria a revolucionar o tratamento das arritmias cardíacas.

Em 1990, dois investigadores independentes, McGahan e Rossi, usaram uma modificação das técnicas anteriores de RF* para criar necrose de coagulação que poderia ser aplicada por via percutânea, com a substituição do bisturi de Bovie por agulhas especialmente desenhadas com um material isolante. Elas podiam ser inseridas profundamente em um órgão, e produzir uma área de necrose focal ao direcionar o fluxo da corrente somente para o tecido alvo. No ano de 1992, o mesmo McGahan mostrou que o ultrassom poderia ser usado tanto para monitorar a colocação da agulha quanto para avaliar a resposta ecogênica no tecido ao redor, durante a ablação por RF. E em 1993 essa técnica já seria utilizada na ablação de tumores hepáticos em humanos, tornando-se comercialmente disponível.

Recentemente foram desenvolvidos novos tipos de geradores de RF* e agulhas, além de uma série de melhorias em projetos de *software* e métodos de deposição de energia, garantindo máxima otimização na quantidade de energia a ser liberada.

Referências bibliográficas

1. BETTMANN, OL. A pictorial history of medicine. Springfield: Charles C. Thomas, 1979, p. 14-31.

2. HIPPOCRATES. The genuine works of Hippocrates. Baltimore: Williams & Wilkins, 1946, p. 325-36.

3. ROSE, SS. Historical development of varicose vein surgery. In: BERGAN, JJ; GOLDMAN, MP, editors. Varicose veins and telangiectasias. Saint Louis: Quality Medical Publishing, 1993, p. 123-47.

4. ANNING, ST. The historical aspects. In: DODD, H; COCKETT, FB. The pathology and surgery of the veins of the lower limb. 2nd ed. Edinburgh: Churchill Livingstone, 1976, p. 3-17.

5. SPINA V. Cirurgia plástica. In: RAIA, AA; ZERBINI, EJZ (orgs.). Clínica cirúrgica Alípio Corrêa Netto. São Paulo: Sarvier, 1994.

6. EDWARDS, EA. The treatment of varicose veins. Surg Gynecol Obst. 1934, 59:916-28.

7. SUMMERS, JE. Highlights in the treatment of varicose veins and ulcers. Am J Surg, 1953, 86:443-63.

8. MAYO, CH. The surgical treatment of varicose veins. St Paul Med J, 1904, 6:695.

9. KELLER, WL. A new method of extirpating the internal saphenous and similar veins in varicose conditions: a preliminary report. NY Med J, 1905, 82:385-6.

10. BABCOCK, WW. A new operation for the extirpation of varicose veins of the leg. NY Med J, 1907, 86:153-6.

11. LINTON, RR. The communicating veins of the lower leg and the operative technique for their ligation. Ann Surg, 1938, 1 07:582-93.

12. MULLER, R. Traitment des varices par le phlébectomie ambulatoire. Phlebologie, 1966, 19:277-9.

13. KAFEJIAN, O; OLIVEIRA, GAC; TAKAYANAGI, T. Inovações técnicas na cirurgia de varizes visando a resultados estéticos. Rev Ass Med Bras, 1976, 22:296-7.

14. KISTNER, RL. Surgical repair of the incompetent femoral vein valve. Straub Clin Proc, 1968; 34:41-3.

15. Eklof BG, Kistner RL, Masuda EM. Venous bypass and valve reconstruction: long-term efficacy. Vasc Med, 1998, 3:157-64.

16. Robison, JG; Elliott, BM; Kaplan, AJ. Limitations of subfascial ligation for refractory chronic venous stasis ulceration. Ann Vasc Surg, 1992, 6:9-14.

17. HAUER, G; BERGAN, JJ; WERNER, A; MITTERHUSEN M; NASRALLA, F. Development of endoscopic dissection of perforating veins and fasciotomy for treatment of chronic venous insufficiency. Ann Vasc Surg. 1999; 13:357-64.

18. LUCCAS, GC; MEDEIROS, CAF. Úlcera varicosa - tratamento cirúrgico. In: MERLO, I; PARENTE, JBH; KOMLOS, PP (orgs.). Varizes e telangiectasias: diagnóstico e tratamento. Rio de Janeiro: Revinter, 2006, p. 325-34.

19. CASTRO e SILVA, M; CABRAL A.L.S., BARROS Jr., N; CASTRO, A.A.; SANTOS MERC. Diagnóstico e tratamento da doença venosa crônica. J Vasc Bras, 2005, 4:S185-94.

20. NEGLÉN, P; RAJU, S. A comparison between descending phlebography and duplex Doppler investigation in the evaluation of reflux in chronic venous insufficiency: a challenge to phlebography as the "gold standard". J Vasc Surg, 1992, 16:687-93.

21. LUCCAS, GC; NAGASE, Y; MENEZES, FH; et al. Cirurgia de varizes dos membros inferiores: avaliação pré-operatória do sistema venoso com mapeamento duplex. Cir Vasc Angiol, 1996, 12:15-20.

22. NEGLÉN, P; EGGER, JF 3rd; OLIVIER, J; RAJU, S. Hemodynamic and clinical impact of ultrasound-derived venous reflux parameters. J Vasc Surg, 2004; 40:303-10.

23. THOMAZ, JB; THOMAZ, YCM. Cirurgia da safena parva. Rev Angiol Cir Vasc, 2004, 3:111-20.

24. OLIVEIRA, A; VIDAL, E.A.; FRANÇA, GJ; TOREGIANI J; TIMI, J.R.R.; MOREIRA, R.C.R. Estudo das variações anatômicas da terminação da veia safena parva pelo eco-Doppler colorido. J Vasc Bras, 2004, 3:223-30.

25. FRANÇA, G.J.; TIMI, J.R.R; Vidal, E.A.; OLIVEIRA, A.; SECCHI, F.; MIYAMOTTO, M. O eco-Doppler colorido na avaliação das varizes recidivadas. J Vasc Bras, 2005, 4:161-6.

26. FRANÇA, L.H.G.; TAVARES V. Insuficiência venosa crônica. Uma atualização. J Vasc Bras, 2003, 2:318-28.

27. KATZ, M.L; COMEROTA, A.J; KERR, R. Air plethysmograph (APGTM): a new technique to evaluate patients with chronic venous insufficiency. J Vasc Tech, 1991, 15:23-7.

28. WELKIE, J.F.; KERR, R.P.; KATZ, M.L.; COMEROTA, A.J. Can noninvasive venous volume determinations accurately predict ambulatory venous pressure? J Vasc Tech, 1991, 15:186-90.

29. EVANGELISTA S.S.M. Pletismografia no estudo das doenças venosas. In: MAFFEI, F.H.A.; LASTÓRIA, S.; YOSHIDA, W.B.; ROLLO, H.A. (orgs.). Doenças vasculares periféricas. Rio de Janeiro: Medsi, 2002, p. 479-92.

30. EVANGELISTA, S.S.M. Pletismografia a ar e laboratório vascular. In: MERLO I, PARENTE, J.B.H.; KOMLOS, P.P. (orgs.). Varizes e telangiectasias: diagnóstico e tratamento. Rio de Janeiro: Revinter, 2006. p. 137-47.

31. ENGELHORN, C.A.; BEFFA, C.V.; BOCHI, G; PULLIG, R.C.; CASSOU, M.F.; CUNHA, S.S. A pletismografia a ar avalia a gravidade da insuficiência venosa crônica? J Vasc Bras. 2004, 3:311-6.

32. YANG, D; VANDOGEN, Y.K.; STACEY, M.C. Variability and reliability of air plethysmographic measurements for the evaluation of chronic venous disease. J Vasc Surg, 1997, 26:638-42.

33. DE MEDEIROS, C.A.; LUCCAS, G.C. Femoral/axillary volume flow ratio as a new index for the assessment of iliac atherosclerosis. Angiology, 2010, 61(7):690-7.

34. MEDEIROS, C.A.F. Análise do fluxo volumétrico arterial e obtenção do índice fêmoro-axilar com mapeamento dúplex [tese]. Campinas: Universidade Estadual de Campinas, 2010.

35. CABRERA J; REDODO P; BECERRA A.; et al. Ultrasound-guided injection of polidocanol microfoam in the management of venous leg ulcers. Arch Dermatol, 2004, 140:667-73.

36. COLERIDGE, Smith P. Saphenous ablation: sclerosant or sclerofoam? Semin Vasc Surg, 2005, 18:19-24.

37. BERGAN J.; PASCARELLA L.; MEKENAS L. Venous disorders: treatment with sclerosant foam. J Cardiovasc Surg (Torino), 2006, 47:9-18.

38. SAWYER P.N.; PATE, J.W. Bioelectric phenomena as an etiologic factor in intravascular thrombosis. Am J Physiol, 1953, 175:103-7.

39. MILLERET R, Le Pivert P. Cryosclerosis of the saphenous veins in varicose reflux in the obese and elderly. Phlebologie, 1981, 34:601-5.

40. LE PIVERT, P. Controlled cryosurgery of varices of the lower extremities. A new therapeutic approach. Apropos of 350 cases. Phlebologie, 1987, 40:123-48.

41. CHEATLE, T.R.; KAYOMBO, B.; PERRIN, M. Cryostripping the long and short saphenous veins. Br J Surg, 1993, 80:1283.

42. GARDE, C. Cryosurgery of varicose veins. J Dermatol Surg Oncol, 1994, 20:56-8.

43. ETIENNE, G; CONSTANTIN, J.M.; HEVIA M. Cryo-stripping: an advance in the treatment of varicose veins. 3811 operated limbs. Presse Med, 1995, 24:1017-20.

44. CONSTATIN J.M., ETIENNE, G.; HEVIA M. Technique and results of cryo-stripping in the treatment of varicose veins of the lower limbs. Ann Chir, 1997, 51:745-8.

45. WEISS, R.A.; GOLDMAN M.P. Controlled RF-mediated endovenous shrinkage and occlusion. In: GOLDMAN M.P.; WEISS, R.A.; BERGAN, J.J. Varicose veins & telangiectasias: diagnosis and management. 2nd ed. Quality Medical Publishing, 1999. p. 217-24.

46. CHANDLER J.G.; PICHOT O; SESSA C; SCHULLER-PETROVIC, S; KABNICK L.S.; BERGAN J.J; Treatment of primary venous insufficiency by endovenous saphenous vein obliteration. Vasc Endovascular Surg, 2000, 34:201-14.

47. GOLDMAN, M.P. Closure of the greater saphenous vein with endoluminal radiofrequency thermal heating of the vein wall in combination with ambulatory phlebectomy: preliminary 6-month follow-up. Dermatol Surg, 2000, 26:452-6.

48. BONÉ C. Tratamiento endoluminal de las varices con láser de diodo. Estudio preliminar. Rev Patol Vasc, 1999, 5:35-46.

49. NAVARRO L.; MIN R.J.; BONÉ C. Endovenous laser: a new minimally invasive method of treatment for varicose veins - preliminary observations using an 810 nm diode laser. Dermatol Surg, 2001, 27:117-22.

50. PROEBSTLE, T.M.; LEHR, H.A.; KARGL A.; et al. Endovenous treatment of the greater saphenous vein with a 940-nm diode laser: thrombotic occlusion after endoluminal thermal damage by laser-generated steam bubbles. J Vasc Surg, 2002, 35:729-36.

51. PROEBSTLE, T.M.; SANDHOFER, M.; KARGL A.; et al. Thermal damage of the inner vein wall during endovenous laser treatment: key role of energy absorption by intravascular blood. Dermatol Surg, 2002, 28:596-600.

52. SYBRANDY, J.E.; WITTENS, C.H. Initial experiences in endovenous treatment of saphenous vein reflux. J Vasc Surg, 2002, 36:1207-12.

53. PERKOWSKI P.; RAVI R.; GOWDA R.C.; et al. Endovenous laser ablation of the saphenous vein for treatment of venous insufficiency and varicose veins: early results from a large single-center experience. J Endovasc Ther, 2004, 11:132-8.

54. MAFFEI, F.H.A. Insuficiência venosa crônica: diagnóstico e tratamento clínico. In: MAFFEI, F.H.A, LASTÓRIA, S.; YOSHIDA, W.B. (orgs.) Doenças vasculares periféricas. 2. ed. Rio de Janeiro: Medsi, 1995, p. 1003-1011.

55. GASPAR, R.J.; MEDEIROS, C.A.F. Tratamento combinado da cirurgia de varizes com a esclero terapia de telangiectasias dos membros inferiores no mesmo ato. J Vasc Bras, 2006, 5:53-7.

56. KUNLIN J. Le traitement de l'arterite obliterante par la greffe veineuse. Arch Mal Coeur, 1949, 42:371-2.

57. LUCCAS G.C.; PARENTE, J.B.F.; NAGASE, Y; LANE, J.C. Preservação da veia safena magna em cirurgia de varizes: resultados tardios. Cir Vasc Angiol, 1995, 11:15-8.

58. LUCCAS, G.C.; NAGASE, Y; SILVEIRA S.A.F.; POTÉRIO FILHO, J. Avaliação quantitativa do refluxo na veia safena interna com duplex: aplicação no planejamento cirúrgico das varizes primárias dos membros inferiores. Cir Vasc Angiol, 1999, 15(Supl.):27S.

59. LUCCAS, G.C.; NAGASE, Y.; SILVEIRA, S.A.F.; MENEZES, FH. Medida do diâmetro e refluxo da veia safena interna no pré e pós-operatório da cirurgia de varizes. Cir Vasc Angiol, 2001, 17:24.

60. ENGELHORN, C.A., ENGELHORN, AL; CASSOU, MF.; ZANONI, C.C.; GOSALAN, C.J.; RIBAS, E. Classificação anatomofuncional da insuficiência das veias safenas baseada no eco-Doppler colorido, dirigida para o planejamento da cirurgia de varizes. J Vasc Bras, 2004, 3:13-9.

61. MEDEIROS, C.A.F. Estudo comparativo entre o laser endovenoso e a fleboextração convencional da veia safena interna em pacientes com varizes primárias [dissertação]. Campinas: Universidade Estadual de Campinas, 2005.

62. DE MEDEIROS, C.A.; LUCCAS, G.C. Comparison of endovenous treatment of an 810 nm laser versus conventional stripping of the great saphenous vein in patients with primary varicose veins. Dermatol Surg, 2005, 31:1685-94.

63. MEDEIROS, C.A.F. Tratamento cirúrgico endovascular com laser. In: MERLO I.; PARENTE, JBH, KOMLOS, PP (orgs.). Varizes e telangiectasias: diagnóstico e tratamento. Rio de Janeiro: Revinter, 2006, p. 288-95.

64. SCOTT, S.; et al. Diatermia. In: KITCHEN, S; BAZIN, S. Eletroterapia: prática baseada em evidências. 2. ed. São Paulo: Manole; 2003.

65. HERNÁNDEZ, A.V. Hipertermia electromagnética, una alternativa para el tratamiento del cáncer: antecedentes, aspectos físicos y biológicos. Revista Mexicana de Ingeniería Biomédica, 2001, 22:78-88.

3

DIAGNÓSTICO ANAMNESE EXAME FÍSICO IMAGEM

A evolução das técnicas cirúrgicas para varizes, dos métodos de imagem até o surgimento das modalidades minimamente invasivas, é exposta neste capítulo.

DR. IVANESIO MERLO
DR. EDUARDO TRINDADE BARBOSA
DRA. ANA PAULA ROLIM MAIA PECLAT

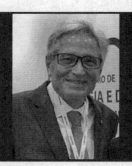

Dr. Ivanesio Merlo

Contato
ivanesio.merlo@terra.com.br

CRM. 52301260 - RJ. Titular em Angiologia e Cirurgia Vascular da SBACV/AMB, titular em Angiologia e Cirurgia Vascular do CBC, área de atuação em Angioradiologia e Cirurgia Endovascular – SBACV, AMB-CBR, presidente da SBACV - Nacional - 2016/17, membro do Conselho Científico -SBACV – 2012-2022, membro do Conselho Superior SBACV – 2018-2022, mestrando -Universidade Federal do Estado do Rio de Janeiro – UNIRIO, titular da Clínica do Aparelho Circulatório do Rio de Janeiro.

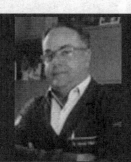

Dr. Eduardo Trindade Barbosa

Contatos
angiocentretrindade@gmail.com
vasculartrindade@bol.com.br

CRM RJ 644498 RQE Nº: 29994. Especialista em Cirurgia Vascular – SBACV, área de atuação em Angioradiologia e Cirurgia Endovascular – SBACV, AMB-CBR, professor da UFRJ - Campus Macaé.

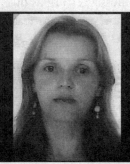

Dra. Ana Paula Rolim Maia Peclat

Contatos
(21) 99820-9786
aprmaia@yahoo.com.br

CRM 609754 RJ. Mestre pela UFRJ, Doutoranda pela UFRJ. Clínica médica, Título de especialista em Angiologia pela SBACV. Professora universitária da Faculdade Souza Marques.

1. **Introdução:** "O doente há de ser por todo o sempre examinado como se deve, à antiga: vagarosa, silenciosa, respeitosa e integralmente; a parafernália diagnóstica vem depois". Sábias palavras do professor Affonso Berardinelli Tarantino, em sua apresentação no livro *Semiologia Médica*, do inestimável professor Vieira Romero!

Todos sabem que, há tempos, a modernização tecnológica se faz presente no auxílio do diagnóstico médico. Contudo, não se deve desvalorizar a prática da anamnese e achados no exame físico, primordiais para o direcionamento do raciocínio clínico.

Nesse sentido, durante a anamnese dos pacientes com patologias venosas, merece evidência a história familiar de varizes primárias. Valorizar a predisposição genética é importante, assim como a ocorrência de doenças sugestivas de debilidade do tecido conjuntivo, como: doença hemorroidária, hérnias e pé plano, os quais frequentemente relacionam-se às varizes primárias.

Na identificação do paciente, história fisiológica e história patológica pregressa, merecem destaque, respectivamente, o tipo de profissão, número de gestações, traumas e uso de anticoncepcionais. Além desses, cirurgias ou imobilização prolongada, neoplasias na história familiar e certas práticas esportivas podem se associar às patologias venosas.

Entre os sintomas mais frequentes, observa-se a dor com sensação de peso e cansaço nos membros inferiores, queimação, ardência ou exaustão. Esse quadro é exacerbado no período vespertino, tipicamente após longo período de ortostatismo, com melhora ao repouso e elevação do membro.

---

* Consulte lista de abreviaturas.

** Consulte apêndice de fotos, imagens, gráficos, tabelas e desenhos esquemáticos.

Na flebite superficial, o paciente pode ter dor aguda, intensa, por vezes pulsante, localizada sobre o tronco venoso trombosado que piora com o declive, a queixa vem acompanhada de sinais flogísticos no trajeto da veia acometida.

Na trombose venosa profunda, muitas vezes o paciente não refere dor, apenas edema e aumento de volume do membro, conforme a extensão da área acometida. A dor pode ser intensa quando a trombose acomete as veias do plexo gastrocnêmico. Em geral, dificulta a deambulação, associada a um enrijecimento da panturrilha.

O edema de membros inferiores é um sinal frequente no paciente com insuficiência venosa. Caracteriza-se como frio, mole, depressível, com cacifo, peri-maleolar e vespertino, na maior parte dos casos, com alívio ao repouso e elevação do membro. A cronicidade do edema e desenvolvimento de reações inflamatórias na pele e subcutâneo podem desencadear celulite subaguda ou crônica. A pele adquire coloração castanho-avermelhada com dor e aumento da temperatura no local.

No decorrer da história natural da doença, a hipertensão venosa causa hiperpigmentação parda, caracterizada por máculas castanhas localizadas no terço inferior da perna, quando estendida ao pé recebe o nome de pigmentação em bota ou dermatite ocre. Além disso, pode haver eczema ou dermatite de estase na insuficiência venosa crônica, com vesículas, saída de secreção clara e prurido no local.

As úlceras venosas podem advir da perda da integridade cutânea em consequência da hipertensão venosa e inflamação. A localização preferencial em região peri-maleolar medial, na proximidade das perfurantes de *Cockett*. As características são diversas: únicas ou múltiplas, de formato circular, oval ou irregular, rasas ou fundas, com ou sem linforréia e até mesmo com secreção purulenta. O processo cicatricial da ferida ou da celulite infeciosa de repetição pode desencadear fibrose do tecido celular subcutâneo e da pele, com retração, produzindo um aspecto local de "gargalo de garrafa", o que caracteriza a dermatofibrose.

Por outro lado, podem ocorrer hemorragias, seja por trauma do cordão varicoso ou ruptura espontânea das veias varicosas dérmicas, chamada varicorragia. Nesses casos, o paciente pode até precisar de um tratamento de urgência.

2. **Exame Físico:** deve ser feito inspeção, palpação, ausculta e manobras específicas para patologias venosas.

2.1 Inspeção: o exame do sistema venoso deve ser feito com o paciente em pé e em decúbito dorsal e ventral. Primeiramente, observá-lo a uma distância de 2m, o examinando de costas, perfil e de frente. Importante lembrar que as veias superficiais ficam túrgidas com o paciente em ortostatismo e colabadas com o membro acima da linha horizontal.

Durante a inspeção é possível avaliar assimetria dos membros, alteração de tamanho, edema e distribuição das varizes, acometimento de safenas, veias perfurantes insuficientes, além da presença de coroa flebectásica e circulação colateral. As alterações tróficas incluem manchas, hiperpigmentação parda, eczemas, úlceras e dermatofibrose. Observar também se há cianose, eritrocianose ou palidez cutânea.

Na insuficiência venosa crônica, os sinais que se destacam são a hiperpigmentação parda, já citada, e edema peri-maleolar vespertino. A pele pode ser distrófica se ocorrer celulite endurativa. Também deve ser avaliada a presença de nevos, aranhas vasculares e malformações angiomatosas.

Na tromboflebite superficial, observa-se endurecimento das veias acometidas, palpação dolorosa do cordão venoso, com aumento de temperatura local. Na trombose venosa íleo-femoral, o edema do membro pode se estender até a raiz da coxa.

2.2 Palpação: é importante que o paciente permaneça em pé, parado por alguns minutos, antes de iniciar o exame. Nessa etapa, o médico deve avaliar a temperatura da pele, examinando com o dorso da mão e comparando com a porção anterior do membro.

Além disso, devem ser palpados os pulsos arteriais, a trajetória parede dos vasos varicosos ou não, observar suas características, buscando por sinais como enduração, sinais inflamatórios e dor local, que podem denunciar presença de tromboflebites superficiais.

Nas fístulas arteriovenosas e tumores vascularizados, deve-se procurar por frêmitos espontâneos e possível aumento de temperatura local. Na manobra de Valsalva, os frêmitos também podem estar presentes na insuficiência da crossa da safena interna. É de igual importância a palpação de pulsos periféricos, avaliando a possibilidade de síndrome de compartimento em pacientes com trombose venosa profunda.

O examinador deve palpar o local em que se encontram as veias perfurantes, procurando alargamento do orifício da aponeurose por onde ela atravessa, como por exemplo perfurante de *Cockett* (terço distal face medial da perna), perfurante de *Boyde* (terço proximal na face medial da perna), perfurante de *Dodd* (terço distal na face medial da coxa), além de buscar na face posterior da perna e na face lateral da perna.

Na avaliação do edema, a busca pelo sinal de cacifo ou de *Godet*, que corresponde à formação de depressão visível após a compressão com o polegar na região pré-tibial, por cerca de 10 segundos, para melhor caracterização desse edema. A profundidade da depressão deve ser classificada em uma escala de 1-4 cruzes e deve-se observar o tempo necessário para o desaparecimento da depressão após a remoção da compressão.

Essa avaliação deve ser realizada para caracterizar o edema encontrado. Caso esse tempo seja menor do que 15 segundos, suspeita-se de uma baixa pressão oncótica, por exemplo baixa de albumina. Caso seja maior do que 15 segundos, deve-se suspeitar de um edema secundário ao aumento da pressão hidrostática. Os edemas de origem linfática são caracterizados como duros, não depressíveis e indolores.

Em casos de trombose venosa profunda, o paciente pode apresentar empastamento dos grupos musculares da panturrilha (sinal de *Newhoff*). Deve-se colocar o paciente em decúbito dorsal, com os joelhos em semiflexão, e o examinador deve palpar a panturrilha com a palma das mãos, comparando um membro com o outro.

O paciente com trombose venosa profunda pode apresentar dor durante a palpação da panturrilha, devido à compressão do grupo muscular contra a superfície óssea (Sinal de *Olow*). A dor também pode estar presente quando se comprime o grupo muscular em garra. Outro sinal presente na trombose venosa profunda é o sinal de *Homans*, que consiste em dorso-inflexão do pé, desencadeando dor intensa na panturrilha.

O sinal de *Denecke-Payr* também é positivo na trombose venosa profunda, ele consiste na compressão do polegar do examinador na região plantar do paciente desencadeando dor.

2.3 Ausculta: sopros espontâneos podem ser auscultados em casos de fístulas arteriovenosas, assim como podem ser provocados em pacientes com insuficiência da crossa da safena. Pede-se que o paciente tussa ou realize manobras que aumentem a pressão intra-abdominal, como uma manobra de Valsava.

Em pacientes que possuam fístulas, um sopro contínuo com acentuação sistólica é audível com características de maquinário. O sopro se torna mais perceptível quanto mais próximo da fístula e sempre é acompanhado de frêmito catário (percepção tátil do sopro).

2.4 Manobras especiais para avaliação de insuficiência valvar: naturalmente, as manobras a serem mencionadas a seguir perderam a grande importância que já tiveram no passado depois do advento do *ecoDoppler*. Hoje são mencionadas como com importância histórica, mas ainda importantes para os que não dispõem dos métodos de imagem.

Naturalmente, essas manobras permitem a avaliação do segmento afetado pela insuficiência valvar, em especial nos locais com difícil acesso a outros exames complementares como o Doppler venoso. Várias são as manobras que permitem a avaliação da insuficiência em veias superficiais, perfurantes ou profundas. Apenas as mais importantes serão abordadas.

2.4.1 Manobra de *Brodie-Trendelenburg:* é uma manobra utilizada para diagnosticar insuficiência do óstio da safena interna e de perfurantes. Sua realização se dá em três tempos: inicialmente o paciente é posicionado em decúbito dorsal. Em um segundo momento, o membro a ser examinado é elevado a 90º e são realizadas massagens no sentido cauda-cranial com o objetivo de esvaziar as varizes, e um torniquete é posicionado na raiz da coxa, imediatamente abaixo da crossa da safena, com pressão suficiente para bloquear a circulação venosa superficial. Por último, o paciente é posicionado de pé e observa-se o que acontece com as veias das pernas.

Três alterações podem ser observadas:

1. Se ocorrer enchimento das varizes no sentido caudo-cranial quando o paciente assume a posição ortostática, isso revela a presença de perfurantes insuficientes.

2. Se, ao retirar o torniquete, ocorrer um rápido enchimento das varizes crânio-caudal, há insuficiência ostial da safena interna.

3. A insuficiência será somente de perfurantes quando, ao retirar o torniquete, após a primeira tentativa, ocorrer um rápido enchimento caudo-cranial, contudo, se houver enchimento crânio-caudal, também existirá insuficiência de óstio de safena.

2.4.2 Manobra dos torniquetes múltiplos: permite a avaliação de perfurantes e a sua localização.

É realizada em três tempos:

1. Com o paciente em decúbito dorsal, eleva-se o membro, esvaziando as varizes;

2. Colocam-se torniquetes nos terços superior, médio e inferior da coxa e nos terços superior e médio da perna;

3. O paciente assume ortostase.

Observa-se o enchimento das varizes em qualquer dos segmentos delimitados pelos torniquetes, o que indica a presença de perfurantes insuficientes.

2.4.3 Manobra de Perthes: avalia a perviedade do sistema venoso profundo.

É realizada em dois tempos:

1. Coloca-se um torniquete no terço médio da coxa do paciente em ortostase.

2. Solicita-se a deambulação do paciente para observar o comportamento das varizes abaixo do torniquete.

O sistema venoso profundo estará pérvio quando as varizes esvaziarem com a deambulação, contrariamente, a turgidez indicará a oclusão.

No próximo capítulo, daremos ênfase ao planejamento no tratamento das varizes com a fleboscopia e a realidade aumentada.

Referências bibliográficas

1. ALMEIDA, M. N. Angiologia. Rio de Janeiro, 1998, pp. 209-267.

2. BATES, S. B. L. Propedêutica Médica. Rio de Janeiro, 2005, pp. 428-450.

3. BERGAN, J. & CHENG, V. L. Escleroterapia com Espuma Técnicas e Resultados. Rio de Janeiro, DiLivros, 2009.

4. CELENO, P. C. Semiologia Médica. Rio de Janeiro, 1990, pp. 407-418.

5. LARSSE, E. M.; DESSAI, S. S.; DUA, A.; SHORTELL, C. E. K. Flebologia Cirurgia Vascular e Ultrassonografia. Rio de Janeiro: DiLivros, 2015.

6. MOREIRA, R. C. R.; MYAMOTTO El-H, Jr.; RAMZI, A.; MOREIRA D'A, B. O papel da fleboscopia por transluminação no planejamento de cirurgias estéticas de varizes. J Vasc. Bras, 2009.

7. MERLO, I.; BASTOS, F. R.; PARENTE, I. B-H.; FERREIRA, J. H.; FIGUEIREDO, M.; DA SILVA, R. M. Varizes e Telangiectasias II - Laser, Espuma e Radiofrequência. São Paulo: DiLivros, 2014.

8. MERLO, I.; OLIVEIRA, J. C. P.; KIKUCHI, R. Varizes e Telangiectasias III – Flebologia Estética na Prática Clínica. Rio de Janeiro: DiLivros Editora Ltda., 2020.

9. MERLO, I.; PARENTE, J. B-H; KOMLÓS, P. B. Varizes e Telangiectasias – Diagnóstico e Tratamento. Revinter Ltda., 2006.

10. NARDY M.; STELLA, M.B.; OLIVEIRA, C. Práticas de Laboratório de Bioquímica e Biofísica, 2009.

11. NETO, P. F. Introdução à Transluminação Venosa e Manual de Fleboscopia. Recife: Universitária UFPE, 2010.

12. ROMEIRO, V. Semiologia Médica. 12.ed. Rio de Janeiro: 1980, pp. 285-333.

13. SHIRATORI, A. Y.; G. NOGUEIRA, A. C.; FERREIRA, M. A.; FERES, C. N.; SARTORI, M. R.; FONSECA A. D. Escleroterapia Truques e Dicas. São Paulo: Martinari, 2016.

4

MÉTODOS DE IMAGEM AUXILIARES NO EXAME FÍSICO
FLEBOSCOPIA E REALIDADE AUMENTADA

No capítulo, os autores trazem a utilização da Fleboscopia e da Realidade Aumentada no universo das técnicas minimamente invasivas no tratamento das varizes de membros inferiores.

DR. IVANESIO MERLO
DR. EDUARDO TRINDADE BARBOSA

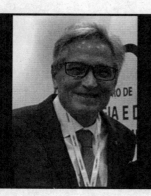

Dr. Ivanesio Merlo

Contato
ivanesio.merlo@terra.com.br

CRM: 52301260 - RJ. Titular em Angiologia e Cirurgia Vascular da SBACV/AMB, titular em Angiologia e Cirurgia Vascular do CBC, área de atuação em Angiorradiologia e Cirurgia Endovascular – SBACV, AMB-CBR, presidente da SBACV - Nacional - 2016/17, membro do Conselho Científico -SBACV – 2012-2022, membro do Conselho Superior SBACV – 2018-2022, mestrando -Universidade Federal do Estado do Rio de Janeiro – UNIRIO, titular da Clínica do Aparelho Circulatório do Rio de Janeiro.

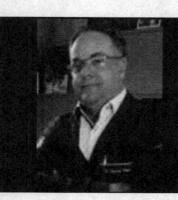

Dr. Eduardo Trindade Barbosa

Contatos
angiocentretrindade@gmail.com
vasculartrindade@bol.com.br

CRM RJ 644498 RQE Nº: 29994. Especialista em Cirurgia Vascular – SBACV, área de atuação em Angiorradiologia e Cirurgia Endovascular – SBACV, AMB-CBR, professor da UFRJ - Campus Macaé.

1. **Introdução:** após a anamnese, exame físico de diagnóstico e para evidenciar relevância dessa semiotécnica adequada no diagnóstico das patologias venosas, não podemos deixar de mencionar as novas tecnologias auxiliares, as quais têm grande destaque no diagnóstico e tratamento na área flebológica.

   1.1 **Fleboscopia por transluminação:** consiste em uma técnica não invasiva e ocupa um lugar de destaque no manejo das doenças venosas superficiais de membros inferiores. No que tange aos detalhes desse método, as cores observadas pela nossa visão durante a varredura pelo transluminador variam na impressão do vermelho ao verde-amarelo na epiluminação, o segmento venoso é visto em escala cinza ou na cor azul escura, destacado pela sombra. Esse processo se dá pela modificação dos ângulos de incidência da fonte luminosa, sua intensidade é modificada pela pressão exercida pelo examinador, o que transforma a cor branca nos espectros mencionados. Nesse sentido, a análise das cores é de extrema importância, pois pode indicar maior ou menor saturação do sangue em determinado segmento.

O emprego da fleboscopia por transluminação exige que o examinador adapte a sua visão à observação da sequência de alterações de luminâncias. A visão consiste na captura de frequências do espectro eletromagnético da luz, que nosso cérebro interpreta e decodifica em formas e cores do espectro visível. Essa discussão se faz pertinente, pois o método citado é examinador dependente, tanto a parte operacional quanto a percepção de uma boa imagem, assim, teremos diferentes conclusões (Figuras** 1, 3 e 4 e 5). Observamos na figura** 2 o controle da intensidade luminosa do aparelho, que varia de 1 a 9.

---

* Consulte lista de abreviaturas.

** Consulte apêndice de fotos, imagens, gráficos, tabelas e desenhos esquemáticos.

A absorção da luz pela hemoglobina consiste na base científica da iluminação transcutânea e visualização de vasos por esse método. De acordo com a Lei de Lambert-Beer (que aborda a absorção de luz pelos vasos sanguíneos), quando uma luz de determinado comprimento de onda e a partir de determinada intensidade é aplicada sobre a pele, uma porção dessa luz é refletida em um comprimento de onda que varia do infravermelho ao vermelho visível, enquanto os vasos que estão mais profundos (até 5 mm abaixo da pele) absorvem o restante da luz incidida e adquirem uma coloração escura, contra um fundo vermelho visível ao examinador. O contraste que é produzido proporciona a visualização dos vasos e sua identificação segundo conformações e dimensões, o que facilita o mapeamento pré-operatório de varizes de membros inferiores, além do diagnóstico de telangiectasias combinadas a microvarizes não identificadas a olho nu.

As leis de Lambert-Beer são o pilar da espectrofotometria. São consideradas de forma simultânea, processo no qual a quantidade de luz absorvida ou transmitida por uma solução depende diretamente da concentração do soluto e da espessura da solução.

1.2 RA - Realidade Aumentada: a realidade aumentada tornou-se uma tecnologia de grande aplicabilidade e relevância na flebologia. Esse método consiste em um equipamento que emite raios infravermelhos refletidos pela pele, os quais são recaptados, após processada a imagem, ela é projetada na pele, fazendo uma verdadeira análise em tempo real da circulação venosa superficial.

Sendo assim, consideramos importante pontuar alguns dos benefícios do uso da realidade aumentada em nossa prática diária:

- Um campo aberto e confortável para avaliar toda área a ser tratada, com visualização de toda a extensão da veia, o que seria de difícil visualização sem a RA*, além da possibilidade de trabalhar com as mãos livres com as imagens sendo projetadas em tempo real (Figuras** 6, 7 e 8).

- Diferentemente do fleboscópio, que auxilia apenas na marcação cirúrgica (Figura** 12), a RA* não entra em contato com a pele e pode ser usada em ambientes estéreis para diferentes estratégias de flebectomias (Figura** 9).

- Visualização da área ao redor, veias já tratadas que não respondem à digitopressão, o que permite o norteamento das sessões de escleroterapia convencional e/ou laser transdérmico (Figuras** 10 e 11);

- Planejamento e controle de volume do agente escleroterápico usado, como nas ablações químicas com espuma densa em que conseguimos visualizar a veia desaparecendo e toda área sendo tratada, assim a quantidade injetada de espuma é mais precisa (Figura** 13);

- Quando não visualizamos as bifurcações venosas por fleboscopia (Figura** 14), podemos aumentar erroneamente os parâmetros tanto na escleroterapia, quanto no laser transdérmico, achando que se trata de uma veia calibrosa. Diferentemente, ao aplicar a RA*, percebemos com precisão as bifurcações venosas e o diâmetro da veia a ser tratada, o que é de extrema importância para a conduta médica, uma vez que a diferença em milímetros irá alterar a forma de tratamento das varizes (Figura** 15). Dessa forma, notamos a relevância da RA* para a o uso do laser transdérmico e escleroterapia.

- Vale lembrar do efeito paralaxe antes do tratamento, sabendo que a pele não é plana e as varizes possuem bordos irregulares, o posicionamento errado do aparelho (Figura** 17) pode dobrar o tamanho da veia. Em uma análise prática da técnica, no paciente em que pretendemos utilizar o laser transdérmico, sabemos que quanto maior a veia, maior será seu TRT* (tempo de relaxamento térmico) e mais longa deverá ser a duração de pulso, além de outros parâmetros, o que pode causar uma avaliação errônea da área eleita à terapêutica. O aparelho deve estar posicionado de maneira que projete a imagem sempre perpendicularmente à veia a ser tratada (Figura** 16), assim a precisão influenciará o resultado e o planejamento correto do tratamento venoso.

- Possibilita o diagnóstico de telangectasias simples e combinadas (Figuras** 18 e 19).

- Alguns aparelhos permitem o cálculo de profundidade do vaso, podendo chegar até 9 mm (Figura** 20).

- Avaliação do resultado em tempo real (Figuras** 21 e 22), permitindo a comparação da área alvo antes do tratamento, a partir de fotodocumentação. É possível observar, inclusive, antes do tratamento, o espasmo venoso ou pequenos segmentos de interrupção.

Diante do exposto, notam-se as inúmeras vantagens do uso da RA* e da fleboscopia para o planejamento terapêutico de doenças venosas, ainda que faltem estudos para a realização de uma literatura comparativa. Dessa forma, com o avanço das tecnologias nos métodos de diagnóstico e tratamento na medicina é preciso que os profissionais se atualizem e se adequem às novas técnicas com eficácia científica comprovada, uma vez que estamos nos referindo ao tratamento de doenças venosas, ou seja, diferenças milimétricas na espessura de uma veia podem alterar uma conduta médica.

Referências bibliográficas

1. ALMEIDA, M. N. Angiologia. Rio de Janeiro: 1998, pp. 209-267.

2. BATES, S. B. L. Propedêutica Médica. Rio de Janeiro: 2005, pp. 428-450.

3. BERGAN J. & CHENG V. L. Escleroterapia com espuma técnicas e resultados. Rio de Janeiro: DiLivros, 2009.

4. CELENO P. C. Semiologia Médica. Rio de Janeiro: 1990, pp. 407-418.

5. LARSSE E. M.; DESSAI, S. S.; DUA, A.; SHORTELL, C. E. K. Flebologia Cirurgia Vascular e Ultrassonografia. Rio de Janeiro: DiLivros, 2015.

6. MOREIRA, R. C. R.; MYAMOTTO, El-H Jr.; RAMZI, A.; MOREIRA, D'A B. O papel da fleboscopia por transluminação no planejamento de cirurgias estéticas de varizes. J Vasc. Bras, 2009.

7. MERLO, I.; BASTOS F. R.; PARENTE, I. B-H.; FERREIRA, J. H.; FIGUEIREDO, M.; DA SILVA, R. M. Varizes e Telangiectasias II - Laser, Espuma e Radiofrequência. São Paulo: DiLivros, 2014.

8. MERLO, I.; OLIVEIRA, J. C. P.; KIKUCHI, R. Varizes e Telangiectasias III – Flebologia Estética na Prática Clínica: Rio de Janeiro: DiLivros Editora Ltda., 2020.

9. MERLO, I.; PARENTE, J. B-H.; KOMLÓS, P. B. Varizes e telangiectasias: diagnóstico e tratamento. Revinter Ltda., 2006.

10. NARDY, M.; STELLA, M.B.; OLIVEIRA, C. Práticas de Laboratório de Bioquímica e Biofísica, 2009.

11. NETO, P. F. Introdução à Transluminação Venosa e Manual de Fleboscopia. Recife: Universitária UFPE, 2010.

12. ROMEIRO, V. Semiologia Médica. 12.ed. Rio de Janeiro: 1980, pp. 285-333.

13. SHIRATORI, A. Y.; G. NOGUEIRA, A. C.; FERREIRA M. A.; FERES, C. N.; SARTORI, M. R.; FONSECA, A. D. Escleroterapia, Truques e Dicas. São Paulo: Martinari, 2016.

5

ADVENTO DA ULTRASSONOGRAFIA: UMA NOVA VISÃO TERAPÊUTICA PARA VARIZES

A utilização da ultrassonografia e sua importância como ferramenta terapêutica no tratamento das varizes dos membros inferiores são discutidas neste capítulo.

DR. MARCOS ROBERTO GODOY

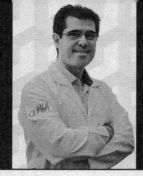

Dr. Marcos Roberto Godoy

Contatos
godoy.mrg@gmail.com
Instagram: @godoy_vasc
http://lattes.cnpq.br/9834040138825412

CRM: 82.740. Coordenador do setor de Ecografia Vascular e Preceptor de Ensino. Serviço de Cirurgia Vascular e Endovascular do Hospital do Servidor Público Estadual de São Paulo – IAMPSE. Título de Especialista em Angiologia e Cirurgia Vascular pela SBACV. Título de Especialista em Ecografia Vascular pela SBACV.

Introdução

A doença venosa crônica (DVC*) é definida como "um conjunto de anormalidades morfológicas e funcionais de longa duração no sistema venoso dos membros inferiores manifestadas por sinais e sintomas os quais indicam a necessidade de investigação diagnóstica e/ou cuidados" (1). Varizes é o termo utilizado para definir veias superficiais do tecido celular subcutâneo que por diferentes causas tornaram-se dilatadas, alongadas e tortuosas permanentemente, com perda da função valvar e alterações da parede associada à hipertensão venosa, a qual tem relação direta com os sinais e sintomas da doença em seus diferentes graus de apresentação.

Pela sua alta prevalência, a doença venosa crônica tem um alto impacto socioeconômico, afetando milhões de pacientes no mundo, constituindo-se como a sétima patologia crônica mais frequente na espécie humana, com grande demanda para os serviços públicos de saúde decorrente de limitação da qualidade de vida, evoluindo com dor crônica e sofrimento pela ocorrência de complicações, assim como perda de dias de trabalho. Nos países ocidentais, sua prevalência é maior que 20%, aumentando com a idade, chegando a 80% em uma população com média de idade de 60 anos; nos Estados Unidos, a prevalência estimada em adultos é de 23%, enquanto a incidência anual atinge 2,6% em mulheres e 1,9% em homens (2). No Brasil, a prevalência de doença varicosa chega a 47,6%, com úlceras de estase em 3,6% da população (3).

A ultrassonografia Doppler (USD*) é considerada o exame padrão ouro na investigação da DVC (4), proporcionando uma avaliação completa sobre a anatomia venosa, a identificação das principais fontes de refluxo em relação às veias safenas, veias acessórias, principais tributárias e perfurantes, bem como na detecção de obstruções (5). Na rotina de atendimento dos pacientes portadores de DVC* pelo cirurgião vascular, essa modalidade diagnóstica já se encontra

---

* Consulte lista de abreviaturas.
** Consulte apêndice de fotos, imagens, gráficos, tabelas e desenhos esquemáticos.

incorporada como rotina, considerando-se atualmente que a avaliação clínica inicial é considerada completa com o conjunto da anamnese, exame físico e USD* complementar (6). A USD* tem o impacto de guiar o cirurgião vascular no planejamento cirúrgico, através do conhecimento da extensão anatômica do refluxo, bem como sua origem e drenagem no sistema safeno, proporcionando uma melhor decisão na escolha de uma estratégia mais efetiva.

O objetivo deste capítulo é oferecer aos profissionais envolvidos no tratamento da doença venosa uma visão sobre as potencialidades reais da USD*, visando uma melhor compreensão dos achados patológicos, com a perspectiva de seu uso no planejamento terapêutico e com uma visão prática sobre o assunto.

Breve histórico da Ultrassonografia Doppler: o efeito Doppler foi descrito pela primeira vez por Christian Doppler em 1843. Um século depois, durante a II Guerra Mundial, surgiu a aplicação do princípio Doppler no desenvolvimento do SONAR* (sistema emissor-receptor de ultrassom), que permitia a detecção dos ecos refletidos por objetos submersos (submarinos) e, consequentemente, a sua localização a grandes distâncias (7).

Desde a sua introdução nos anos 1960 (8), a ultrassonografia vascular foi rapidamente aplicada à medicina, contribuindo enormemente para a abordagem diagnóstica e planejamento subsequente do tratamento. A primeira publicação em USD* é legada a Strandness, na Universidade de Washington (1970), em um estudo da bifurcação carotídea em paciente normal (7), este estudo, apesar de duramente criticado na época pela qualidade das imagens adquiridas, que não apresentavam ainda uma boa definição, deu impulso à pesquisa e inovação na área de ecografia vascular.

O primeiro trabalho utilizando a USD* para avaliação do sistema venoso foi publicado em 1968 por Feigl et al (9); neste estudo, foram incluídos 72 pacientes com hipótese de trombose venosa profunda (TVP*) e o objetivo foi comparar a acurácia da USD* com a avaliação clínica no diagnóstico da doença. O estudo concluiu que a USD* foi significativamente mais precisa do que a avaliação clínica isoladamente para o diagnóstico da TVP*, um conhecimento que prevalece até os dias atuais.

A maioria dos estudos iniciais visavam quase sempre o diagnóstico de TVP*, mas foi a partir do aparecimento do Doppler pulsado e dos estudos de Claude Franceschi que a DVC começou a ser realmente estudada (10). A partir de 1990, com a codificação em cores do Doppler, este exame torna-se referência no diagnóstico da patologia venosa, limitando o uso da flebografia (11).

Avaliação pré-operatória: importância da USD* na investigação diagnóstica e aplicabilidade no sistema venoso superficial

O estudo do sistema venoso superficial dos membros inferiores através da USD* proporciona uma avaliação completa sobre a anatomia e achados patológicos em cada paciente; portanto, torna-se mandatório conhecer a "anatomia ultrassonográfica" e suas alterações antes de planejar qualquer tipo de intervenção sobre o território venoso (12). O sistema venoso superficial dos membros inferiores inicia-se nas veias digitais e metatarsiais dorsais que formam o plexo venoso dorsal dos pés, o qual dará origem às veias marginais medial e lateral e suas respectivas continuações: as veias safenas magna e parva.

Serão descritas a seguir as principais veias que compõem o sistema venoso superficial. Para uma divisão didática em relação à anatomia e aos principais achados ultrassonográficos, os segmentos venosos serão apresentados em sentido céfalo-caudal, o que facilita a compreensão da investigação diagnóstica, pois é no mesmo sentido que se realiza o protocolo de exame com USD*.

1. **Veia Safena Magna (VSM) e principais tributárias:** a VSM realiza a drenagem da face medial do membro inferior e tem origem na veia marginal medial junto ao maléolo medial, apresentando trajeto ascendente pela face medial da perna e coxa, até drenar na Veia Femoral Comum, onde é denominada junção safenofemoral (JSF*). Considera-se como VSM* somente os segmentos venosos identificados dentro do compartimento safênico, definido como um "túnel" no plano subcutâneo entre a fáscia superficial ou fáscia safênica e a fáscia muscular (12) (Figura** 1 – Compartimento safênico clássico).

   1.1 **Junção Safenofemoral (JSF):** A JSF* apresenta as válvulas terminal (localizada 1 a 2 mm distalmente à veia femoral comum) e pré-terminal (localizada 2 cm distalmente à válvula terminal, determinando o limite da JSF*). Entre essas válvulas drenam as principais veias tributárias desse segmento: epigástrica superficial (cranial), safena acessória anterior da coxa, circunflexa lateral superficial (lateral) e pudenda externa superficial (medial).

Uma última tributária, a safena acessória posterior da coxa, drena inferiormente à válvula pré-terminal. É muito importante reconhecer os diferentes padrões de refluxo que podem ser encontrados neste segmento (13): válvula terminal insuficiente com válvula pré-terminal suficiente, com refluxo escoando através das tributárias da JSF* (refluxo perijuncional); válvula terminal suficiente, porém com insuficiência da válvula pré-terminal, com refluxo causado pelas tributárias da JSF*; insuficiência de ambas as válvulas originando refluxo da VSM* a partir da JSF* com extensão deste para o segmento da coxa (padrão proximal).

1.2 Variações anatômicas da Veia Safena Magna: a principal variação anatômica da VSM* é o estreitamento congênito, presente em aproximadamente 30% da população (12), e quando presente é identificado entre o terço médio-distal da coxa e o terço proximal da perna; portanto, a VSM* pode não ser identificada em seu compartimento (agenesia) ou apresentar-se hipoplásica (com calibre menor que 1,5 mm). Fisiologicamente, para que ocorra a drenagem venosa, associa-se à Veia Safena Acessória Superficial, a qual apresenta trajeto paralelo e superficial (epifascial) ao compartimento safeno.

É importante salientar que, de maneira diferente ao que se encontra descrito em muitos laudos de USD*, a VSM* não se encontra "superficializada", mas, sim, há uma via de drenagem desta que é identificada desde a sua origem até sua reinserção no compartimento safênico, comunicando-se ou não com a VSM* (12), devendo este parâmetro ser relatado de acordo com uma altura em relação à face plantar. Sua identificação é muito importante por duas razões: frequentemente é insuficiente e constitui uma contraindicação à termoablação quando sua apresentação é próxima à pele.

Na prática diária, podemos descrever no laudo e documentar com a cartografia venosa (Figura ** 2 - Desenho esquemático mostrando áreas de refluxo.) qual a extensão em centímetros da hipoplasia ou agenesia da VSM* (como no exemplo, entre 55 e 30 cm da face plantar) e referir a existência de uma Veia Safena Acessória Superficial neste trajeto, documentando sua presença em modo B e testando o refluxo em modo Cor e Espectral.

Também são descritos a duplicação da veia safena magna (Figura** 3 - Safena duplicada.) e a duplicação de crossa (Figura** 4 - Duplicação da Crossa de safena magna.), cuja descrição tem importância no planejamento cirúrgico.

1.3 Veia Safena Acessória Anterior da Coxa: é a veia safena acessória de maior importância, pois frequentemente torna-se insuficiente. Localiza-se lateralmente à VSM*, alinhada com o eixo das artérias femorais, ascendendo obliquamente na coxa até penetrar no compartimento safênico (podendo ser confundida com VSM* no terço proximal da coxa), drenando na JSF*. Quando insuficiente, apresenta extensão até o joelho, muitas vezes contornando-o lateralmente até a panturrilha.

1.4 Veia Safena Acessória Posterior da Coxa: localiza-se medial e posteriormente e pode representar a continuação da veia de Giacomini, comunicando-se com a VSM* abaixo da válvula pré-terminal.

1.5 Veia Safena Acessória Anterior da Perna: posicionada no segmento infrapatelar, é responsável pela drenagem da face anterior da perna, com trajeto ascendente e oblíquo, até drenar na VSM* próximo à prega poplítea.

1.6 Veia Safena Acessória Posterior da Perna: responsável pela drenagem da face medial da perna, foi descrita pela primeira vez por Leonardo da Vinci, por isso conhecida também por Veia de Leonardo. Apresenta trajeto oblíquo e ascendente na perna, drenando na VSM* igualmente próximo à prega poplítea. Apresenta importância anátomo-clínica fundamental, pois comunica-se com as veias perfurantes tibiais posteriores.

2. **Veia Safena Parva (VSP*):** a VSP* realiza a drenagem da face posterolateral da perna. Tem origem na veia marginal lateral, junto ao maléolo lateral, até a junção safenopoplítea (JSP*) quando presente, visto que existem algumas variações em sua terminação. Sendo assim, a terminação da VSP* pode ser dividida em dois padrões: com ou sem junção safenopoplítea e com ou sem extensão cranial.

A JSP* normalmente está localizada até 7 cm acima da prega cutânea poplítea, porém pode ocorrer a drenagem na veia femoral ou até mesmo na veia gastrocnêmia medial. Quanto à extensão cranial, esta pode ocorrer com a drenagem na veia safena magna (veia de Giacomini), com terminação em perfurante posterior da coxa ou terminando em pequenas tributárias no terço proximal ou médio da face posterior da coxa.

A veia de Giacomini é definida como qualquer segmento intersafena supragenicular, independentemente da presença da JSP*. Devido à sua relevância no planejamento cirúrgico, é um dos poucos epônimos que foram mantidos na descrição da nomina anatômica (12).

3. **Perfurantes:** por definição, as veias perfurantes comunicam o sistema venoso superficial com o sistema venoso profundo, drenando o sangue neste sentido, após penetrarem a fáscia muscular. Apresentam válvulas bicúspides, e quando insuficientes apresentam associação importante com os quadros de DVC* mais avançada (CEAP C4 – C6), sendo mais numerosas e com predomínio no segmento médio-distal da perna nesse grupo de pacientes (14). São classificadas como diretas quando comunicam o sistema venoso profundo com as veias safenas magna e parva, e indiretas quando comunicam o sistema venoso profundo com o superficial, independentemente do sistema safeno.

As perfurantes diretas podem se apresentar como suficientes, insuficientes ou de drenagem. Perfurantes diretas insuficientes transmitem o refluxo para o sistema safeno e determinam aumento de pressão e consequente dilatação à jusante ao ponto de conexão, enquanto as perfurantes de drenagem promovem o escoamento do refluxo de uma veia safena insuficiente, tornando-a suficiente abaixo do ponto de conexão. As veias perfurantes são numerosas e variam quanto à sua distribuição, já tendo sido descritas na literatura mais de 40 tipos (15), mas com finalidade prática serão descritas no texto as mais frequentemente observadas. Com a revisão da nomina anatômica, as definições com epônimos deram lugar à localização topográfica ou à veia profunda de drenagem (12).

3.1 Perfurante do Canal Femoral ou Canal dos adutores: conecta a veia safena magna à veia femoral no canal dos adutores, anteriormente denominada como perfurante de Hunter (Foto 5 do apêndice). Sua descrição em laudo é importantíssima para o planejamento cirúrgico: se não identificada, pode ser causa de hematoma significativo em terço médio-distal da coxa após *"stripping"* da safena.

3.2 Perfurante Paratibial: conecta a veia safena magna à veia tibial posterior, localizada na porção proximal da perna (perfurante de Boyd). Apresenta relevância no planejamento cirúrgico por ser um marco anatômico das intervenções intravasculares com preservação do segmento infragenicular da safena.

3.3 Perfurantes Tibiais Posteriores: conectam a veia safena acessória posterior da perna ("veia de Leonardo") à veia tibial posterior (Figura** 6 - Medida errada da veia sinalizada.), anteriormente denominadas "perfurantes de Cockett". Localizam-se no terço distal da perna e formam três grupos: distal, médio e proximal, e quando insuficientes estão frequentemente relacionadas à insuficiência venosa crônica mais avançada.

3.4 Perfurante Lateral da Perna: conecta o sistema venoso lateral à veia fibular, na face lateral da perna.

3.5 Perfurante Gastrocnêmia Medial: conecta a veia safena parva à veia gastrocnêmia medial.

3.6 Perfurante Posterior da Coxa: conecta a extensão cranial da safena parva às veias profundas da coxa.

4. **Critérios diagnósticos de refluxo (16):** definição de refluxo venoso: fluxo no sentido céfalo-caudal (ou fluxo retrógrado).

- Veias superficiais: refluxo ≥ 0,5 s (16)
- Veias profundas: refluxo ≥ 1 s (16)
- Veias perfurantes: refluxo ≥ 0,35 s (17)

5. **Padrões de refluxo:** a varredura do sistema venoso dos membros inferiores com a USD* proporciona de modo direto e abrangente a identificação da extensão anatômica do refluxo com sua origem e drenagem no sistema das veias safenas. Sendo assim, para simplificar os achados, podemos relatar qual o padrão de refluxo existente na conclusão de um laudo. Há 7 padrões descritos para a VSM* e VSP* (13,18).

5.1 Padrões de refluxo na VSM*:

1. **Perijuncional:** refluxo na JSF* por insuficiência da válvula terminal e suficiência da válvula pré-terminal, escoado por tributárias da junção.

2. **Refluxo proximal:** presença de refluxo desde a JSF* (determinado por insuficiência da válvula pré-terminal) com extensão através da VSM* troncular até o terço distal da coxa ou terço proximal da perna, com escoamento através de veia perfurante ou tributária.

3. **Refluxo segmentar:** refluxo de um único segmento da VSM* em coxa ou perna, com origem e drenagem através de perfurante ou tributária.

4. **Refluxo multisegmentar com JSF* suficiente:** refluxo em dois ou mais segmentos da VSM* em coxa e/ou perna com JSF* suficiente.

5. **Refluxo multisegmentar com JSF* insuficiente:** refluxo da JSF* associado a refluxo em dois ou mais segmentos da VSM* em coxa e/ou perna.

6. **Refluxo distal:** refluxo da VSM* a partir do terço distal da coxa ou terço proximal da perna, com extensão até o maléolo medial, com origem em perfurante ou tributária insuficiente.

7. **Refluxo difuso:** refluxo em toda a extensão da VSM*, desde a JSF* até a região perimaleolar.

5.2 Padrões de refluxo na VSP

1. **Refluxo perijuncional:** refluxo acometendo a veia de Giacomini ou a extensão cranial da VSP*.

2. **Refluxo proximal:** refluxo desde a JSP* e VSP* troncular, com escoamento através de tributárias ou veia perfurante.

3. **Refluxo distal:** presente no segmento distal da VSP* e prolongando-se até a região perimaleolar, com origem em veia tributária ou perfurante insuficiente.

4. **Refluxo segmentar:** presença de segmento único com insuficiência, com origem e drenagem em tributárias ou perfurantes insuficientes.

5. **Refluxo multisegmentar com JSP* suficiente:** presença de dois ou mais segmentos insuficientes da VSP*, porém sem refluxo na JSP*.

6. **Refluxo multisegmentar com JSP* insuficiente/suficiente:** presença de dois ou mais segmentos insuficientes da VSP* com associação de refluxo na JSP*.

7. **Refluxo difuso:** refluxo da VSP* desde a JSP* até a região perimaleolar.

6. **Protocolo de Exame:** a base de uma abordagem prática na avaliação do sistema venoso superficial é a identificação do refluxo em relação à sua extensão anatômica para auxiliar o cirurgião vascular na decisão terapêutica. Neste sentido, é indispensável uma visão

abrangente, visando principalmente a avaliação dos troncos safenos e suas principais vias de origem e drenagem do refluxo (através de tributárias ou perfurantes), bem como uma atenção especial ao estudo das veias perfurantes nos pacientes com DVC* mais grave. A avaliação com USD* de pacientes com doença venosa crônica demonstrou que o refluxo venoso superficial esteve presente em 90% dos pacientes, com prevalência de 70% a 80% na veia safena magna (19). Em 239 pacientes com úlceras venosas avaliados com USD* em três estudos diferentes, 144 (60,3%) apresentavam perfurantes insuficientes (20-22).

6.1 Detalhes técnicos: transdutores utilizados: linear de alta frequência (7-14 MHz) preferencialmente, e transdutor convexo de baixa frequência (3-5 MHz) em casos de pacientes obesos ou com edema acentuado.

"Preset": venoso de membros inferiores. Trabalhando com este *"preset"*, vamos encontrar parâmetros adequados para o exame, como PRF* e filtro de parede baixos, foco, ajuste de profundidade e ganho do modo B, Cor e espectral.

Volume amostra: o menor tamanho possível (nunca ultrapassando 2/3 do calibre do vaso).

Ângulo Doppler: não há necessidade do seu ajuste, e exame pode ser feito com ângulo 0, já que os critérios de refluxo recomendados pela literatura dizem respeito ao tempo de refluxo e não à velocidade.

Documentação fotográfica do refluxo: por convenção, veias com refluxo (fluxo retrógrado ou céfalo-caudal) são documentadas em vermelho e veias com fluxo anterógrado são documentadas em azul. A análise espectral deve demonstrar o fluxo venoso anterógrado abaixo da linha de base e o refluxo acima da linha de base, observando o critério de tempo de refluxo para cada segmento descrito anteriormente.

Posição do paciente: em ortostase, com o membro examinado em ligeira rotação externa e o peso apoiado na maior parte no membro contralateral (6). O ideal é posicionar o paciente em uma bancada com escada e apoio para os braços.

Manobras para refluxo: Valsalva para avaliação da veia femoral comum e JSF*. Demais **segmentos distais, realizar compressão e descompressão brusca da panturrilha (6).**

Aferição do calibre venoso das safenas: a medida do calibre deve ser feita considerando a distância entre as camadas adventícias do vaso (método *"outer-outer"*), realizada na JSF* e JSP* em corte axial ou longitudinal e nos demais segmentos das safenas em corte axial.

Pontos para aferição do calibre (modo B): JSF* (corte axial onde houver o maior diâmetro) ou corte longitudinal – preferível e mais didático (Figura ** 7 - Medida errada da veia sinalizada), levando em conta a identificação da veia epigástrica para aferição do calibre na altura de sua inserção, ou um ponto de dilatação focal quando presente.

Em relação aos pontos para aferição do calibre das safenas em seu trajeto na coxa e perna, não há consenso na literatura. Sugere-se para a VSM* a medida da JSF*, medidas na coxa proximal e distal, bem como em perna proximal e distal. Para a VSP, medida do calibre na JSP* (quando presente) ou na interlinha articular do joelho (IAJ*), perna proximal e distal. Qualquer ponto de dilatação focal deve ser documentado.

Pontos anatômicos para definir localização de segmentos insuficientes bem como extensão do refluxo: IAJ* e face plantar.

Pesquisa de refluxo no sistema venoso profundo: para a maioria dos pacientes com varizes, é indicada a pesquisa do refluxo na veia femoral comum, veia femoral e veia poplítea (6); já nos casos de antecedentes de trombose venosa profunda com suspeita de insuficiência do sistema venoso profundo, essa pesquisa deve ser realizada em todo o segmento fêmoropoplíteo, veias gastrocnêmias e soleares.

6.2 Exame na prática: após posicionamento do paciente, realizamos uma rápida anamnese questionando a queixa do paciente e antecedentes sobre cirurgia de varizes prévia ou trombose venosa, aliada à inspeção visual do membro para que o examinador "se prepare" para o grau de complexidade maior ou menor do estudo. Inicia-se o exame a partir da região imediatamente abaixo do ligamento inguinal. Identifica-se a JSF* em corte axial modo B, e a seguir o probe é girado em alinhamento longitudinal, interessando a veia femoral comum e a JSF*, realizando a aferição do calibre da JSF* em um desses cortes. Ativa-se o modo cor, com alinhamento da caixa de cor na direção do eixo venoso da JSF*, e solicita-se ao paciente realizar a manobra de valsava, atentando para a pesquisa de refluxo na veia femoral comum e na JSF* em modo cor. Uma análise espectral deve ser realizada para documentar a presença ou ausência de refluxo neste território.

A partir do terço proximal da coxa, a VSM* troncular pode ser insonada em corte longitudinal ou axial. O corte axial determina uma redução do tempo de exame, observando simultaneamente a safena ao modo B para medida do calibre e modo cor para a pesquisa do refluxo (Figura** 8 - Safena em coxa distal.), além de apresentar a vantagem prática de proporcionar a medida mais exata do calibre, bem como a identificação de tributárias e perfurantes que se comunicam com a VSM*. Realiza-se a varredura da face medial da coxa e perna em sentido distal, posicionando o pobre em corte axial/longitudinal, com pesquisa do refluxo a cada 5 cm, através da compressão da panturrilha. Devemos realizar ao menos 1 foto no segmento de coxa e 1 fotografia no segmento de perna no modo cor e espectral (Figura** 9 - Veia Safena Magna com refluxo em topografia de coxa.), documentando a presença ou ausência de refluxo nestes segmentos.

A identificação de tributárias ou perfurantes que são fontes de refluxo e/ou drenagem no sistema safeno deve ser documentada em relação à altura em centímetros a partir da IAJ* ou da face plantar. Especial atenção para a pesquisa de perfurantes na face medial da perna deve ser enfatizada, visto a sua associação com os graus mais avançados de doença venosa, bem como a sua importância no tratamento cirúrgico.

Após identificada uma perfurante insuficiente, seu "colo" (ponto onde a veia "perfura a fáscia") deve ser medido, e a seguir realiza-se a documentação do refluxo em modo cor e espectral. Sandri et al definiram que perfurantes com calibre ≥ 3,5 mm estão mais frequentemente associadas a refluxo (17). Para prosseguir com a pesquisa de refluxo na VSP*, solicita-se ao paciente que fique de costas para o examinador, e inicia-se a busca ativa a partir da IAJ* em corte axial; uma vez identificada, prosseguimos a varredura para pesquisa da JSP, e logo após em sentido mais proximal para identificar se há prolongamento cranial, consequentemente com inserção na face posterior da coxa ou comunicação com a VSM* (veia de

Giacomini). Referimos no laudo a altura em que a VSP* "desemboca" para o sistema venoso profundo ou se comunica com a VSM*, independentemente de estar insuficiente ou não, pois há importância no seguimento do paciente, que pode evoluir com insuficiência ao longo do tempo.

A partir da porção mais cranial da VSP*, prosseguimos em sentido distal, em corte axial/longitudinal, da mesma forma que na VSM*, realizando a pesquisa de refluxo em modo cor a cada 5 cm com manobra de compressão da panturrilha e atentando para a presença de tributárias e perfurantes insuficientes com documentação, conforme já abordado. Registrar pelo menos 1 fotografia em modo cor e 1 fotografia em modo espectral para documentar a presença ou ausência de refluxo na VSP*.

Após esta etapa, pesquisamos o refluxo da veia poplítea através da compressão da panturrilha, preferencialmente em corte longitudinal, no modo cor, e a seguir o modo espectral.

O exame é complementado por nova varredura da face posterior da coxa e da panturrilha, bem como da face lateral da coxa e perna, na busca ativa por segmentos venosos insuficientes (tributárias não relacionadas ao sistema safeno e perfurantes).

6.3 Dicas: a manobra de Valsalva nem sempre é eficiente para a pesquisa do refluxo proximal, pois muitas vezes o paciente não consegue realizá-la de maneira eficiente. Nesses casos, podemos lançar mão de outras manobras, como a compressão muscular da panturrilha, pedir ao paciente que faça momentaneamente apoio plantar do peso dirigido ao membro examinado ou a flexão dorsal do pé. Nesses casos, o examinador deve procurar manter o bom alinhamento do transdutor durante as manobras, o que exige uma curva de aprendizado.

A manobra de compressão distal da musculatura exige que a mão envolva o máximo possível a circunferência da panturrilha, sem realizar compressão exagerada, o que pode gerar dor e muitas vezes desencadear quadros de hipotensão por reflexo vagal, o que inviabiliza o prosseguimento do exame.

Não se deve deixar dúvidas quanto à presença de refluxo no laudo. Frases como "presença de refluxo leve" ou "refluxo incipiente" não são apropriadas. A pesquisa

70 | Manual Técnico de Radiofrequência na Doença Venosa

de refluxo, em qualquer segmento venoso, deve ser entendida como "existe ou não", e sua documentação, principalmente nos troncos safenos, deve ser feita em modo cor sempre aliada à análise espectral com o registro do tempo de refluxo.

A pesquisa da extensão do refluxo nas veias safenas deve ser descrita em sentido céfalo-caudal, fornecendo a compreensão fisiopatológica de que todo refluxo tem seu ponto de origem e seu ponto de drenagem, com busca ativa destes pontos (tributárias ou perfurantes que se comunicam com o sistema safeno), descrevendo sua altura em relação à IAJ* ou face plantar.

As variações anatômicas são muito frequentes no sistema venoso superficial, portanto sugere-se que sejam descritas somente quando associadas a refluxo. Sugere-se também que as veias perfurantes só devem ser documentadas quando insuficientes (23).

7. **Cartografia Venosa:** a cartografia venosa, também conhecida como "mapeamento venoso", complementa a investigação diagnóstica utilizando a USD* com excelência. Na prática diária, muitos cirurgiões a utilizam para o planejamento cirúrgico, pois a visibilização de uma figura que faça compreender de forma bastante clara as fontes de refluxo, segmentos ocluídos ou ausentes e variações anatômicas fazem uma grande diferença na compreensão do quadro clínico.

De maneira simples e direta, podemos registrar os achados considerando o fluxo segmentos suficientes em azul, o refluxo grifado em vermelho, a hipoplasia ou ausência das safenas em pontilhado e os segmentos ocluídos em azul. A extensão do refluxo pode ser anotada em relação à IAJ* ou face plantar, lembrando mais uma vez a importância da identificação dos pontos de origem e drenagem no sistema safeno. Também é útil deixar uma tabela com os valores do calibre das veias safenas.

Como exemplo, ilustramos aqui três casos:
1. Refluxo proximal da veia safena magna, com origem na JSF e drenagem em veia perfurante paratibial (Figura** 10 - Desenho demonstra refluxo importante em veia safena acessória anterior);
2. Ausência da VSM* em JSF* e segmento de coxa (pós-operatório de safenectomia), identificada a partir da IAJ* apresentando refluxo (origem

em tributária insuficiente) com extensão até o tornozelo, bem como VSP* insuficiente após comunicação com perfurante da panturrilha a 32 cm da face plantar (Figura** 11 - Desenho esquemático mostra segmentos com refluxo);

3. Refluxo da veia de Giacomini com extensão até a JSP* associado a refluxo da VSP* até 18 cm da face plantar, drenando através de perfurante de panturrilha (perfurante de drenagem - Figura** 12 - Desenho esquemático mostra segmentos com refluxo).

Conclusão: na rotina diagnóstica da doença venosa crônica, são indispensáveis a anamnese bem conduzida e o exame físico apurado, porém a USD* tornou-se ao longo do tempo uma ferramenta fundamental, fornecendo uma melhor compreensão sobre a anatomia venosa e os padrões de refluxo em cada caso. Com o objetivo de proporcionar uma melhor avaliação dos pacientes, é necessário ao cirurgião vascular o aprendizado e a prática contínua do método.

Referências bibliográficas

1. EKLOF, B.; PERRIN, M.; DELIS, K.T.; RUTHERFORD, R.B.; GLOVICZKI, P.; et al. American Venous Forum. Updated terminology of chronic venous disorders: the VEIN-TERM transatlantic interdisciplinary consensus document. J Vasc Surg, 2009, 49:498e501.

2. LOHR, J.M. et al. Increasing awareness about venous disease: the American Venous Forum expands the national venous screening program. J Vasc Surg, 2008, 48:394-9.

3. SCUDERI, A.; RASKIN, B.; Al ASSAL, F.; et al. The incidence of venous disease in Brazil based on the CEAP classification. Int Angiol, 2002, 21(4):316-21.

4. BLOMGREN, L.; JOHANSSON, G.; EMANUELSSON, L.; DAHLBERG-AKERMAN A.; THERMAENIUS, P.; BERGQVIST, D. Late follow-up of a randomized trial of routine duplex imaging before varicose vein surgery. Br J Surg, 2011, 98:1112e6.

5. COLERIDGE-SMITH, P.; LABROPOULOS, N; PARTSCH, H.; MYERS, K.; NICOLAIDES, A.; CAVEZZI, A. Duplex ultrasound investigation of the veins in chronic venous disease of the lower limbs–UIP consensus document. Part I. Basic principles. Eur J Vasc Endovasc Surg, 2006, 31:83e92.

6. DE MAESENEER, M.G.; et al. European Society for Vascular Surgery (ESVS) 2022 Clinical Practice Guidelines on the Management of Chronic Venous Disease of the Lower Limbs. European Journal of Vascular and Endovascular Surgery, https://doi.org/10.1016/j.ejvs.2021.12.024

7. DONALD, I. SONAR: The Story of an experiment. Ultrasound Med Biol, 1974, 1:109-117.

8. DESCOTES, J.; POURCELOT, L. Effet Doppler et mesure du debit sanguine. C R Acad Sc Paris, 1965, (261): 253-6.

9. FEIGL P.; SIGEL B. A Doppler Ultrassound method for diagnosing lower extremity venous disease. Surgery Gynecology & Obstretics, 1968, (127): 339-350.

10. FRANCESCHI, C. Théorie et Pratique de la Cure Conservatrice et Hémodynamique de l'Insuffisance Veineuse en Ambulatoire, 1.ed. Précy-sous-Thil: Armançon, 1988. ISBN 2-906594-06-7.

11. PERSSON, ALFRED V.; JONES, C., ZIDE R.; JEWELL, E.R. Use of the Triplex Scanner in Diagnosis of Deep Venous Thrombosis. Arch Surg, 1989, 124:593-596.

12. CAVEZZI, A.; LABROPOULOS, N.; PARTSCH, H.; RICCI, S.; CAGGIATI, A.; MYERS, K.; et al. Duplex ultrasound investigation of the veins in chronic venous disease of the lower limbs–UIP consensus document. Part II. Anatomy. Eur J Vasc Endovasc Surg, 2006, 31:288e 99.

13. ENGELHORN, C.A.; ENGELHORN, A.L.; CASSOU, M.F.; et al. Classificação anátomo-funcional da insuficiência das veias safenas baseada no eco-Doppler colorido, dirigida para o planejamento da cirurgia de varizes. J Vasc Br, 2004, 3(1): 13-9.

14. LABROPOULOS N.; MANSOUR, M.A.; KANG, S.S.; GLOVICZKI & BAKER, W.H. New Insights into Perforator Vein Incompetence. Eur J Vasc Endovasc Surg, 1999, 18, 228-234.

15. VAN LIMBORGH, J.; HAGE, E.W. Anatomical features of those perforating veins of the leg which frequently or infrequently become incompetent. In: MAY, R; PARTSCH, H.; STAUBESAND, J. (orgs.). Perforating veins. München: Urban & Schwarzenberg, 1981:49-59.

16. LABROPOULOS N.; TIONGSON J.; PRYOR L.; TASSIOPOULOS A.K.; KANG, S.S.; MANSOUR, A.M.; et al. Definition of venous reflux in lower-exremity veins. J Vasc Surg, 2003, 38(4):793-8.

17. SANDRI, J.L.; BARROS, F.S.; PONTES, S.; JACQUES, C.; SALLES-CUNHA, S.X. Diameter-reflux relationship in perforating veins of patients with varicose veins. J Vasc Surg, 1999, 30:867e74.

18. ENGELHORN, C.A.; ENGELHORN, A.L.; CASSOU, M.F.; SALLES-CUNHA, S.X. Patterns of saphenous reflux in women with primary varicose veins. J Vasc Surg, 2005, 41(4):645-51.

19. KISTNER, R.L.; EKLOF, B.; MASUDA, E.M. Diagnosis of chronic venous disease of the lower extremities: the "CEAP" classification. Mayo Clin Proc, 1996, 71:338-45.

20. HANRAHAN, L.M.; ARAKI, C.T.; RODRIGUEZ, AA; KECHEJIAN, GJ.; LAMORTE, W.W.; MENZOIAN, J.O.; et al. Distribution of valvular incompetence in patients with venous stasis ulceration. J Vasc Surg, 1991, 13:805-11.

21. LABROPOULOS, N.; LEON, M.; GEROULAKOS, G.; VOLTEAS, N.; CHAN, P.; NICOLAIDES, A.N. Venous hemodynamic abnormalities in patients with leg ulceration. Am J Surg, 1995; 169:572-4.

22. LABROPOULOS, N.; GIANNOUKAS, AD.; NICOLAIDES, AN.; VELLER, M.; LEON, M.; VOLTEAS, N.; et al. The role of venous reflux and calf muscle pump function in nonthrombotic chronic venous insufficiency. Correlation with severity of signs and symptoms. Arch Surg, 1996, 131:403-6.

23. ROMUALDO, AP. Doppler sem segredos. Capítulo 16 – Doppler Venoso Periférico, pp. 227-251. 1ª ed. Rio de Janeiro: Elsevier, 2015. ISBN 978-85-352-8099-9.

6

ASPECTOS FÍSICOS DA ABLAÇÃO POR RADIOFREQUÊNCIA

No capítulo, o autor apresenta os fundamentos físicos que explicam o mecanismo de ação da tecnologia de ablação térmica por radiofrequência.

DR. MARIANO GOMES

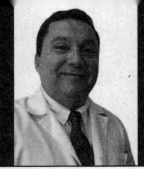

Dr. Mariano Gomes

Contatos
clinicaclimago@gmail.com
Instagram: @drmarianogomes

CRM: 74595 SP. Título de Especialista em Cirurgia Vascular pela SBACV – AMB, Certificado de Habilitação em Ecografia Vascular pela SBACV - AMB – CBR, professor da Faculdade de Medicina de Santos – UNILUS – Centro Universitário Lusíada, da disciplina de Cirurgia Vascular e Internato de Cirurgia Vascular, presidente do Departamento e Angiologia e Cirurgia Vascular da Associação Paulista de Medicina em Santos – APM Santos, presidente da Seccional de Santos e Baixada Santista da SBACV – SP, 2º vice-presidente da Associação Paulista de Medicina em Santos – APM Santos.

1. Preâmbulo

O objetivo deste texto é abordar de maneira iniciante os aspectos físicos da ablação por radiofrequência, ou da radiofrequência por si, num texto para médicos iniciantes na prática clínico-cirúrgica da radiofrequência. Não tem a pretensão de ser um texto *expert*, ou escrito por e para engenheiros, ou ainda para o público de engenharia. Tem a intenção de fornecer informações gerais, não técnicas, informações básicas sobre os conceitos físicos envolvidos no processo, e iniciar a familiarização com termos técnicos que constam na literatura específica, que fazem parte das aulas, das apresentações, dos manuais, e nos próprios aparelhos de radiofrequência.

2. Introdução

Um cirurgião alemão, o Dr. Martin Kirschner, foi o primeiro a utilizar a radiofrequência há aproximadamente 90 anos, quando experimentava o tratamento de neuralgia do trigêmeo. Foi quase 30 anos depois que a primeira máquina de RF chegou ao mercado. O Dr. Kirschner depois se tornou mais conhecido pela criação fio de Kirschner. A radiofrequência não é uma solução permanente para a dor, e também não trata a causa da dor. Mas se trata de uma opção para muitas pessoas que sofrem de dor crônica, causada por problemas que não podem ser tratados, levam a longos períodos de tratamento, ou aquelas aos quais a única opção é a cirurgia, mas estão tentando evitar um procedimento que seja arriscado ou invasivo (10).

Da mesma maneira, a utilização da radiofrequência para a ablação de tumores tem se mostrado método útil na criação de necrose induzida por coagulação, utilizando tanto o acesso percutâneo, quanto acesso guiador imagem, via laparoscópica, ou acesso cirúrgico direto (11).

---

* Consulte lista de abreviaturas.

** Consulte apêndice de fotos, imagens, gráficos, tabelas e desenhos esquemáticos.

3. O que é a Radiofrequência (RF*)?

Para entender radiofrequência, temos de falar sobre os dois tipos de eletricidade. O primeiro tipo é a corrente direta, em inglês Direct Current, ou DC*, como por exemplo a corrente encontrada nas baterias domésticas, onde o total de corrente, de voltagem, se mantém constante no tempo. O outro tipo é a corrente alternada, ou no inglês, Alternating Current, AC, como por exemplo a fornecida nas tomadas elétricas de casa. Neste tipo, a voltagem sobe e desce alternadamente com o tempo. A taxa com que essa corrente sobe e desce, se eleva e cai, num espaço de tempo, é chamada de frequência. A frequência descreve em quantas vezes por segundo a corrente vai de um ciclo completo de subida e descida antes de retornar ao seu nível original. O número de ciclos por segundo é medido em Hertz (Hz).

A corrente alternada se move através de um condutor, seja ele um fio ou antena, e também gera um campo eletromagnético que viaja pelo espaço. Em frequências muito baixas, como 60 Hz AC, este campo eletromagnético não é particularmente forte, e não pode viajar muito longe.

A radiofrequência (RF*) se refere à energia cuja frequência é alta o bastante para se irradiar no espaço. Não há uma definição estrita de radiofrequência, mas a maioria dos engenheiros consideram a RF como a energia eletromagnética que varia entre 20 kHz e 300 GHz, ou seja, entre 20 mil e 300 bilhões de ciclos por segundo.

Apesar de o aspecto mais importante da RF ser a capacidade de se propagar pelo espaço, a RF também pode ser conduzida por cabos ou outros condutores. Um exemplo comum no nosso cotidiano são: sinais de tevê a cabo, os cabos coaxiais, entre componentes de dispositivos eletrônicos, como os que existem no interior de telefones celulares ou receptor GPS. Também de maneira mais específica em aplicações de testes de medidas de RF condutiva.

3.1 Aplicabilidades e utilizações da radiofrequência RF: há três utilizações gerais para a RF. A primeira, mais comum, e muitas vezes mais importante, é a Transferência e Informação. Como exemplo, temos as transmissões de rádio e de televisão, que estão entre as primeiras utilizações da RF para a transferência de informação na forma de sons e imagens, bem como a TV a cabo também. As propriedades da RF permitem formas modernas de tecnologia de dados, como o WI-FI, uso de celulares para voz e dados, *bluetooth* etc.

Claro que a habilidade de transferências de informação através do espaço é extremamente importante para aplicações por satélite, como o uso de GPS, por exemplo.

Outra área de uso para a RF* é a detecção de objetos. A RF* é transmitida, e as características da RF* recebida pode fornecer informações sobre os objetos que ela encontra. Como exemplos práticos, temos o radar, os *scanners* corporais dos aeroportos, e pode ser utilizada para medir as propriedades de materiais. A terceira categoria de aplicação da RF envolve o aquecimento de objetos. Nesta estão incluídos os fornos de micro-ondas, aplicações industriais e aplicações médicas. Esta última de especial interesse para nós nesta publicação.

O exemplo mais cotidiano do uso de RF para o aquecimento de objetos, o forno de micro-ondas, usa algo chamado magnétron para gerar RF* numa frequência em torno de 2,45 GHz, o que está coincidentemente na mesma frequência utilizada por wi-fi (Wireless Fidelity) e *bluetooth*. Esta RF pode penetrar alimentos ou líquidos, e levar as moléculas, mais especificamente da água, a vibrar, e esta vibração produz aquecimento. Evita-se usar metais no interior do micro-ondas, pois o metal pode levar RF* irradiada produzida pelo magnétron de volta ao condutor de RF* (eletricidade), o que resulta corrente no metal, o que pode causar fagulhas, fogo etc. A RF* é também utilizada para aquecimento em indicações industriais, como a pasteurização do leite. E agora também utilizada em aplicações médicas, variando, para se destruir células cancerosas e também para vários tratamentos cosméticas.

3.2 **Segurança da Radiofrequência:** alguns tipos de energia irradiada, como os Raios X, Raios Gama, Raios Ultravioleta (UV), são chamados de Radiação Ionizante. Ionizante significa que esta energia pode quebrar moléculas, incluindo DNA, e pode ser causa direta de câncer e outros problemas de saúde.

A Radiofrequência é uma radiação não ionizante. Isto significa que ela não quebra átomos ou moléculas. O que não significa que seja totalmente inofensiva. Com já foi dito, a RF pode gerar calor, o que em altos níveis, que pode levar a dano tecidual. Por outro lado, esse dano tecidual pode ser exatamente o objetivo a ser alcançado. Por outro lado, não há dados firmes ou conclusivos de que a RF exponha a perigo as criaturas vivas, em condições normais de potência de utilização. No entanto, transmissores de alta potência necessitam de cautela, de cuidado. Nestes casos é recomendado seguir as recomendações dos fabricantes e dos órgãos governamentais reguladores.

Por exemplo, definitivamente não é recomendado ficar em frente a um radar de alta potência quando operacional. Por outro lado, o radar é um exemplo de como objetos podem ser percebidos pela RF. A RF é transmitida, e analisamos os dados no retorno. Exemplos cotidianos do uso de radar são a detecção de navios ou aviões, aferir a velocidade de um veículo. E mesmo os *scanners* corporais em aeroportos, que substituíram os detectores de metal. Alguns tipos de alarmes e sensores de movimento também usam RF. Outro uso menos conhecido de utilização da RF para detecção e sensibilidade é a chamada medida de materiais. A RF pode de maneira não destrutiva determinar a propriedade de materiais, como por exemplo checar os tecidos, tanto a presença de câncer, como o câncer de mama. Também checar o tronco de árvores para tentar determinar a presença de cupins etc.

3.3 Transferência de informação com radiofrequência: a utilização mais comum da RF no mundo moderno é a transferência de informação sem fios, ou através do ar. Para se transferir informação usando a RF temos de modificar as propriedades do gerador eletromagnético. Este processo é chamado modulação. A maneira mais simples de mudar algo através de seu campo irradiado é simplesmente o ligando e desligando. E é assim basicamente que funciona o Código Morse. Ligamos a RF* por um curto período de tempo para enviar um sinal de ponto, e ligamos por um período longo quando desejamos enviar um traço.

Outra utilização desta técnica em liga e desliga da RF* é chamada de modulação da amplitude, ou em inglês Amplitude Modulation (AM). Alteramos a força da RF* para converter informação. Já na Frequência Modulada (FM), alteramos a frequência do sinal irradiado, dependendo da informação que desejamos enviar. Ambas são utilizações primárias para modulação analógica, como em transmissões de emissoras de rádio. Por outro lado, para a transmissão de informação digital, são utilizados esquemas de modulação mais complexos, modificando amplitude e fase, ou alternando a frequência ao mesmo tempo.

4. Frequências

A definição de radiofrequência contém uma grande variação de frequências. Mas a utilização de uma frequência específica é baseada na sua aplicação. De maneira geral, duas coisas ocorrem quando abaixamos a frequência. Primeiro, o campo irradiado navega ou viaja distâncias maiores. Segundo, sinais de baixas frequências tendem a penetrar ou atravessar objetos mais facilmente. O oposto ocorre em altas frequências. O exemplo cotidiano são as transmissões de rádio em AM que utilizam frequência em centenas de KHz, ou FM, que utilizam frequências em MHz, pois desejamos que esses sinais de relativa baixa frequência viajem por quilômetros, atravessem partes, e sejam recebidas em carros, casas, etc. Por outro lado, o wi-fi utiliza frequências em torno de 2,4 a 5 GHz, o que é 25 a 50 vezes maior do que aquelas utilizadas nas transmissões AM e FM. Uma das razões é que não queremos que os sinais wi-fi viajem muito longe, pois causam interferência ou ruído aos demais pontos wi-fi próximos, vizinhos. Na maioria dos países, o uso correto das frequências ou variação de frequências é organizada por agências governamentais.

5. Testes e Medidas

Como os seres humanos não sentem e não percebem a energia de radiofrequência, equipamentos para medida, aferição da RF*, são necessários para assegurar o correto funcionamento, manutenção e não interferência dos aparelhos geradores de RF entre si. Dentre eles, citamos os Analisadores de Espectro, geradores de sinal, analisadores de rede e sensores de força. Não vamos nos ater aqui a descrever especificamente o que cada um desses instrumentos faz.

Em suma, podemos dizer que a corrente alternada produz campos eletromagnéticos. Quando a frequência desses campos é alta o suficiente para irradiar através do espaço, então é chamada de radiofrequência. A RF pode ser utilizada basicamente de três maneiras: na transferência de informação, na detecção e análise de objetos, materiais e tecidos, e para aquecer objetos. Aparelhos também são necessários e utilizados para medir e testar, na fabricação e manutenção de equipamentos que utilizam a radiofrequência.

Existem várias tecnologias baseadas em campos eletromagnéticos disponíveis para aplicações médico-terapêuticas. Essas terapias podem ser divididas em diferentes tecnologias, baseadas nos parâmetros técnicos utilizados e o tipo de aplicação clínica (8).

6. Radiofrequência na Termoablação Endovenosa utilizada para o Tratamento de Varizes, Veias Insuficientes e da Insuficiência Venosa

Veias varicosas são uma condição comum, que podem ser tratadas cirurgicamente. As modalidades de tratamento disponíveis incluem a ligadura da veia safena e sua retirada, *stripping*, flebectomias, termoablação por laser e termoablação por radiofrequência. A radiofrequência (RF) é a mais recente dessas tecnologias, e constitui uma modalidade eficaz de tratamento das veias varicosas, com alto nível de satisfação relatado pelos pacientes (4).

O sucesso do tratamento da insuficiência venosa crônica das extremidades inferiores inclui a eliminação de todas as fontes de refluxo. As mais frequentes fontes de refluxo são as veias superficiais, podendo ou não estar presente refluxo em veias perfurantes, ou mesmo o sistema venoso profundo (1, 2, 3). O objetivo principal do tratamento do refluxo patológico do sistema venoso superficial e de perfurantes é a eliminação dessas veias insuficientes da circulação venosa. Autores relatam até 98% de sucesso com a termoablação por radiofrequência (5).

A tecnologia da RF* evoluiu de uma retração da fibra, *pullback*, lenta e contínua, para um *pullback* segmentar e rápido. Como mecanismo de ação, a corrente da radiofrequência passa através da parede da veia, aquecendo-a, levando as moléculas de colágeno à constricção. Elementos geradores de segunda geração, mais recentes, apresentam na sua ponta um elemento térmico com 7 cm de extensão, com orientação de protocolo de *pullback* definido, atingindo a temperatura de 120°C com ciclos de energia de 20 segundos, e aquecendo a parede da veia a 120°C. O cateter então é retraído 6,5 cm a fim de causar uma sobreposição do segmento terminal tratado. Com essa técnica, um segmento típico de veia safena magna de 40 cm de extensão pode levar 3 minutos para ser tratado. Com isso, a termoablação por radiofrequência pode ser considerada uma técnica elegante até por sua simplicidade. É segura e eficaz, com resultados cosméticos finais aceitáveis.

Com o aumento da experiência clínica ao redor do mundo, o uso da radiofrequência endovascular se tornou a alternativa mais comum para o tratamento do refluxo patológico de veias superficiais e perfurantes (12).

Uma termoablação bem-sucedida necessita que haja a morte transmural de todas as camadas da parede da veia, para assegurar sua completa fibrose e permanente ablação. E para que isso ocorra de maneira bem-sucedida, a energia térmica deve ser distribuída radialmente e profundamente, evitando-se uma alta potência (*power*) e uma rápida retração da fibra (*pullback*) (6).

7. Mecanismo de Ação da Termoablação por Radiofrequência

A ablação por radiofrequência (RF*) é um procedimento endovascular por cateter. Eletrodos bipolares são utilizados para aquecer a parede da veia alvo. A liberação da energia para os tecidos ao redor do cateter, com a finalidade de sua destruição, pode ser considerada mais segura e mais controlada do que outros mecanismos utilizados com a mesma finalidade. Como a energia liberada na forma contínua ou sinusoidal, não há estimulação de células neuromusculares, quando atingidas altas frequências, entre 20 e 3000 kHz. Assim, ocorre o aquecimento de uma borda estreita de tecido que está em contato direto com o eletrodo.

Planos profundos são lentamente aquecidos por condução, a partir do pequeno volume de tecido aquecido. O calor é dissipado do local pela condução do calor para os tecidos normotérmicos vizinhos. Através da regulação do grau de aquecimento, pode-se obter contração do colágeno controlada e total termocoagulação da parede da veia. O calor produzido pela radiofrequência é causado pela resistência do tecido da parede das veias, permitindo a passagem da corrente (12).

Por isso, durante esse aquecimento resistido, o aquecimento é gerado na parede da veia e não na ponta do cateter. Na ponta do cateter, um dos eletrodos mede a temperatura, que pode ser mantida constante através de *feedback* negativo. Com isso, podemos obter como resultado destruição tecidual precisa, desnudação endotelial, desnaturação da camada média, com selamento fibrótico da luz da veia, com mínima formação de trombos ou coágulos. Segue-se o espasma do veia, encurtamento das fibras colágenas, produzindo máxima contração (13).

Essa estimulação seletiva dos eletrodos leva a uma entrega preferencial da energia à parede da veia, com mínimo aquecimento do sangue no vaso, o que diminui o risco de perfuração do vaso.

O efeito térmico na parede da veia é diretamente relacionado à temperatura empregada no tratamento e ao tempo de tratamento. Esta última, relacionada ao tempo de retração do cateter, o *pullback*. O duplo eletrodo presente na ponta do cateter mede a temperatura e fornece informação por *feedback* ao gerador. A unidade de controle pode mostrar *power*, impedância, temperatura e tempo decorrido, para que a temperatura ideal seja obtida. O gerador de RF emite então a mínima energia necessária para manter a temperatura.

O procedimento utiliza um cateter com eletrodo para entregar uma alta frequência alternando a corrente de radiofrequência, levando ao espasmo venoso. Retração do colágeno e contração física (14).

A corrente de radiofrequência, quando liberada nos tecidos, leva a uma desnaturação circular homogênea da matriz do colágeno venoso e destruição do endotélio à temperatura de 110°C a 120°C (15).

Quando a ponta do cateter, do dispositivo, está em contato com a parede da veia, esta atua como elemento resistivo de um circuito análogo ao de uma lâmpada elétrica incandescente. No casa da lâmpada, a corrente elétrica passa pelo filamento de tungstênio, aquecendo-o e levando à contração das moléculas de colágeno.

Os dispositivos mais modernos, mais recentes, dispõem de um elemento térmico diferente dos iniciais, com 7 cm de extensão, já com protocolo de *pullback*, de retração já preestabelecido, sendo retraído com uma sobreposição de 0,5 cm por vez. Uma vez que o gerador é ativado, ele emite ciclos de 20 segundos de energia na ponta do cateter, aquecendo a parede da veia a 120°C.

Com a introdução do dispositivo de ablação térmica por radiofrequência, foi eliminado o *pullback* lento e introduzido o *pullback* segmentar ou estacionário, com a entrega inicial de 120°C, o que melhorou o procedimento. O aquecimento controlado evita as veias perfurantes mesmo em altas doses de energia termal. Com isso, consequências inflamatórias pós procedimento, que em geral podem ser vistas após procedimentos de ablação a laser, são relativamente ausentes com essa modalidade específica de radiofrequência (5).

Referências bibliográficas

1. RUCKLEY, C.V.; EVANS, C.J.; Allan, P.L.; et al. Chronic venous insufficiency: clinical and duplex correlations. The Edinburgh Vein Study of Venous Disorders in the General Population. J Vasc Surg, 2002, 36:520-5.

2. LABROPOULOS N.; DELIS, K.; NICOLAIDES, A.N.; et al. The role of the distribution and anatomic extent of reflux in the development of signs and symptoms in chronic venous insufficiency. J Vasc Surg, 1996, 23(3):504-10.

3. WEISS, R.A. RF - mediated endovenous occlusion. In: WEISS, R.A.; FEIED, C.F.; WEISS, M.A. (orgs.) Vein diagnosis and treatment: a comprehensive approach. New York: McGraw-Hill Medical Publishing Division, 2001, p. 211-21.

4. KAYSI, A.; POPE, M.; VUCEMILO, I.; WERNECK, C. Endovenous Radiofrequency ablations for the treatment of varicose veins. Canadian Journal of Surgery, 2015, 58(2), 85-86.

5. ALMEIDA J. Atlas of Endovenous surgery. Cap. 4, pp. 71-158.

6. WHITELEY, M. S. Phlebolymphology.org, v.21, n.4, 2014, pp. 177-260.

7. DENISOWSKI P, P.M.E.; ROHDE & SCHWARZ. Ind. Internet. Disponível em: https://www.youtube.com/watch?v=WPjniblApwk.

8. GUO, L.; KUBAT, NJ.; ISENBERG, R. A. Eletromagn Biol Med., 2011, mar. 30(1):21-45. Doi: 10.3109/15368378.2011.566775.

9. JAQUES, P.; SIQUEIRA, S.; PIMENTEL, M.; PIMENTEL, E.; SANTOS, E.; BITENCOURT, I. Diretrizes para a escrita dos capítulos de livros. Metodologia de Pesquisa em Informática na Educação.

10. HARKEN, C.; GOLDBER, SN. History, Principles and Techniques of Radiofrequency Ablation. Thieme Seminars in interventional Radiology. Sem. Internment Radiol, 2003; 20(4):253-268. Doi: 10-1055/s-2004-828936.

11. STEVEN, Roth. M Surg Clinic, 2007, pp. 1267-1284.

12. NICOLAIDES, A. N.; GRIFFIN, M. B.; LENNOX, A. F.; et al. Endovenous vein closure. In: Greenhalgh RM, Bercquemin JP, Raithel D, et-al, editors. Vascular and Endovascular Surgical Techniques, 4th edition. Philadelphia: WB Saunders, 2001, pp. 507-10.

13. BERGANN, J.J., KUMINS, N.H.; OWENS, E. L.; et al. Surgical and endovascular treatment of lower extremity venous insufficiency. F Vasc Interv Radiol, 2002, 13:563-8.

14. AHMED, K.; POPE, M.; VUCEMILO, I.; WERNECK, C. Can J Surg, v.58, n.2, abril/ 2015.

15. azpic.com/long-history-radiofrequency-ablation/.

7

VEIA SAFENA MAGNA E SUAS TRIBUTÁRIAS:
ANATOMIA

No capítulo, o autor discorre sobre a anatomia do sistema venoso superficial do membro inferior, com destaque para a veia safena magna.

DR. LUIZ BALDINI NETO

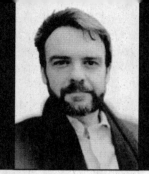

Dr. Luiz Baldini Neto

Contatos
luizbaldini@yahoo.com.br
Instagram: @luiz.baldini
clinicabaldini@gmail.com
Instagram: @clinicabaldini.vascular

CRM: 100476 SP. Possui graduação em Medicina pela Universidade Estadual de Campinas – Unicamp. Residência médica em Cirurgia Geral, Cirurgia Vascular e área de atuação em Angiorradiologia e Cirurgia Endovascular pela Unicamp. Título de especialista em Cirurgia Vascular e área de atuação em Cirurgia Endovascular pela Sociedade Brasileira de Angiologia e Cirurgia Vascular – SBACV. Mestrado em Gestão e Saúde Pública pela Unicamp. Atualmente é médico cirurgião vascular da Clínica Médica Baldini. Tem experiência na área de flebologia com ênfase em cirurgia vascular minimamente invasiva, atuando principalmente nos seguintes temas: varizes, radiofrequência, úlcera crônica, cirurgia ambulatorial e saúde pública.

1. **Introdução:** a anatomia da VSM* e de suas tributárias será abordada em uma breve revisão, seguida por suas implicações no tratamento da doença venosa crônica nas diversas modalidades terapêuticas disponíveis. O conceito de compartimento safênico e a identificação das variações anatômicas, assim como das principais tributárias e perfurantes do sistema da VSM*, são fundamentais para o adequado planejamento de tratamento (1,2,7).

2. **Anatomia do sistema da VSM*:** inicialmente, salienta-se a importância da ultrassonografia nas revisões de nomenclatura do sistema da VSM*. Desta forma, pode-se identificar a distribuição e topografia das principais variações encontradas. O termo tributária é preferido para as veias que drenam para a VSM*, porém o conceito de veias colaterais também é utilizado nos casos daquelas que concorrem paralelamente à VSM* como drenagem auxiliar até a junção safeno femoral (JSF*), como no caso das veias Safenas Acessórias (3). Além da análise de extensão da VSM*, desde o maléolo medial até a JSF* na região inguinal, é imprescindível compreender as variações estratigráficas, principalmente em nível de coxa, as quais determinam o conceito do compartimento safênico e as relações entre tributárias epifasciais e a VSM*.

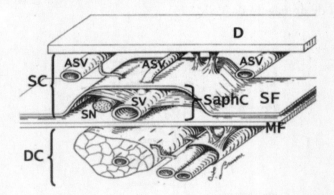

Figura 1: The saphenous compartment (Saph C) is bound superficially by the saphenous fascia (SF) by the muscular fascia (MF) and the constains the saphenous veins (SV) accompanied by the saphenous nerve (SN). The accessory saphenous veins (ASV) lie external to this compartment, close the dermins (D) SC, Superficial compartment, DC, deep compartment.

Planos estratigráficos da VSM* e de suas tributárias - CAGGIATI A, BERGAN J.J, FACS, FRCS (Hon), GLOVICZKI P., et.al. Nomenclature of the veins of the lower limbs: An international interdisciplinary consensus statement. J Vasc Surg 2002;36:416-22.

---

* Consulte lista de abreviaturas.

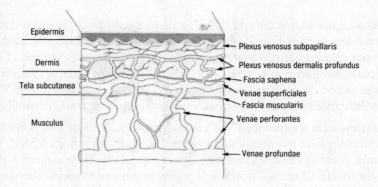

Figura 2: Special arrangement of the venous drinage of the lower limb. Comunicações entre as veias superficiais e profundas nos membros inferiores - Kachlik D, Pechacek V, Baca V, Musil V. The superficial venous system of the lower extremity: new nomenclature. Phlebology. 2010; 25: 113-23.

A seguir, serão detalhadas as principais características dos componentes do sistema de drenagem da VSM* (4).

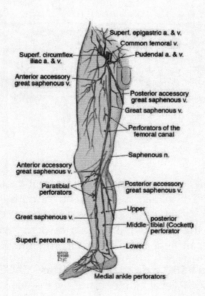

Figura 3: Medial superfial and perforating veins pf the lower limb. (use the permission of Mayo Foundation for Medical Education and Research). Componentes

de drenagem para a VSM* - GLOVICZKI P., COMEROTA A.J., DALSING M.C., et.al. The care of patients with varicose veins and associated chronic venous diseases: Clinical practice guidelines of the Society for Vascular Surgery and the American Venous Forum. JVS.2011; 53 (16S): 2S – 48S.

2.1 Veia Safena Magna (5,6,7,8). A VSM* é a mais extensa veia do organismo. Percorre trajeto predominantemente medial por todo o membro inferior, apresentando diâmetro médio entre 3 e 4mm, possuindo até 20 válvulas (as quais são mais presentes no segmento da perna). Entretanto, alguns estudos com a utilização da ultrassonografia permitiram identificar variações de diâmetro entre 2,2-10 mm em coxa proximal, 1,5-8,8 mm em coxa distal e 1,0-5,5 mm em segmentos distais da perna (8). Encontra-se duplicada (dentro do compartimento safênico por definição) em menos de 1% dos casos, sendo relativamente frequente a presença de tributárias epifasciais em coxa que podem se confundir com uma falsa duplicidade (encontram-se em planos diferentes e fora do compartimento safênico).

É formada pela confluência das veias ao nível do maléolo medial oriundas do *arcus venosus dorsalis pedis e vena digitalis dorsalis pedis prima*. Durante sua ascensão pelo membro inferior, pode apresentar variações anatômicas até a JSF*, de importante aplicação nas estratégias de tratamento.

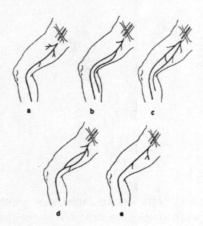

Figura 4A: Variations in thigh anatomy of the greater saphenous vein: these include a, a single medial dominant system (59% of limbs) b, a branching double system (1896). c, a complet double system (8%), d a single system with closed loop (7%), and e a sinlge lateral dominant system (8%).

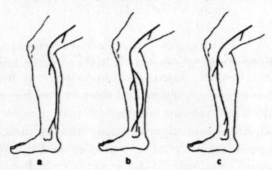

Figura 4B: In the calf, a single venous system was observed in 65% of the limbs (a,c) with the remaining 35% demonstrating a double system (b). The vein was anterior dominant in 85% os the limbs. The remainder were positioned posteriorly, with 7% of these limbs having single systems (a).

Ambas as figuras são variações anatômicas no curso da VSM* em coxa e perna - Kupinski AM, Evans SM, Khan AM, Zorn TJ, Darling RC 3rd, Chang BB, Leather RP, Shah DM. Ultrasonic characterization of the saphenous vein. Cardiovasc Surg. 1993 Oct;1(5):513-7. PMID: 8076088

A identificação de comunicações com sistema venoso profundo através de perfurantes igualmente são fundamentais durante a avaliação clínica da doença venosa.

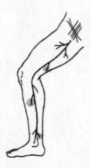

Figura 5: Standard anatomy of the greater saphenous system: commom locations of deep perforating veins are indicated by the shated areas.

Principais localizações de veias perfurante associadas à VSM* - Kupinski AM, Evans SM, Khan AM, Zorn TJ, Darling RC 3rd, Chang BB, Leather RP, Shah DM. Ultrasonic characterization of the saphenous vein. Cardiovasc Surg. 1993 Oct;1(5):513-7. PMID: 8076088

A determinação do diâmetro da VSM* em todo o seu trajeto pode direcionar a escolha do melhor método terapêutico e as limitações de muitos destes (11).

Recommendation 31			New
For patients with saphenous trunk incompetence undergoing treatment, ultrasound guided foam sclerotherapy may be considered for treating saphenous trunks with a diameter less than 6 mm.			
Class	Level	References	ToE
IIb	B	Myers et al. (2007),[164] Shadid et al. (2015),[221] Venermo et al.(2016)[222]	

Recommendation 53			New
For patients with an incompetent great saphenous vein with a very large truncal diameter (more than 12 mm), endovenous thermal ablation should be considered.			
Class	Level	References	ToE
IIa	C	Dabbs et al. (2018),[327] Woo et al. (2019)[328]	

Figura 6: Recomendações para tratamento da doença venosa de VSM* de acordo com aspectos anatômicos.

DE MAESENEER, M.G.; et al. Clinical Practice Guidelines on the Management of Chronic Venous Disease of the Lower Limbs. European Journal of Vascular and Endovascular Surgery. European Society for Vascular Surgery (ESVS), 2022.

3. **Compartimento Safênico.** Formado anteriormente pela fáscia safênica e posteriormente pela fáscia muscular, sendo o termo fáscia utilizado por similaridade

por não se configurar, histologicamente, em uma fáscia propriamente dita (1). Em seu interior, encontra-se a VSM*, nervos e artérias e um tecido frouxo que permite adequada distensão e complacência durante a infusão de soluções destinadas ao tratamento endovenoso, seja para colabar a VSM* ao cateter, seja para administrar soluções anestésicas (9) (Figura 7,8 e 9).

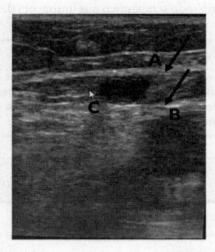

Figura 7: Compartimento safênico em coxa - (A) fáscia safênica; (B) fáscia muscular; (C) VSM*.

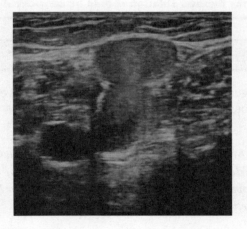

Figura 8: Compartimento safênico e veia perfurante em coxa ectasiada.

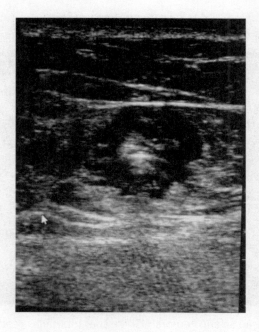

Figura 9: Compartimento safênico após realização de intumescência para tratamento com ARF*.

4. **Junção Safeno Femoral** (Figuras 10,11). A JSF* é formada pela conexão da VSM* e suas tributárias adjacentes com a Veia Femoral. (2) Dentre as tributárias, são de relevância e encontradas em 75% dos casos (5). Destaca-se a presença da Válvula Terminal (imediatamente na conexão com a Veia Femoral) e da Válvula Pré-Terminal (3-5 cm da conexão) (2,10).

- Veia Epigástrica Superficial (100% dos casos)
- Veia Circunflexa Ilíaca Superficial
- Veia Safena Magna Acessória Anterior
- Veia Safena Magna Acessória Posterior
- Veia Pudenda Externa

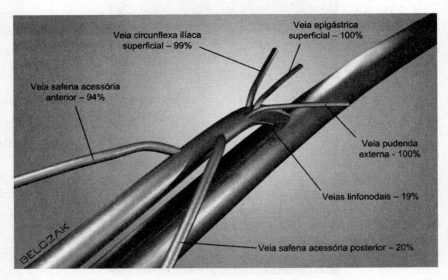

Figura 10: Junção Safeno Femoral (JSF*) e suas tributárias - cortesia Dr. Sérgio Belczak.

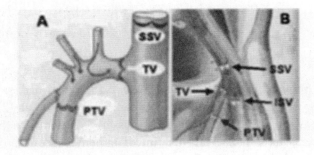

Figura 11: Topografia das válvulas na JSF* - (TV) Válvula Terminal. (PTV) Válvula Pré-Terminal - CAGGIATI A, BERGAN J.J, GLOVICZKI P., et.al. Nomenclature of the veins of the lower limbs: Extensions, refinements, and clinical application. J Vasc Surg 2005;41:719-24.

5. **Veia Safena Magna Acessória Anterior (VSMAA**).** A VSMAA** é extremamente frequente, principalmente em casos de recidiva da doença

venosa crônica pós-tratamento de VSM*, observa-se uma incidência significativa de VSMAA** com refluxo que foi desconsiderado no tratamento inicial. Apresenta-se drenando tributárias da face antero lateral da coxa, possuindo um segmento curto, anterior ao compartimento safênico e paralelo à VSM* (1,4).

Os procedimentos endovenosos por esclerose ecoguiada ou ARF* são muito utilizados, tendo a ablação térmica preferência sempre que possível (11).

Apresenta-se em um trajeto mais lateral e anterior à VSM* **(Figuras** 3,10).

6. **Veia Safena Magna Acessória Posterior (VSMAP*).** A VSMAP* encontra-se drenando segmentos póstero medias da coxa e pode apresentar conexões com extensões craniais da Veia Safena Parva (VSP*) **(Figuras** 3,10).

Embora menos frequente que a VSMAA*, é fundamental sua avaliação para um procedimento completo na doença venosa, evitando-se, assim, recidivas das varizes. Correspondente na perna à Veia de Leonardo (1,5,6), mantém relação com as veias perfurantes tíbias posteriores.

7. **Veia Safena Magna Acessória Superficial (VSAS*).** A VSAS* localiza-se anterior à VSM*, sendo muitas vezes confundida com a mesma veia (5,6).

Está associada a apresentações clínicas onde segmentos da VSM* em coxa média e distal encontram-se hipoplásicos. Pode ser tratada com ablação térmica se respeitar a distância de segurança da pele (cerca de 1,5 cm) e principalmente ter trajeto que permita a navegação linear do cateter.

Referências bibliográficas

1. CAGGIATI, A.; BERGAN, J.J.; FACS, F.R.C.S. (Hon); GLOVICZKI, P.; et al. *Nomenclature of the veins of the lower limbs: An international interdisciplinary consensus statement.* J Vasc Surg, 2002, 36:416-22.

2. CAGGIATI, A.; BERGAN, J.J.; GLOVICZKI, P.; et al. *Nomenclature of the veins of the lower limbs: extensions, refinements and clinical application.* J Vasc Surg, 2005, 41:719-24.

3. DIRCKX, J.H. *Churchill's Illustrated Medical Dictionary.* JAMA. 1989,

262(23):3353. doi:10.1001/jama.1989.03430230142045.

4. GLOVICZKI, P.; COMEROTA, A.J.; DALSING, M.C.; et al. *The care of patients with varicose veins and associated chronic venous diseases: clinical practice guidelines of the society for Vascular Surgery and the American Venous Forum.* JVS, 2011, 53 (16S): 2S – 48S.

5. KACHLIK D.; PECHACEK, V.; BACA, V.; MUSIL, V. *The superficial venous system of the lower extremity: new nomenclature. Phlebology,* 2010, 25: 113-23.

6. KACHLIK, D.; PECHACEK, V.; MUSIL, V.; BACA V. *Information on the changes in the revised anatomical nomenclature of the lower limb veins. Biomed Pap Med Fac Univ Palacky Olomouc Czech Repub,* 2010, 1 54:93-7.

7. MASUDA, E.; OZSVATH, K.; VOSSLER, J.; et al. *The 2020 appropriate use criteria for chronic lower extremity venous disease of the American Venous Forum, the Society for Vascular Surgery, the American Vein and Lymphatic Society, and the Society of Interventional Radiology. JVS: Venous and Lymphatic Disorders,* 2020, 8 (4).

8. Kupinski, A.M.; EVANS, S.M.; KHAN, A.M.; ZORN, T.J.; DARLING, R.C. 3rd; CHANG, B.B.; LEATHER, R.P.; SHAH, D.M. *Ultrasonic characterization of the saphenous vein. Cardiovasc Surg,* 1993 Oct;1(5):513-7. PMID: 8076088.

9. MOZES, G.; GLOVICZKI, P. *New Discoveries in Anatomy and New Terminology of Leg Veins: Clinical Implications.* Vasc Endovascular Surg, 2004, 38:367–74.

10. COLERIDGE-SMITH, P.; LABROPOULOS, N.; PARTSCH, H.; MYERS, K.; NICOLAIDES, A.; CAVEZZI, A. *Duplex ultrasound investigation of the veins in chronic venous disease of the lower limbs -UIP consensus document. Part I. Basic principles. Eur J Vasc Endovasc Surg,* 2006, jan. 31(1):83-92. doi: 10.1016/j.ejvs.2005.07.019. Epub 2005 Oct 14. PMID: 16226898.

11. DE MAESENEER, M.G.; et al. *Clinical Practice Guidelines on the Management of Chronic Venous Disease of the Lower Limbs. European Journal of Vascular and Endovascular Surgery. European Society for Vascular Surgery (ESVS),* 2022.

8

ANATOMIA DA VEIA SAFENA PARVA

No capítulo, o autor discute sobre a anatomia do sistema venoso superficial do membro inferior com destaque para a veia safena parva.

DRA. CRISTIANE FERREIRA DE ARAUJO GOMES
DR. ADALBERTO PEREIRA DE ARAUJO
DR. CLÓVIS BORDINI RACY FILHO

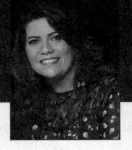

Dra. Cristiane Ferreira de Araujo Gomes

Contato
cristianefag@gmail.com

CRM: 668133. Cirurgiã vascular; especialista em Cirurgia Vascular pela AMB – SBACV; área de atuação em Cirurgia Endovascular e Angiorradiologia pela AMB, SBACV e CBR; Médica-assistente do Serviço de Cirurgia Vascular e Endovascular do Hospital Universitário Pedro Ernesto da Universidade Estadual do Rio de Janeiro – UERJ; coordenadora do Núcleo de Cirurgia Endovascular do Hospital Universitário Pedro Ernesto da Universidade Estadual do Rio de Janeiro – UERJ; chefe de clínica do Endovasc Center – Rio de Janeiro – RJ.

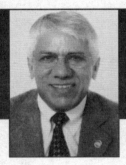

Dr. Adalberto Pereira de Araujo

Contato
adalbertopa@gmail.com

CRM: 52164210 - RJ. Cirurgião vascular e angiologista; especialista em Cirurgia Vascular e Angiologia pela AMB - SBACV; área de atuação em Cirurgia Endovascular e Angiorradiologia pela AMB e SBACV; área de atuação em Radiologia Intervencionista pela AMB – CBR; professor colaborador do Serviço de Cirurgia Vascular do Hospital Universitário Clementino Fraga Filho da Universidade Federal do Rio de Janeiro (UFRJ); doutor em Medicina, Área de Concentração Cirurgia Geral, Setor Cirurgia Vascular, pela Universidade Federal do Rio de Janeiro (UFRJ); diretor do Endovasc Center – Rio de Janeiro – RJ.

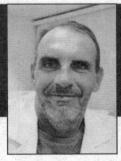

Dr. Clóvis Bordini Racy Filho

Contato
http://clovisbordini.com.br/medico.html

CRM 397886 RJ. Ecografista vascular; especialista em Ecografia Vascular pela SBACV; diretor médico e ecografista vascular da Clínica Clóvis Bordini; médico ecografista vascular do Hospital Universitário Pedro Ernesto da Universidade Estadual do Rio de Janeiro – UERJ.

1. **Introdução:** em 2001, durante o XIC - Congresso Mundial da União Internacional de Flebologia, foi desenvolvido um documento de consenso sobre a nova Terminologia Anatômica Venosa. O objetivo desse documento foi determinar uma terminologia anatômica internacionalmente aceitável que satisfizesse tanto anatomistas quanto clínicos e cirurgiões, evitar qualquer confusão na prática clínica e ainda listar veias perfurantes, colaterais de safena, veias tributárias e algumas veias profundas que não estavam listadas na nomenclatura anatômica oficial (1). A maioria dos epônimos foi excluída, mas alguns nomes familiares foram mantidos e são indicados entre parênteses no documento.[1]

Vamos nos ater ao termo veia safena parva, objeto de nosso capítulo.

A anatomia das veias infra-patelares é extremamente variável. Elas estão divididas em três sistemas: superficial, profundo e perfurantes.

A veia safena parva faz parte do sistema venoso superficial. O compartimento superficial é delimitado pela fáscia muscular e a derme. Antigamente, a fáscia muscular era determinada como fáscia profunda e a derme era a fáscia superficial. Porém se descobriu que a *fáscia superficialis* significava coisas diferentes em francês, inglês e alemão, e com isso o termo foi abandonado (2). A nomenclatura utilizada atualmente é tecido subcutâneo. Nele contém as veias safenas e suas tributárias, além das veias acessórias e comunicantes. Na nova terminologia, não é mais aceito o termo veia safena externa e *short saphenous vein*, como era utilizado em inglês, mas sim veia safena parva e *small saphenous vein* (1).

---

* Consulte lista de abreviaturas.

** Consulte apêndice de fotos, imagens, gráficos, tabelas e desenhos esquemáticos.

TERMINOLOGIA ANTIGA	NOVA TERMINOLOGIA
Veia safena externa ou *Smaller* ou *short saphenous vein*	Veia safena parva ou *Small saphenous vein*
Veia femoro poplítea	Extensão cranial da veia safena parva (veia de Giacomini)
Veia safena externa acessória	Veia safena parva acessória
Veia circunflexa anterior da coxa	Veia circunflexa anterior da coxa
Veia circunflexa femoral posterior	Veia circunflexa posterior da coxa
	Veias intersafênicas

Tabela 1: Nova terminologia anatômica da veia safena parva e suas tributárias mais relevantes

Acredita-se que o termo safeno tenha origem árabe, vindo de *al-safin*, que significa escondido, tendo em vista que a maior parte do seu trajeto está junto à fáscia muscular (3,4).

2. **Anatomia:** a veia safena parva é formada pela junção da veia digital dorsal lateral do 5º pododáctilo com a extremidade lateral do arco venoso dorsal do pé. Essas veias se unem em média 2 cm acima da ponta do maléolo lateral (5). Pode também se originar de três ou quatro veias advindas da região dorsal ou da região plantar do pé. (6) Ascende posteriormente, junto à borda lateral do tendão calcâneo e do dorso da panturrilha entre o tecido celular subcutâneo e a fáscia muscular. Inclina-se em direção à linha mediana da fíbula e penetra na fáscia muscular mais frequentemente numa distância entre 10 e 20 cm acima da linha intermaleolar. Passa entre duas camadas de fáscia, o compartimento safênico, formando um túnel, onde é acompanhada pelo nervo sural lateralmente. Ascende entre as cabeças do músculo gastrocnêmio (3,4,7,8,9) (Figura** 1, 2 e 3). Em aproximadamente 60% dos casos, termina na veia poplítea em até 8 cm da linha articular do joelho, 20% dos casos terminam na veia safena magna e 20% na veia femoral profunda. Em cerca de 95% dos casos, possui algum tipo de extensão cranial (10).

No seu trajeto ao longo da perna é dividida em três segmentos distintos, de acordo com seu posicionamento na perna (11):

- Segmento subcutâneo: localizado no 1/3 inferior da perna.

- Segmento intrafascial: se inicia habitualmente no terço médio da perna, ao nível da inserção miotendínea dos gastrocnêmios.

- Segmento subfascial: localizado aproximadamente 1,5 cm abaixo do sulco posterior do joelho.

Na região poplítea, há um ramo da artéria poplítea denominada artéria satélite da veia safena parva que segue em paralelo numa extensão que varia de 1 a 5 cm. Sua importância no estudo da anatomia da veia safena parva é a sua aplicabilidade clínica-cirúrgica, uma vez que pode ser lesada durante uma dissecção de croça de safena parva, provocando sangramento abundante (6, 11).

A veia safena parva e a veia safena magna estão unidas por tributárias variáveis.(12) O arco lateral da veia safena parva é a sua maior tributária e mantém conexões com as veias fibulares através das veias perfurantes laterais da perna. (10)

As veias que comunicam a veia safena parva com a veia safena magna são chamadas de veias intersafênicas (12). A de maior interesse neste capítulo é a veia de Giacomini. Recebe esta denominação quando a veia safena parva termina diretamente na veia safena magna. Foi descrita por Carlo Giacomini em 1873. Como dito anteriormente, alguns epônimos foram mantidos por serem corretos, tanto do ponto de vista histórico quanto anatômico (1), a veia de Giacomini é uma delas. Ela corresponde à veia circunflexa posterior da coxa, que pode se originar da veia safena parva ou de sua extensão na coxa e termina fazendo anastomose medial com a veia safena magna. Em 14% dos casos é a própria veia safena parva que adentra a coxa e se conecta com a veia safena magna (10,13) (Figura** 4).

O termo junção safeno poplítea (Figura** 5 e 6) é considerado mais extenso do que apenas indicado pelo conceito anatômico de junção. Atualmente está sendo considerado a anatomia, fisiologia e fisiopatologia dessas junções. Pode-se determinar que a junção se estenda até a penúltima válvula (pré-terminal), geralmente localizada entre 3 e 5 cm abaixo da válvula terminal (1). Na nova terminologia, não são aceitos os termos válvula ostial, subostial, junctional, prejuncional ou válvula subterminal.

Embora as veias safenas recebam muitas tributárias, seus diâmetros se mantêm razoavelmente constantes no trajeto de ascensão no membro. Isso ocorre porque o sangue recebido pelas veias safenas é continuamente desviado dessas veias superficiais no tecido celular subcutâneo para as veias profundas, através de muitas veias perfurantes, conseguindo manter assim seu diâmetro (9).

A veia safena parva apresenta cerca de 7 a 10 válvulas no seu trajeto (14), mas apenas duas com importância hemodinâmica: a válvula terminal e a válvula pré-terminal (10). São bicúspides e auxiliam no fluxo unidirecional do sistema venoso normal.

3. **Variações Anatômicas:** a anatomia da veia safena parva já foi objeto de vários estudos devido à grande variabilidade de seu trajeto, principalmente sua terminação. Isso se deve ao fato da sua formação embriológica (14). O sistema venoso superficial antecede, em sua gênese, o sistema profundo. A veia safena parva é a primeira veia superficial importante no membro inferior, e a veia axial ou ciática, a primeira do sistema venoso profundo. Durante o desenvolvimento embriológico, ocorrem muitos vínculos entre a veia safena parva, veia isquiática e as veias anteriores, com o surgimento da veia safena magna e dos vasos femorais (15). Quando o membro inferior sofre rotação, a circulação que dependia da veia axial e da veia safena parva passa a depender dos vasos femorais e da veia safena magna. As conexões entre ambas persistem. A rotação do membro e a mudança para um eixo anteromedial fará com que muitos vasos desapareçam, incluindo a veia axial. Consequentemente, a desembocadura da veia safena parva na veia poplítea é variável, pois depende do processo de regressão da veia axial. Se um sistema venoso tem origem múltipla, a possibilidade de ocorrerem variações anatômicas é sempre maior (15,16).

A transformação subsequente em uma veia curta, desembocando na veia poplítea, pode ser uma adaptação ao alongamento e rigidez do membro. A anatomia comparativa parece indicar que a terminação da veia safena parva na veia poplítea é uma adaptação peculiar aos mamíferos superiores, incluindo o homem (5).

Dentre as variações anatômicas descritas, podemos citar:

a) Quanto ao ponto de perfuração na fáscia

Em cerca de 75% dos casos, a veia safena parva perfura a fáscia no terço médio da perna. A minoria perfura no terço superior da perna. Pode manter-se entre as camadas da derme e fáscia muscular em todo comprimento da perna, e até mesmo se manter superficial, logo abaixo da pele.

b) Relação com o nervo sural

Na maioria dos casos, a veia é superficial ao nervo no terço superior da perna, medial no meio da panturrilha e lateral no terço distal. Em 30% dos casos, a veia segue medialmente ao nervo em todo seu trajeto e cerca de 12% ela segue em trajeto lateral. Quase sempre a veia é separada do nervo pela fáscia muscular na metade superior da perna, por vezes também pode ser separada pelo tecido conjuntivo que une as duas cabeças do músculo gastrocnêmio.

c) Relação safena magna e parva

Geralmente estão presentes 2 a 4 anastomoses venosas entre elas. São mais encontradas no 1/3 médio da perna. Normalmente correm de baixo para cima. As válvulas estão dispostas de tal forma que o fluxo fui da safena parva para safena magna (Figura** 7).

d) Relação com Sistema Venoso Profundo

As anastomoses da veia safena parva com o sistema venoso profundo são extremamente raras e só se desenvolvem quando a veia safena parva termina na perna.

e) Terminação da Veia Safena Parva

Giacomini, em 1893, e Kosinski, em 1926, foram os primeiros a estudar e detalhar sobre a desembocadura da veia safena parva em estudos de dissecção de cadáveres. No Brasil, os primeiros estudos foram realizados pelos professores Alcino Lázaro da Silva e Emil Burihan (5, 14, 10).

Oliveira, et al descreveram os principais tipos de variações da veia safena parva, utilizando como referência a classificação de Kosinski. São elas (Figura** 8):

Tipo 1 – Veia safena parva termina exclusivamente na veia poplítea, mais comum.

1a. Reto na veia poplítea

1b. Dividida em dois ramos, um para veia poplítea e outro para safena magna (Figura** 9)

Tipo 2 – Veia safena parva termina em veias da coxa ou em veias profundas (veia femoral / veias da musculatura posterior da coxa) e/ou na veia safena magna, ocorre em cerca de um terço dos casos.

2a. Veias profundas da coxa

2b. Em dois ramos, um para veias profundas da coxa e outro para veia safena magna

2c. Terminando direto na veia safena magna

Tipo 3 – Veia safena parva termina na perna, não atingindo a região poplítea, com incidência mais rara.

3a. termina na veia safena magna na perna

3b. termina em veias gastrocnêmias (Figura** 9)

Além dessas variações mais comuns de serem encontradas, não é raro que o cirurgião e o ecografista encontrem na sua prática outros tipos de terminações, dentro das variáveis apresentadas acima. Exemplificamos na figura 10 uma forma de terminação do tipo 1A em que a veia safena parva desemboca praticamente junto com a veia gastrocnêmia na veia poplítea.

4. Conclusão ou considerações finais: a anatomia das veias infra-patelares é extremamente diversa, com índice alto de variações anatômicas principalmente em relação à terminação da veia safena parva. Isso decorre devido a sua formação embriológica mais precoce do que as demais veias.

O conhecimento correto de sua anatomia e variações anatômicas permite ao clínico e cirurgião um melhor entendimento da fisiopatologia da doença venosa, com consequente melhor resultado no tratamento cirúrgico da doença venosa crônica.

Referências bibliográficas

1. CAGGIATI, A.; BERGAN, J. J.; GLOVICZKI, P.; et al. Nomenclature of the veins of the lower limbs: extensions, refinements and clinical application. J Vasc Surg, 2005, 41:719-24.

2. CAGGIATI, A.; BERGAN, J. J.; FACS, F.R.C.S. (Hon); GLOVICZKI, P.; et al. Nomenclature of the veins of the lower limbs: an international interdisciplinary consensus statement. J Vasc Surg, 2002;36:416-22.

3. SECCHI, F. Análise através da ultrassonografia Doppler da prevalência do refluxo venoso na safena parva em varizes primárias dos membros inferiores. (Dissertaçao) Universidade Federal do Paraná. Curitiba, 2000.

4. GARDNER E., GRAY D.J.; O'RAHILLY R. Anatomia humana. 3.ed. Rio de Janeiro: Guanabara Koogan, 1971, pp. 219-222.

5. KOSINSKI C. Observations on the superficial venous system of the lower extremity. J Anat. 1926; 60: 131-43.

6. NEVES, C. R. B.; WAKASSA, T. B.; SILVA, E.S. Anatomia Médico-Cirúrgica das Veias dos Membros Inferiores. In: MAFFEI, F. H. A.; et al. Doenças Vasculares Periféricas, v.1, 4. ed. Rio de Janeiro: Guanabara Koogan, 2008, pp. 122-39.

7. KOBAK, M.; LEV, M. Anatomy of deep venous system of the popliteal fossa and lower leg. Arch Surg, 1954, v. 68, p. 350-354.

8. SPALTEHOLZ, W. Atlas de Anatomia Humana. 2.ed. Barcelona: Labor, 1965.

9. MOORE, Keith L.; DALLEY, Arthur F.; ANNE, M. R. Anatomia orientada para clínica. 8. ed. Rio de Janeiro: Guanabara Koogan, 2019, pp. 649-806.

10. TOREGEANI J. F.; FRANÇA G.J. Anatomia do sistema venoso dos membros inferiores. In: MERLO I. et al. Varizes e Telangiectasias III – Flebologia Estética na Prática Clínica. 3. ed. Rio de Janeiro: DiLivros, 2020, pp. 27-56.

11. AZIZI, M. Anatomia Aplicada à Região dos Membros Inferiores. In: BRITO, C.J., et al. Cirurgia Vascular: Cirurgia Endovascular – Angiologia. 4.ed. Rio de Janeiro: Thieme Revinter Publicações, 2020, pp. 1353-64.

12. OLIVEIRA, A.; VIDAL, E., FRANÇA, G.J., et al. Estudo das variações anatômicas da terminação da veia safena parva pelo eco-Doppler colorido. J Vasc Br, 2004, 3 (3): 223-30.

13. KACHLIK, D.; PECHACEK, V.; BACA, V.; MUSIl, V. The superficial venous system of the lower extremity: new nomenclature. Phlebology, 2010, 25:113-23.

14. GLOVICZKI, P.; COMEROTA, A. J.; DALSING, M. C.; et al. The care of patients with varicose veins and associated chronic venous diseases: clinical practice guidelines of the Society for Vascular Surgery and the American Venous Forum. JVS.2011; 53 (16S): 2S – 48S.

15. ROSSI, GG.; BELCZAK, CEQ; ROSSI, C. Veia Safena Parva: para onde se dirige o refluxo? J. Vasc. Bras, v.12, n.2. Porto Alegre, jun. 2013.

16. MOORE, K.L.; PERSAUD, T.V.N. Embriologia Clínica. Elsevier, 2009.

17. PAULSEN F.; WASCHKE J. Membro Inferior. In: SOBOTTA. Atlas de Anatomia Humana - Anatomia Geral e Sistema Muscular. 24. ed. Rio de Janeiro: Guanabara Koogan, 2018, pp. 291-433.

18. DE MAESENEER, M. G.; et al. Clinical Practice Guidelines on the Management of Chronic Venous Disease of the Lower Limbs. European Journal of Vascular and Endovascular Surgery, 2022.

19. ROMUALDO, A. P.; BASTOS, R.M.; FATIO M.; et al. Extensão cranial da veia safena parva: quando o fluxo caudal é normal. J Vasc Br, 2009, 8 (2).

20. MASUDA, E.; OZSVATH, K.; VOSSLER J.; et al. The 2020 appropriate use criteria for chronic lower extremity venous disease of the American Venous Forum, the Society for Vascular Surgery, the American Vein and Lymphatic Society and the Society of Interventional Radiology. JVS: Venous and Lymphatic Disorders, 2020, 8 (4).

9

ANATOMIA CIRÚRGICA DAS VEIAS PERFURANTES

No capítulo, o autor descreve a anatomia do sistema venoso superficial do membro inferior com destaque para as veias perfurantes.

DR. ADEL SAAD FILHO

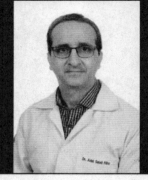

Dr. Adel Saad Filho

Contatos
adelvascular1967@gmail.com
adelsaadf@ig.com.br
Instagram: @adelsaadfilho

CRM 83.090. Cirurgião vascular e angiologista. Formação: graduado pela Faculdade de Medicina de Sorocaba (PUC-SP). Especialização em Cirurgia Geral pelo Hospital Heliópolis e Cirurgia Vascular pelo Hospital das Clínicas de Ribeirão Preto – FMRP-USP. Título de Especialista pela Sociedade Brasileiro de Angiologia e Cirurgia Vascular. Médico Colaborador do Serviço de Cirurgia Vascular e Endovascular do Hospital das Clínicas de Ribeirão Preto – FMRP-USP. Médico vascular com atuação na Santa Casa de Misericórdia de Ibitinga e Hospital Ibitinga.

Veias Perfurantes: Conceito e Anatomia

1. **Definição:** o termo perfurante descrito pela primeira vez pelo anatomista alemão Van Loder (1), em 1803, é uma denominação geral de um vaso que perfura ou penetra uma estrutura fibromuscular ou plana, comunicando o sistema superficial ao sistema venoso profundo. A diferença entre o termo "veia perfurante" e "veia comunicante" é que as comunicantes devem ser reservadas àquelas veias que fazem a conexão entre veias do mesmo compartimento.

   1a. Em Pernas Normais: o fluxo unidirecional nas veias perfurantes da panturrilha e da coxa, do sistema venoso magno e parvo às veias profundas, são garantidas pelas válvulas venosas.

   1b. Duas Valvas: existem nessas veias perfurantes uma na sua origem e outra na sua porção terminal, com finalidade de impedir o refluxo do sangue que normalmente caminham do sistema superficial para o sistema profundo.

   1c. As Veias: normalmente passam por uma fenda na fáscia muscular e em todos os casos são acompanhados por uma pequena artéria e um ramo de um nervo cutâneo (Figura** 1 - Arranjo geral de uma veia perfurante), sendo denominada Tríade de Staubesand.

   1d. As Veias Perfurantes dos Pés: não possuem válvulas e direcionam o fluxo do sistema venoso profundo para o sistema venoso superficial, paradoxalmente, sendo a maior localizada no primeiro espaço interdigital com cerca de 3 mm de diâmetro, lançando-se na arcada venosa do dorso.

---

* Consulte lista de abreviaturas.

** Consulte apêndice de fotos, imagens, gráficos, tabelas e desenhos esquemáticos.

1e. O Número de Perfurante: em cada perna pode alcançar o valor máximo de 155(2) e o valor mínimo de 60(3), sendo 60 coxa, 8 fossa poplítea, 60 na perna e 28 (4) nos pés, a grande maioria delas (60%) nunca se tornará incompetente. As veias que conectam com o sistema das veias safenas são as que se tornam incompetentes (40%) do total e principalmente suas tributárias com as veias musculares e profundas (5).

1f. A Prática Clínica: as veias perfurantes importantes costumam estar ligadas a epônimos derivados de sobrenome de cirurgiões que pela primeira vez descreveram, trataram ou lembraram da sua existência (Quadro I – Epônimos).

Quadro 1:Epônimos utilizados para as perfurantes de membros inferiores.	
Epônimo	TA
Bassi	Veia perforantes paratendineae
Boyd	Veia perfurante cruris paratibial superior
Cockett	Veia perforantes cruris posteriores
Dodd ("Caçador")	Veia perforantes canalis adductorii
Gillot	Veia perfurantes gastrocnemiae mediales
Hach	Veia perforantes femoris posterolaterales
Kuster (maio-Kuster)	Veia perforantes tarsales mediales
Posso	Veia perforantes intergemellares
Sherman (24 cm)	Veia perforantes cruris paratibialis inferior e média
Thierry	Veia perforantes gênero popliteae

TA: Terminologia Anatômica.

As perfurantes mais importantes não ultrapassam o número de 20 (Quadro II – Veias Comunicantes), podendo ser isoladas separadamente por exames de imagem (6).

Quadro II: Veias comunicantes clinicamente importantes	
Nome	Localização
Submaleolar	Medial; retromaleolar
De Cockett	Medial; 7, 12 e 18 cm acima do maléolo interno
De Boyd	Medial; 10 cm abaixo da articulação do joelho
Parte lateral da perna	Lateral; de localização variável
Parte média da panturrilha (pontos para solear e gastrocnêmio)	Posterior; 5 e 12 cm acima do calcâneo
De Dodd (hunteriana)	Coxa medial (média ou distal)

2. **Classificação:** anatomicamente, existem 4 tipos de veias perfurantes: 1 - Diretas, 2 - Indiretas, 3 - mistas e 4 - atípicas (Figura** 2 - Tipo geral de veias perfurantes diretas, indiretas, misto e atípico).

   2a. Diretas: conectam as veias superficiais e profundas sem interrupção.

   2b. Indiretas: conectam as veias profundas e superficiais através de canais venosos musculares.

   2c. Mistas: bifurcam-se subfascialmente e combinam tipo direto e indireto.

   2d. Atípicas: originam-se de várias pequenas veias cutâneas e formam uma veia maior que passa pela fascia.

3. **Veias perfurantes:** deságuam nas veias profundas, sobre uma linha entre as comissuras valvulares, seja logo acima das comissuras valvulares, seja na parte média do segmento de veias profundas entre duas válvulas (7).

   Apesar de sua localização exata ser variável, há inúmeras veias perfurantes com uma regularidade impressionante (Figura** 3 - Anatomia das veias superficiais e perfurantes).

   Admite-se que as veias perfurantes desempenham um papel fundamental na formação de veias varicosas e insuficiência venosa crônica (8).

   Uma revisão anatômica de 901 membros constatou que o número de perfurantes incompetentes nos pacientes varicosos variava 1-20 (8). Essa distribuição é apresentada com detalhe na Figura** 3 - anatomia das veias superficiais e perfurantes, com veias perfurantes clinicamente importantes sendo listadas no Quadro II – Veias Comunicantes.

4. **Quando são incompetentes:** a alta pressão resultante e transmitida diretamente das veias profundas da bomba muscular da panturrilha para as veias superficiais, acarretando sua dilatação, possuindo assim um diâmetro central maior que o diâmetro periférico, possibilitando que o fluxo sanguíneo refluído penetre nas veias superficiais com alta pressão, levando à dilatação varicosa (9).

5. **A dilatação das veias perfurantes:** podem acontecer devido à sobrecarga do fluxo sanguíneo reverso do sistema profundo para o superficial por

mais de 500 ms e com diâmetro maior 3,5 cm, podendo ocorrer por exemplo em doenças venosas crônicas, T.V.P., gestações, idades avançadas, obesidades entre outras (Figura** 4).

No terço médio distal da panturrilha, as veias perfurantes diretas mais importantes não se originam da veia safena magna (Figura** 3 - anatomia das veias superficiais e perfurantes), esse achado foi documentado por John Gay em 1866, onde ele demostrou também o arco venoso posterior e três veias perfurantes em um caso clínico de úlcera venosa (10), descobrindo assim que a ressecção isolada da veia safena magna não afetará o fluxo através de veias perfurantes incompetentes mediais da panturrilha.

6. **As veias perfurantes de Cockett:** denominadas as mais importantes da panturrilha, conectam o arco venoso posterior (a veia de Leonardo) às veias tibiais posteriores. Existem alguns indivíduos que as veias do arco posterior não são desenvolvidas e outras tributárias posteriores da veia safena magna se conectam ao sistema venoso profundo através de perfurantes.

Essas veias são identificadas em três grupos: Cockett I, II e III, ou baseada em sua topografia mais apropriada podem ser denominadas como veia perfurante tibial posterior, inferior, média e superior, estando localizadas 7± 1cm, 13,5 ±1 cm e 18,5 ± 1 cm perpendicular ao plano da sola do pé (11), e correndo cerca de 1,5-2 cm atrás do maléolo medial, paralela à veia safena magna, caracterizando-se mais como uma faixa, que drena no terço inferior da perna e tornozelo, exatamente na região onde ocorrem as alterações tróficas da perna e subcutânea, características da estase venosa crônica.

Mozer et al (14), durante dissecções anatômicas nesta região medial da panturrilha, identificaram uma média de 14 veias perfurantes (diretas e indiretas) por membro, porém somente três dessas veias encontradas eram maiores que 2mm de diâmetro, em concordância com as descrições anteriores de Linton e Cockett e com o fato de que somente 3 a 5 perfurantes incompetentes clinicamente importantes são encontradas na maioria dos pacientes (12), são elas II e III de Cockett e três grupos de perfurantes paratibiais (inferior, média e superior).

Não foi identificada Cockett I e nenhuma perfurante abaixo de 18 cm a partir do maléolo medial, sendo evidenciada também que nenhuma dessas perfurantes tem ligação direta com a veia safena magna.

7. **As veias perfurantes para tibiais:** é um grupo de veias também relevantes, pois conectam a veia safena magna e suas tributárias às veias tibiais posteriores e poplíteas. Essas veias são encontradas em três grupos, todos localizados 1-2 cm posteriormente à borda medial da tíbia, 18-22 cm, 23-27cm e 28-32cm da borda inferior do maléolo medial (Figura** 3 - anatomia das veias superficiais e perfurantes). O grupo dos 18-22cm corresponde à perfurante dos "24" cm descrita por Shermam, que usou a região plantar do pé como seu ponto de referência (13).

8. **A veia perfurante de Boyd:** perfurante direta, localizada no terço superior da perna, é a única neste território que se torna insuficiente, perfura as incisões do sólio e conectam a veia safena magna à veia poplítea (14).

9. **Dodd ou Hunter:** considerada a principal veia perfurante da coxa pela frequência que se torna incompetente, vários autores já estudaram a sua relação direta com o aparecimento de varizes e também suas recidivas (15). Perfurante hunteriana, do canal dos adutores ou de Dodd comunica veia safena magna com a veia femoral superficial acima do canal de Hunter, podendo variar quanto a sua origem e desembocadura, podendo aparecer dupla e proceder da veia safena magna, de uma veia acessória ou de colaterais desta região, quase sempre acima do joelho e podendo estabelecer anastomose com ramos superficiais infrapatelares. Existem também na face externa da coxa cerca de 8 a 10 pequenas perfurantes, como também na face posterior da coxa, porém sem relevância clínica importante.

10. **O ultrassom nas veias perfurantes:** o diagnóstico e tratamento das varizes e veias perfurantes tomaram outra proporção após o advento da Ultrassonografia com Duplex U.S.D* , facilitando e ampliando o seu conhecimento, se tornando o método de escolha para sua avaliação e diagnóstico.

Trata-se de um método não invasivo, de boa relação custo-benefício efetivamente, fácil aplicação, boa acurácia e responsável por fornecer informações hemodinâmicas importantes e precisas sobre anatomia venosa e funcionamento das válvulas (19).

Dr. Adel Saad Filho | 115

Para obtermos informações detalhadas e precisas, ou seja, um exame confiável, precisamos de um aparelho de ultrassonografia venosa com recursos adequados para investigação, protocolos específicos da área e um ultrassonografista, com boa formação e experiência nesse tipo de exame e também conhecedor da anatomia do sistema venoso dos membros inferiores, sendo esses requisitos essenciais para um bom planejamento cirúrgico e tratamento adequado da doença venosa.

11. **O paciente deve preferencialmente** fazer o exame em pé, exceto em casos que ele apresente alguma limitação física que o impossibilite de ficar nessa posição. Vários artigos recentes sobre veias perfurantes, em especial os que utilizam ultrassonografia com duplex-scan, mostram que vários examinadores evitam ou não classificar veias perfurantes encontradas durante o exame (16).

12. **Importante citar outros métodos:** de investigação, porém utilizados com menor frequência, como a venografia por contraste, venografia por tomografia computadorizada, venografia por ressonância magnética e o ultrassom intravascular.

13. **A venografia por tomografia computadorizada:** por exemplo, é uma opção proposta para 10-15% dos pacientes antes da cirurgia na França, fornecendo informações precisas, porém não fornece dados hemodinâmicos, e a associação com o duplex-scan venoso é necessária (17) para complementação do planejamento terapêutico adequado.

O U.S.D* ajuda também a descartar outras patologias que possam simular ou ser concomitantes a doenças venosas como aneurismas, hematomas, lesões musculares, neoplastia, entre outras.

14. **Para as veias perfurantes:** o critério para refluxo significativo é maior 0,35 segundos de fluxo retrógrado após a liberação de um segmento distal de veia perfurante avaliada (20).

Segundo Sandi It All (21), perfurantes com diâmetro de 3,5 mm ou mais na panturrilha e coxa foram associados a refluxo em mais de 90% dos casos.

15. **Considerações finais:** as perfurantes venosas dos membros inferiores são

um sistema vascular muito complicado do corpo humano devido ao seu arranjo complexo de extensa variabilidade.

Do ponto de vista clínico, existem quatro locais importantes para as perfurantes venosas: a coxa, parte medial proximal e parte medial distal da perna e dobra do joelho.

A patologia relativa às veias perfurantes compreende várias etapas – trombose e consequente perda da função valvular, sobrecarga do sistema superficial e profundo, seguido de refluxo, varizes, hipertensão venosa, úlcera de perna etc.

Vários artigos recentes sobre veias perfurantes, em especial os que utilizam ultrassom com duplex-scan, mostram que vários examinadores evitam ou não classificam veias perfurantes encontradas durante o exame.

O advento da ultrassonografia nos anos 1970 e principalmente do duplex-scan venoso nos anos 1980 proporcionaram não só a identificação e classificação mais precisas das veias perfurantes, como a sua importância e influência nas patologias do sistema venoso dos membros inferiores.

Referências bibliográficas

1. BJORDAL, R.I. Circulation paterna in incompetent perforating veins in the calf and in the saphenous system in primary varicose veins. Acta Chir Scand, 136:251, 1972.

2. LIMBORG, J. van. L'antomie du systeme vieneux de L' extremite inferiense in relatio anec la pathologie variqueuse. Folia Angiologica, 8:240, 1961.

3. THOMPSON, H. The surgical anatomy of the superficial and perforating veins of the lower lumb. Ann R Col Surg. Eng, 61-198, 1979.

4. OUVRY, P. A. Perforantes jambieres. Historique et évolution des idées. Phlébologie, 1997, 50: 639 – 42.

5. PERRIN, M. Les perforantes jambiéres J. Mal Vax, 1999; 24: 19-24.

6. PITTA, G.B.B. Flebologia descendente na insuficiência venosa crônica dos MMIIss. Estudo comparativo entre o grande refluxo venoso profundo e quadro clínico. Tese Mestrado E.P.M. 1989.

7. VAN CLEFF, J.F. A vein hasa preferential asces of flattening. J Derm Surg Oncol, 19:468, 1993.

8. VAN CLEFF, J.F. Venous valves and tributary veins. Phebologg, 6: 219, 1991.

9. SHERMAN RS : Varicose Veins : further findings based on anatomic na surgical dissection, Ann Surg, 130:218, 1949.

10. WUSPPERMAN, T.; MELLIMANN, J.; VON SCLWEDER, W. J.

Morphometric characteristias of incompetente perforating veins imprimary varicosis of the lower vasa, 7:66 – 1978.

11. GAY, J. Lettsonian. Varicose Disease of the lower extremitentes. London: Churchill, 1868.

12. LINTON, R.R. The communicating veins of the lower leg and the operative techinique for their ligation. Ann Surg, 1938; 107:582-593.

13. GLOVUCZKI P.; BERGAN J.J.; et al. Safety fesibility and early efficacy of subfascial endoscopic perforator surgery: preliminar repost from the North American registry. J Vasc Surg, 1997; 25:94-105.

14. SHERMAN, R.S. Varicose veins: further findings based on anatomic and surgical dissections. Ann Surg, 1949; 130:218-232.

15. MOZES G.; GLOVICZKI, P.; et al. Surgical anatomy for endoscopic subfascialdivision of perforating veins, J Vasc. Surg, 1996, 24:800-808.

16. BAUD, J. M.; LEMASLE, P.H. Explorations actuellement utiles pour l' indication du traitement des varices des membros inférieurs. Les explorations. Ann chirurgie, 1997; 51: 729-34.

17. LAWDAY-MUSSOT, S. La veine perforante du canal de Hunter, son incidence dans la pathologie variqueuse et son traitement. Phlébologue, 1991, 44:697-731.

18. ZHANG, J.; XIAO, M.; KANG, N.; et al. Value of contrasten hanced ultrasound in detecting competente and incompetente lower-extremity perforating veins. Ultrasound Med Biol, 2018, 44:1721-1726.

19. UHL, J.F. Three dimensional modelling of the venous system by direct multislice helical computed tomography venography: techinique, indication and results. Phlebology, 2012; 27: 270-288.

20. MEISSNER, M.H. Venous duplex scanning. In: RUTHERFORD, R.B. (orgs.). Vascular surgery. 5. ed. Philadelphia: W.B. Saunders C, 2000: 214-29.

21. GARCIA, R.; LABROPOULOS, N. Duplex ultrasound for the diagnosis of acute and chronic venous diseases. Surg Clin Nort Am, 2018. Apr. 98 (2) 201-18.

22. VALENCIA, I.C.; FALABELLA A.; KIRSNER, R.S.; EAGLSTEIN, W.H. Chronic venous insufficiency and venous leg ulceration. J Am Acad Dermatol, 2001. Mar; 44 (3):401-21 quis 422.

23. LABROPOULOS, N.; TIONGSON, J.; PRYOR, L.; et al. Definition of venous reflux in lower extremity veins. J Vasc Surg, 2003, 38 (4) 793-8.

24. SAUDRI, J. L.; BARROS, F. S.; PONTES, S.; et al. Diameter – reflux relationship in perforating veins of patients with varicoses veins. J Vax. Surg. 1999 /nov; 30 (5) 867-74.

25. COLERIDGE-Smith P.; LABROPOULOS, N.; PAETSCH, H.; et al. Duplex ultrasound investigation of the veins im chronic venous disease of the lower limbs-vip consensus document. Part I. Basic Principles. Eur J Vasc Endovasc Surg, 2006; 31 (1):83-92.

26. GOLDMAN, Mitchel. P. Escleroterapia: tratamento das veias varicosas e telangiectasias dos membros inferiores. 2. ed. 1998.

27. MAFFEI, Francisco H. de Abreu. Doença vascular periférica. 3. ed. 2002.

28. HAIMOVICI'S. Vascular Surgery. 5. ed. 2004.

29. SBACV. Consenso sobre Duplex – Scan (Ultra – Som Doppler – Colorido) para avaliação da doença venosa crônica dos membros inferiores. São Paulo, 2019.

30. KACHLIK; et al. The venous perforators of the lower limb. A New Terminology. Phlebology, 2019, jan. 0 (0) - 1- 19.

31. RECEK, Cesrmir. Competent and incompetent calf perforators in primary varicose veins: a resistant myth. Phlebology, 2015, 0 (0) - 1 - 9.

10

VEIAS DE GIACOMINI, CONCEITOS E ANATOMIA

No capítulo, os autores discorrem sobre a anatomia do sistema venoso superficial do membro inferior, com destaque para a veia de Giacomini.

DR. ROSSI MURILO DA SILVA
DRA. CAROLINA SANT'ANNA TAVARES FERREIRA
DR. LEON DO ESPIRITO SANTO GOMES
DR. VITOR EIRAS ANTUNES

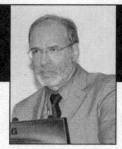

Dr. Rossi Murilo da Silva

Contato
rossimurilo@gmail.com

CRM RJ 456037. Possui Graduação em Medicina pela Faculdade de Medicina de Valença, Fundação Educacional Dom André Arcoverde (FMV/FAA - 1985), residência médica pelo Hospital da Lagoa (1985), residência médica pelo Centro Médico Naval do Rio de Janeiro (1986), residência médica pelo Instituto Nacional da Previdência Social (1987), especialização em Angiologia e Cirurgia Vascular pelo Instituto de Pós-Graduação Médica Carlos Chagas (1988), mestrado em Cirurgia Geral pela Universidade Federal do Rio de Janeiro (2002). Atualmente é médico do Hospital da Lagoa, médico do Hospital Municipal Souza Aguiar, professor adjunto da disciplina Técnica Cirúrgica da Faculdade de Medicina de Valença (CESVA). Professor adjunto das disciplinas Angiologia e Cirurgia Vascular pelo Instituto de Pós-Graduação Médica da Fundação Carlos Chagas. Tem experiência em Medicina, atuando principalmente nos seguintes temas: Cirurgia, Angiologia, Enxerto, Aneurisma.

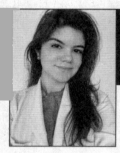

Dra. Carolina Sant'Anna Tavares Ferreira

Contato
carolinafvascular@gmail.com

CRM 52.0107729-5. Graduada no Curso de Medicina pela Universidade Estácio de Sá. Cirurgiã Geral pelo Hospital Municipal Miguel Couto (RJ) e residente em Cirurgia Vascular no Hospital Federal da Lagoa (RJ). Médica Plantonista de Cirurgia Geral e Cirurgia do Trauma no Hospital Estadual Alberto Torres (HEAT- RJ).

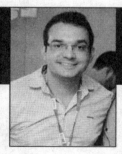

Dr. Leon do Espirito Santo Gomes

Contato
leongomes.vascular@gmail.com

CRM 52.107020-7 RJ. Cirurgião vascular pelo Hospital Federal da Lagoa, R5 Angiorradiologia, e Cirurgia Endovascular no Hospital Federal da Lagoa; cirurgião vascular no Hospital Público de Macaé, cirurgião vascular no Hospital Municipal Souza Aguiar.

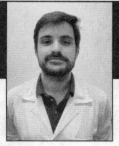

Dr. Vitor Eiras Antunes

Contato
vitor_ea@hotmail.com

CRM 52110832-8. Cirurgião-geral pelo Hospital Municipal Miguel Couto; cirurgião vascular pelo Hospital Federal da Lagoa; pós-graduado em Transplante Renal pela PUC-RIO; residente de Cirurgia Endovascular e Angiorradiologia pelo Hospital Federal da Lagoa; cirurgião vascular do Hospital Estadual Adão Pereira Nunes.

1. Definição

Descrita por Carlo Giacomini em 1873 (1), uma extensão cranial da veia safena parva (VSP*) para a coxa que se unia à veia safena magna (VSM*), em um estudo de autópsia com dissecção anatômica e que desde então leva seu nome. Inicia-se na junção safenopoplítea, subfascial, ascendendo pela parte posterior da coxa, onde direciona-se no sentido anteromedial, tornando-se subfascial, conectando-se à VSM* ou veia safena magna acessória (2).

A veia safena parva (VSP*) origina-se do arco podal dorsal e ascende poster lateralmente por trás do maléolo lateral até uma terminação variável na veia poplítea (3). Geralmente termina no espaço poplíteo, unindo-se à veia poplítea diretamente ou pela veia gastrocnêmia em 50% a 80% dos membros, ou pode terminar acima da fossa poplítea em 15% a 47%. Terminação baixa também foi relatada com a VSP* convergindo para o gastrocnêmio (4,6,7).

Mais de 50 anos depois, o relatório de Giacomini foi respaldado por Kosinski, que detectou tal extensão da veia safena parva (VSP*) em 82,2% (102 de 124) em membros estudados *post-mortem* (7). Estudos descrevem a prevalência da veia de Giacomini em 86,3% a 92% (1,4).

Sua prevalência é grosseiramente subestimada, embora sua distribuição anatômica tenha sido descrita, seu valor clínico continua indeterminado (4,7). Figura 1 (região posterior da perna evidenciando as Veias Safena Magna, Parva e Giacomini).

2. Classificação

As várias terminações foram divididas de acordo com a classificação de Kosinski, em três tipos:

---

* Consulte lista de abreviaturas.

** Consulte apêndice de fotos, imagens, gráficos, tabelas e desenhos esquemáticos.

- **Tipo I,** terminação na veia poplítea, com dois subtipos: (a) exclusivamente na veia poplítea e (b) na veia poplítea e na veia safena magna.

- **Tipo II,** terminação em veias da coxa, com três subtipos: (a) em veias profundas da coxa (veia femoral ou veias da musculatura posterior); (b) em veias profundas da coxa e na veia safena magna e (c) na veia safena magna.

- **Tipo III,** terminação em veias da perna, com dois subtipos: (a) na veia safena magna abaixo do joelho e (b) em veias profundas da perna (gastrocnêmias). Também foram anotadas as distâncias da terminação em relação à prega poplítea, melhor descritas a seguir (anatomia).

Figura 2 - variações anatômicas da Junção Safeno Parva.

3. Anatomia

A veia de Giacomini geralmente faz a comunicação da veia safena parva com a veia safena magna. No entanto, variações anatômicas podem vir a ser apresentadas.

A veia safena parva – VSP* cursa no compartimento safeno, definido pela fáscia muscular, mais profunda, e safena, mais superficial. Na margem inferior da fossa poplítea, o compartimento safeno deixa de existir porque a fáscia muscular adere às fáscias dos músculos gastrocnêmios para inserir-se nos côndilos femorais. A fáscia poplítea representa a extensão da fáscia safena, reforçada por fibras das fáscias dos músculos gastrocnêmios, semitendinoso e bíceps femoral (11).

Quando se estende acima da prega poplítea, a veia safena parva aprofunda-se juntamente com a fáscia safena, passando a correr entre os ventres dos músculos bíceps femoral e semitendinoso em um trajeto subfascial.

Os tipos de terminação da safena parva têm sido objetos de estudo por mais de um século, a princípio por dissecções em cádaver, mais recentemente por exames ultrassonográficos com Doppler (12).

De forma geral, esses estudos confirmam os aspectos anatômicos propostos por anatomistas como Charles Kosinski, que em 1926 referendou o trabalho de Giacomini em um estudo de dissecção de 124 pernas dividindo de maneira bastante didática as terminações da safena parva em diferentes padrões, como mostram as figuras do apêndice.

Figura 3 – Terminações da safena parva: padrão 1A e 1B.

Figura 4 – Terminações da safena parva: padrão 2A, 2B e 2C.

4. Considerações finais

É importante o detalhamento anatômico da junção safeno-poplítea, visto que há diversas variações anatômicas da região que implicam diretamente na compreensão de patologias das doenças venosas, assim como para o tratamento mais adequado.

A existência de extensão cranial e/ou veia de Giacomini e a veia safena parva apresentam variações anatômicas em sua terminação. Frequentemente, terminam em veias da coxa (97,2%), comunicando-se com a veia poplítea em cerca de metade dos casos (52,8%). Raramente, terminam em veias da perna (2,8%).

Referências bibliográficas

1. KACHLIK, D.; PECHACEK, V; BACA, V.; MUSIL, V. The superficial venous system of the lower extremity: new nomenclature. Phlebology, 2010, 25: 113-23.

2. KACHLIK, D.; PECHACEK, V.; MUSIL, V.; BACA, V. Information on the changes in the revised anatomical nomenclature of the lower limb veins. Biomed Pap Med Fac Univ Palacky Olomouc Czech Repub, 2010, 1 54:93-7.

3. PRAKASH, Kumari J.; NISHANTH, Reddy N.; et al. A review of literature along with a cadaveric study of the prevalence of the Giacomini vein (the thigh extension of the small saphenous vein) in the Indian population. Rom J Morphol Embryol, 2008, 49:537.

4. DELIS, K.T.; KNAGGS A.L.; KHODABAKHSH, P. Prevalence, anatomic patterns, valvular competence, and clinical significance of the Giacomini vein. J Vasc Surg, 2004, 40:1174.

5. SCHWEIGHOFER, G.; MÜHLBERGER, D.; BRENNER, E. The anatomy of the small saphenous vein: fascial and neural relations, saphenofemoral junction, and valves. J Vasc Surg, 2010, 51:982.

6. GEORGIEV M.; MYERS, K. A.; BELCARO G.; St May's Society Of Vascular Fellows, Giacomini's observations on the superficial veins of the abdominal limb and principally the external saphenous. Int Angiol, 2001, 20(3):225-233.

7. BARBERINI, F.; CAVALLINI, A., CAGGIATI, A. The thigh extension of the small saphenous vein: a hypothesis about its significance, based on morphological, embryological and anatomo-comparative reports. Ital J Anat Embryol, 2006, 111(4):187-198.

8. GIACOMINI, C. Osservazioni anatomiche per servire allo studio della circolazione venosa delle estremita inferiori. Parte I: Delle vene superficiali dell'arto addominale e principalmente della saphena esterna. Giornale della Reale Accademia di Medicina di Torino, 1873,14:109- 136.

9. KOSINSKI, C. Observations on the superficial venous system of the lower extremity. J Anat, 1926, 60:131-42.

10. CAGGIATI, A.; BERGAN, J.J.; GLOVICZKI, P.; JANTET, G.; WENDELL-SMITH C.P.; PARTSCH, H. International Interdisciplinary Consensus Committee on Venous Anatomical Terminology. Nomenclature of the veins of the lower limbs: an international interdisciplinary consensus statement. J Vasc Surg, 2002,36:416-22.

11. CAGGIATI, A.; BERGAN, J.J.; GLOVICZKI, P.; EKLOF, B.; ALLEGRA, C.; PARTSCH, H. International Interdisciplinary Consensus Committee on Venous Anatomical Terminology. Nomenclature of the veins of the lower limb: extensions, refinements, and clinical application. J Vasc Surg, 2005, 41: 719-24.

12. CAVEZZI, A.; LABROPOULOS, N.; PARTSCH, H.; RICCI, S.; CAGGIATI, A.; MYERS, K.; et al. Duplex ultrasound investigation of the veins in chronic venous disease of the lower limbs-UIP consensus document. Part II. Anatomy. Eur J Vasc Endovasc Surg, 2006, 31:288-99.

11

TRATAMENTO PASSO A PASSO DA VEIA SAFENA MAGNA COM ARF

1. CONCEITO DE RADIOFREQUÊNCIA (RF)
2. MECANISMO DE AÇÃO
3. RECOMENDAÇÕES DA TÉCNICA
4. PASSO A PASSO PARA O PROCEDIMENTO

O capítulo aborda as etapas (tempos cirúrgicos) na execução da ablação térmica da veia safena magna.

DR. LEONARDO CHADAD MAKLOUF
DR. LUIZ BALDINI NETO

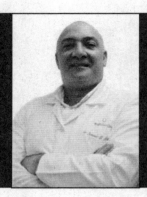

Dr. Leonardo Chadad Maklouf

Contatos
www.angioskincare.com.br
leomaklouf@yahoo.com.br
Instagram: @leomaklouf.vascular

CRM 111.139. Cirurgião Vascular formado pela Marinha do Brasil com graduação na Faculdade de Medicina de Valença no RJ pela Universidade Fundação Dom André Arcoverde. Coordenador dos Serviços de Cirurgia Vascular em hospitais da rede NotreDame Intermédica. Especialista em Cirurgia Vascular (sócio efetivo da Sociedade Brasileira de Angiologia e de Cirurgia Vascular-SBACV) e membro do Departamento Científico de Doenças Venosas da SBACV Nacional. Dedica-se há mais de 15 anos à técnica de radiofrequência na Doença Venosa, ministrando cursos teórico-práticos viajando pelo Brasil para aplicar a técnica em diversos serviços de cirurgia vascular. Médico vascular em sua Clínica AngioSkincare. Mais de 5.000 cirurgias endovasculares e de 10.000 cirurgias de varizes.

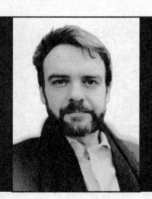

Dr. Luiz Baldini Neto

Contatos
luizbaldini@yahoo.com.br
Instagram: @luiz.baldini
clinicabaldini@gmail.com
Instagram: @clinicabaldini.vascular

CRM 100476 SP. Possui graduação em Medicina pela Universidade Estadual de Campinas – Unicamp. Residência médica em Cirurgia Geral, Cirurgia Vascular e área de atuação em Angiorradiologia e Cirurgia Endovascular pela Unicamp. Título de especialista em Cirurgia Vascular e área de atuação em Cirurgia Endovascular pela Sociedade Brasileira de Angiologia e Cirurgia Vascular – SBACV. Mestrado em Gestão e Saúde Pública pela Unicamp. Atualmente é médico cirurgião vascular da Clínica Médica Baldini. Tem experiência na área de flebologia com ênfase em cirurgia vascular minimamente invasiva, atuando principalmente nos seguintes temas: varizes, radiofrequência, úlcera crônica, cirurgia ambulatorial e saúde pública.

Introdução

Partindo dos princípios da Neoangiogênese descrita por Glass em 1987 (1) e da alta incidência de recorrência de varizes descrita por Fischer (2), a ablação térmica começa a ganhar interesse científico, já que a proposta deste tratamento era não estimular a recorrência das varizes, minimizar dor, hematomas, injúrias linfático-venosas e algumas outras complicações. Não havendo incisão na região inguinal, já teríamos um começo promissor para ablação térmica endovenosa (EVTA*).

Em nossa prática desde 2008, como pioneiros no Brasil temos visto e evoluído o conhecimento da ablação por radiofrequência ARF* e aprendido cada vez mais com suas vantagens em relação à terapêutica tradicional, ainda muito praticada no Brasil por motivos muito mais financeiros do que científicos, já que hoje a ciência espalha *guidelines* recomendando a ablação térmica como 1ª opção no refluxo troncular de veias safenas magnas, parvas e acessórias (3,4,5,6).

Estima-se, de acordo com a Sociedade Brasileira de Angiologia e de Cirurgia Vascular – SBACV, que a doença afete 4 mulheres para cada homem. O principal fator de risco para ter varizes é a presença da doença na família, ou seja, a hereditariedade (7).

1. **Conceito de Radiofrequência (RF*):** a técnica de radiofrequência para o tratamento de insuficiência venosa crônica baseia-se na liberação de energia térmica controlada por um gerador próprio. A ablação de um segmento de veia é tratada por um ciclo de fornecimento de energia através de um cateter bipolar. Antes de ser usada na Medicina, observou-se efetividade em diversos estudos experimentais, que demonstraram precisamente que o tecido colágeno pode reduzir-se pela aplicação de calor, isto é, sendo

---

* Consulte lista de abreviaturas.

** Consulte apêndice de fotos, imagens, gráficos, tabelas e desenhos esquemáticos.

aquecido a uma temperatura suficiente que, quando em contato com a veia, destrói o colágeno da parede venosa em uma extensão que dará máxima contração de luz, sem destruir a integridade da veia.

DICA

Lembrar sempre da necessidade de **contato direto do cateter com a veia.**
Todas as etapas descritas a seguir utilizam este conceito!

É dividido em três fases:

2.1 Ocorre destruição da camada íntima que fica exposta;

2.2 Ocorrem hipertrofia e contração das fibras do colágeno das camadas médias e adventícias, que sofrem degradação, tendo como consequência o encolhimento ou redução da luz da veia;

2.3 Uma fase subaguda ocorre em poucos dias, apresentando um processo inflamatório; a fase crônica, que dura cerca de seis semanas, representando oclusão fibrótica da veia tratada.

Colocamos a seguir nossa experiência em um passo a passo detalhado para facilitar a rotina dos colegas vasculares em formação ou já formados, esperando ajudar no seu dia a dia nesta inevitável transição para procedimentos menos invasivos, onde na Europa e EUA já são uma realidade há anos.

3. **Recomendação técnica:** baseado em *guidelines* nacionais e internacionais, o tratamento da Veia Safena Magna com ablação térmica tem embasamento científico atualizado nos principais centros do mundo.

Hoje a técnica tradicional de *"Stripping"* da veia safena (2) (Figura** 1 - veia safena retirada com as várias tributárias visíveis marcadas) (extração radical) tem estado em desuso em vários centros em troca de técnicas minimamente invasivas com resultados no mínimo semelhantes e possibilitando retorno precoce às atividades normais do paciente (Figura** 2 - De Maeseneer, M.G.;

Kakkos, S.K.; Aherne, T.; et al. European Society for Vascular Surgery (ESVS) 2022 Clinical Practice Guidelines on the Management of Chronic Venous Disease of the Lower Limbs. Eur J Vasc Endovasc Surg. 2022;63:184-267) (5). Mesmo quando indicado *"Stripping"*, visando manter o caráter minimamente invasivo das técnicas atuais, o procedimento é realizado sob anestesia local intumescente sempre que possível (5).

Ainda um questionamento que recebemos bastante seria a definição em relação ao maior diâmetro tratado. Já tivemos a oportunidade de tratar veias safenas até 20 mm na porção proximal e média da coxa, onde disparamos três vezes a liberação de energia elétrica por radiofrequência.

Entendemos que quanto maior seja o diâmetro da veia a ser tratada, maior a necessidade: de uma intumescência criteriosa e de esvaziamento do sangue da veia (elevação dos membros inferiores por Trendelenburg).

4. Passo a passo para o procedimento

4.1. Avaliar e levar em consideração a utilização do EcoDoppler:

- A profundidade da veia a partir da superfície da pele que deverá estar, pelo menos a 10 mm da pele e não ser visível a olho nu;

- Avaliar criteriosamente em posição ortostática os diâmetros mínimos e máximos do segmento da veia a ser tratada;

- Anatomia significativa
  - ➤ Segmentos sinuosos, aneurismas venosos, saída da veia safena magna do compartimento safênico e possível necessidade de punção dupla;
  - ➤ Duplicação do sistema safeno;
  - ➤ Tributárias, ramos e perfurantes insuficientes.

- Identificar os possíveis locais de acesso à veia fazendo marcações prévias (2 ou 3 pontos de punção de distal para proximal).

4.2. Marcar o trajeto da veia e achados anatômicos significativos:

- Acesso à veia (Figura** 3 - Marcações com detalhes para pontos possíveis de punção);

- É recomendada uma bainha introdutora de 7 fr x 11 cm de comprimento (hoje o introdutor 6 fr da Medtronic já aceita o CF*);

- O local ideal para punção: mais próximo à superfície da pele; livre de ramos ou sinuosidades; tendo a veia escolhida pelo menos 4 mm de diâmetro para punção.

4.3 Posição de Proclive ou Trendelenburg Reverso:

- Sempre após assepsia e antissepsia, a posição de Proclive é mandatória para aumentar o diâmetro da veia, facilitando a punção;

- Realizada a punção venosa, colocado o introdutor vascular, mede-se o comprimento do cateter que será introduzido dentro da veia, deixando a marca do cateter (borracha branca) na boca do introdutor. (Figura** 4 - perfurante insuficiente drenando para safena e originando varizes).

4.4 Cuidados com o cateter:

- O cateter CF* deve manter a permeabilidade do seu lúmen se estiver tratando múltiplas veias, especialmente sinuosas;

- A lavagem com solução salina pode não evitar completamente a entrada de sangue para dentro do lúmen do cateter, podendo fechá-lo, impedindo o acesso da guia nas veias subsequentes caso haja necessidade;

- O uso do fio guia pela nossa equipe não acontece há muitos anos, já que quando temos uma veia safena muito tortuosa geralmente fazemos nova punção (uma guia de 0,025 ou 0,018 são as compatíveis com o produto).

4.5 Posicionamento do cateter:

- Posicionar o cateter CF* na junção safeno-femoral JSF* é um dos momentos mais importantes do procedimento e crucial para o objetivo final da cirurgia: oclusão da veia e preservação da veia epigástrica VES*;

- Uma visão longitudinal ou oblíqua da JSF* faz-se necessária para visualizar o avanço do cateter na imagem do ultrassom;

- Posicionar a ponta do cateter ou elemento térmico de 7 cm (Figura**5 - posição do elemento térmico deve respirar 2,5 cm da JSF*, sempre preservando a veia epigástrica superficial) a 2,5 cm da JSF* como critério de segurança, preservando a sempre presente VES*, deixando elemento térmico a 1,5 cm desta veia importante que realizada a lavagem do coto (*whashout*).

4.6 Tríade de Sucesso (critérios para otimizar o contato direto entre veia e cateter)

4.6.1 Intumescência anestésica perivenosa

A finalidade da nossa solução anestésica padrão (Figura** 6 - intumescência perivenosa com halo de proteção 10-20 mm ao redor da veia)

- Comprimir a veia em torno do cateter;

- Exsanguinar a veia em tratamento;

- Criar um espaço entre a superfície da pele e a parede anterior da veia;

- Agir como dissipador de calor que protege o tecido perivenoso de uma lesão térmica;

- Anestesiar o trajeto a ser tratado, preservando ainda algum volume para possíveis flebectomias.

Volume suficiente e distribuição uniforme do fluido ao longo de todo o segmento da veia a ser tratada são dois aspectos importantes da tumescência.

Injetar o fluido tumescente dentro do compartimento safeno para criar um halo de 360° de fluido em torno da veia, protegendo a mesma em uma circunferência de 10 mm na coxa proximal e média e com 20 mm na coxa distal e próximo do joelho. Atenção especial em infiltrar o fluido ao redor da bainha do introdutor se o cirurgião planeja retirar a bainha para tratar o segmento final da veia. Usamos apenas soro fisiológico com metilprednosolona como complemento na intumescência, caso estejamos querendo realizar flebectomias no mesmo procedimento.

Observar a transição em que o ponto ecogênico do cateter e a sombra vertical correspondente desaparecem da imagem. A posição ideal está a 2 cm distal da JSF*.

4.6.2 Posição de Trendelenburg

- Colocar o paciente a 15-30° da posição de Trendelenburg, para fechar ainda mais a veia em tratamento e exsanguinar o sistema venoso superficial.

4.6.3 Compressão externa

- Ultrassom + compressão digital ou compressão com cotovelo desde JSF* avançando a compressão para além do elemento térmico em direção à veia femoral, comprimindo parte dela, evitando o avanço da energia térmica, evitando o risco de trombose induzida por calor. Para esta manobra demos o nome de "*Full Compression*";

- É fundamental manter um bom contato do elemento térmico com a camada íntima da veia para garantir o êxito do procedimento. Manter a compressão da veia a ser tratada por todos os ciclos é ponto crítico para o estímulo induzido pela energia térmica da radiofrequência. Aplicação de 2 ciclos 20 segundos no segmento mais próximo à JSF*. Demais veias seguem nosso protocolo Maklouf/Baldini dividido da seguinte forma:

  → Veias até 8 mm - 1 disparo

  → Veias 8,1 até 12 mm - 2 disparos

  → Veias maiores de 12 mm - 3 disparos

- Inserir o cateter na próxima marcação do cateter (6,5 em 6,5 cm), manter aplicada a compressão e fornecer energia;

- Repetir os movimentos, mantendo a compressão e o tratamento até que todo o comprimento desejado seja tratado;

- Último segmento do tratamento faz referência ao local do cateter que se encontra pontilhada;

- Após executar as medidas de compressão e exsanguinação, pressionar o botão do manipulador do cateter para iniciar o tratamento;

- Checar o gerador sempre mantendo a compressão do segmento tratado;

  → A área pontilhada do cateter indica que ele se encontra no último segmento de tratamento para a bainha de 11 cm.

4.7. Finalização do tratamento

- Realizar um ultrassom para avaliar os resultados do tratamento. Observar a veia femoral comum, a preservação da VES* e as alterações já presentes na luz ao longo da veia safena, que deverão estar com espasmo severo e sinais evidentes de alterações no fluxo com grande comprimento da veia já sem fluxo;

- Façam esta revisão da veia tratada e das veias preservadas já sem o cateter, que deverá ser retirado sempre após o último disparo.

4.8. Aparência do cateter após o uso

- Assim que o segmento for tratado: retirar imediatamente o cateter para permitir uma contração maior da parede da veia;

- Realizar compressão em todo o segmento tratado por 5 minutos;

- O cateter CF* deverá ter acúmulo mínimo (ou ausente) de coágulos no exterior do dispositivo, que indica uma boa compressão aplicada durante o tratamento de liberação da energia térmica.

4.9 Orientações pós-operatórias

- Retornar às atividades normais o mais breve;

- Movimentar-se em intervalos frequentes, por pelo menos 30 minutos diários;

- Não ficar sentado ou em pé durante longos períodos;

- Curativo compressivo durante 48 horas, seguidas por meias de média compressão;

- Analgésicos, de acordo com a necessidade;

- Acompanhamento com Ultrassom Doppler Venoso padrão: 72 horas, 15 dias e 45 dias, quando definitivamente teremos a oclusão fibrótica completa da veia tratada.

4.10 Cuidados durante o procedimento

Acesso venoso

- Prevenção do vasoespasmo:

- ➤ Selecionar um local adequado para o acesso;
- ➤ Obter o melhor diâmetro do vaso de acesso;
- ➤ Manter a sala e o paciente "aquecidos".

- Manter o paciente calmo em ambiente de preferência com pouco barulho, meia-luz e com anestesista ao lado dominando a sedação do paciente;
- Realizar o proclive acentuado tão logo seja possível;
- Estabelecer um tempo máximo para tentativa de punção segundo o Tutorial para Punção Venosa descrito no capítulo 23.

Promover efetiva navegabilidade do cateter quando este não avança:

- Identificar prováveis pontos de obstrução (tromboflebites antigas segmentares, tortuosidades significativas e confluência de tributárias);
- Realizar manobras de flexão e extensão de coxa e perna, direcionar externamente com a mão sobre a pele a passagem do cateter ecoguiado, elevar todo o membro superior;
- Efetuar a punção dupla (primeiro realizar a punção e inserção do introdutor no segmento DISTAL ao obstáculo; depois realizar a punção e deixar o fio guia inserido no segmento PROXIMAL ao obstáculo, permitindo assim o acesso duplo).

4.11 Materiais utilizados para o procedimento
- Kit introdutor 7 fr ou 6 fr (Medtronic);
- Fio-guia 0,018 ou 0,025;
- Gerador de RF*;
- USG* fixo ou portátil;
- 4 seringas de 20 mL;
- Agulhas para anestesia local;
- Agulha 18 G do próprio kit de punção para intumescência em pacientes mais obesos ou agulha 40x12 para os demais pacientes.

Referências bibliográficas

GLASS, G.M. Neovascularisation in recurrence of the varicose great saphenous vein following transaction. Phlebology, 1987, 2:81-92.

FISCHER, R.; LINDE, N.; DUFF, C.; et al. Late recurrent saphenofemoral junction reflux after ligation and stripping of the greater saphenous vein. J Vasc Surg, 2001, 34(2):236-40.

PRESTI, C.; MERLO, I.; MORAES, M.R.S.; et al. Insuficiência Venosa Crônica – Diagnóstico e Tratamento – Projeto Diretrizes SBACV. Planejamento e Elaboração – Gestões 2012/2015. Disponível em: https://sbacvsp.com.br/wp-content/uploads/2016/05/insuficiencia-venosa-cronica.pdf. Acesso em: 13 de abr. de 2022.

GLOVICZKI, P.; COMEROTA, A.J.; DALSING, M.C.; et al. The care of patients with varicose veins and associated chronic venous diseases: clinical practice guidelines of the Society for Vascular Surgery and the American Venous Forum. J Vasc Surg, 2011, maio, 53(5 Suppl):2S-48S.

DE MAESENEER, M.G.; KAKKOS, SK.; AHERNE, T.; et al. European Society for Vascular Surgery (ESVS), 2022. Clinical Practice Guidelines on the Management of Chronic Venous Disease of the Lower Limbs. Eur J Vasc Endovasc Surg, 2022, 63:184-267.

GOHEL, M.S.; EPSTEIN, D.M.; DAVIES, A.H. Cost-effectiveness of traditional and endovenous treatments for varicose veins. Phlebology, 2009, 24:235.

MAFFEI, F.H.A. Varizes dos membros inferiores: epidemiologia, etiopatogenia e fisiopatologia. In: MAFFEI, F.H.A., LASTÓRIA, S.; YOSHIDA, W.B.; ROLLO, H.A. (orgs.). Doenças vasculares periféricas. Rio de Janeiro: 4. ed. Medsi: 1995, pp. 939-49.

Bibliografia recomendada

1. GLOVICZKI P.; COMEROTA, A.J.; DALSING, M.C.; EKLOF, B.G.; GILLESPIE, D.L.; GLOVICZKI, M.L.; LOHR, J.M.; MCLAFFERTY, R.B.; MEISSNER, M.H.; MURAD, M.H.; PADBERG, F.T.; PAPPAS, P.J.; PASSMAN, M.A.; RAFFETTO, J.D.; VASQUEZ, M.A.; WAKEFIELD, T.W. Society for Vascular Surgery; American Venous Forum. The care of patients with varicose veins and associated chronic venous diseases: clinical practice guidelines of the Society for Vascular Surgery and the American Venous Forum. J Vasc Surg, 2011, maio;53(5 Suppl):2S-48S. doi: 10.1016/j.jvs.2011.01.079. PMID: 21536172.

2. MASUDA, E.; OZSVATH, K.; VOSSLER, J; WOO, K.; KISTNER, R.; LURIE, F.; MONAHAN D.; BROWN W.; LABROPOULOS, N.; DALSING, M.; KHILNANI, N.; WAKEFIELD, T.; GLOVICZKI, P. The 2020 appropriate use criteria for chronic lower extremity venous disease of the American Venous Forum, the Society for Vascular Surgery, the American Vein and Lymphatic Society, and the Society of Interventional Radiology. J Vasc Surg Venous Lymphat Disord, 2020, jul;8(4):505-525. e4. doi: 10.1016/j.jvsv.2020.02.001. Epub 2020 Mar 3. PMID: 32139328.

3. PRESTI, C.; KIKUCHI, R.; JUNIOR, W. C. & DE MOURA, M. R. L. Insuficiência Venosa Crônica Diagnóstico e Tratamento – Sociedade Brasileira de Angiologia e Cirurgia Vascular (SBACV) – novembro de 2015. Disponível em: https://sbacv.org.br/storage/2018/02/insuficiencia-venosa-cronica.pdf. Acesso em: 22 de abr. de 2022.

12

TRATAMENTO PASSO A PASSO:
1. VEIA SAFENA PARVA
2. VEIA DE GIACOMINI
3. VEIA ACESSÓRIA ANTERIOR

O capítulo aborda as etapas (tempos cirúrgicos) na execução da ablação térmica da veia safena Parva, Giacomini e Acessória Anterior.

DR. LUIZ BALDINI NETO

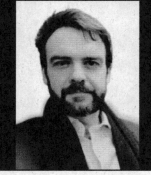

Dr. Luiz Baldini Neto

Contatos
luizbaldini@yahoo.com.br
Instagram: @luiz.baldini
clinicabaldini@gmail.com
Instagram: @clinicabaldini.vascular

CRM 100476 SP. Possui graduação em Medicina pela Universidade Estadual de Campinas – Unicamp. Residência médica em Cirurgia Geral, Cirurgia Vascular e área de atuação em Angiorradiologia e Cirurgia Endovascular pela Unicamp. Título de especialista em Cirurgia Vascular e área de atuação em Cirurgia Endovascular pela Sociedade Brasileira de Angiologia e Cirurgia Vascular – SBACV. Mestrado em Gestão e Saúde Pública pela Unicamp. Atualmente é médico cirurgião vascular da Clínica Médica Baldini. Tem experiência na área de flebologia com ênfase em cirurgia vascular minimamente invasiva, atuando principalmente nos seguintes temas: varizes, radiofrequência, úlcera crônica, cirurgia ambulatorial e saúde pública.

1. Veia Safena Parva

1.1 Introdução:
o tratamento cirúrgico da insuficiência de Veia Safena Parva (VSP*) em pacientes sintomáticos tem como objetivo a desconexão do ponto de refluxo com o sistema venoso profundo (SVP*). Isto ocorre, predominantemente, na junção com a veia poplítea em nível da linha articular do joelho. Para tanto, a técnica de ablação por radiofrequência constitui uma das modalidades térmicas e tumescentes de primeira recomendação pelas diretrizes mundiais. Trata-se de um método rápido, seguro, eficaz e pouco invasivo, que permite um retorno abreviado às atividades de rotina, além de ser possível a utilização apenas de anestesia local intumescente, favorecendo o uso de outras técnicas concomitantemente (flebectomias e esclerose com espuma ecoguiada).

A seguir, encontram-se as principais diretrizes com suas referências e comentários:

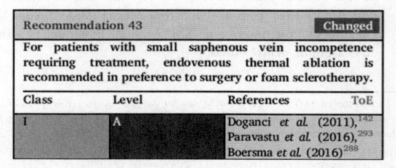

(Figura** 1). Grau de recomendação classe I com nível de evidência A para tratamento de VSP* por ablação térmica. (1***)

---

* Consulte lista de abreviaturas.
** Consulte apêndice de fotos, imagens, gráficos, tabelas e desenhos esquemáticos.

Na figura** 1, observa-se um nível elevado de evidência científica, recomendando o uso da ablação térmica como primeira opção no tratamento da insuficiência de VSP* neste documento de diretrizes europeias de 2021.

No.	Procedure	Appropriateness category
1.4	Ablation of the SSV in a symptomatic patient with varicose veins, edema due to venous disease, skin our subcutaneous changes, healed or active ulcers (CEAP classes 2-6), when the SSV demonstrates reflux directed to affected area.	Appropriate
1.5	Ablation of the SSV with reflux that communicates with the GSV or tigh veins by intersaphenous vein, in a symptomatic patient with skin or subcutaneous changes, healed or active ulcers (CEAP classes 4-6), when the SSV demonstrates reflux directed to affected area.	Appropriate
CEAP, Clinical Etiology, Anatomy, and Pathophysiology, GSV, great saphenous vein.		

Figura 2. Grau de recomendação apropriado para tratamento de VSP* por ablação térmica (2***).

Neste outro artigo, apresentado na figura 2, constata-se recomendação favorável à ablação térmica após revisão de especialistas das principais sociedades da especialidade nos Estados Unidos em 2020.

1.2 Variações anatômicas: dentre as variações anatômicas relacionadas à VSP*, destaca-se o ponto em que ocorre a comunicação com o SVP*. Assim, é de fundamental importância a realização do EcoDoppler pela própria equipe cirúrgica, visando identificar extensões craniais da VSP* que se conectam com o SVP* em nível da musculatura posterior da coxa, com a Veia Safena Magna (VSM*), com Veias Circunflexas Posteriores, com VSM* Acessória Posterior e na variação de Giacomini, dentre outras.

***(1) De Maeseneer, M.G.; et al. European Society for Vascular Surgery (ESVS) 2022 Clinical Practice Guidelines on the Management of Chronic Venous Disease of the Lower Limbs, European Journal of Vascular and Endovascular Surgery, https://doi.org/10.1016/j.ejvs.2021.12.024

***(2) MASUDA, E.; OZSVATH K.; VOSSLER J.; WOO K.; KISTNER, R.; LURIE, F.; MONAHAN, D.; BROWN, W.; LABROPOULOS, N.; DALSING M.; KHILNANI, N; WAKEFIELD, T.; GLOVICZKI, P. The 2020 appropriate use criteria for chronic lower extremity venous disease of the American Venous Forum, the Society for Vascular Surgery, the American Vein and Lymphatic Society, and the Society of Interventional Radiology. J Vasc Surg Venous Lymphat Disord, 2020, jul;8(4):505-525.e4. doi: 10.1016/j.jvsv.2020.02.001. Epub, 2020, mar. 3. PMID: 32139328.

> **EXISTEM 3 PONTOS CRÍTICOS PARA LESÃO DE NERVOS**
>
> 1. **Nervo Sural** (não realizar ablação térmica abaixo das bordas inferiores dos m.m. gastrocnêmios);
>
> 2. **Cavo Poplíteo** (promover leve flexão do joelho em decúbito ventral através de coxim nos pés e realizar intumescência criteriosa adjacente à junção safeno poplítea);
>
> 3. **Extensões Craniais de VSP*** principalmente com conexão em tributárias profundas musculares (local de maior frequência de ramos de nervos – não realizar ablação térmica nesta topografia).

1.3 Seleção do material: Sistema introdutor 7F. Recomenda-se a utilização da Fibra de Ablação por Radiofrequência – FAR* com elemento térmico de 3 cm sempre que possível. Isto propicia melhor navegabilidade e maior adaptação de todo o sistema introdutor mediante um intervalo de espaço mais curto entre a punção e o local de tratamento.

> **LEMBRE-SE**
>
> Em VSP*, dê preferência ao cateter de 3 cm.

1.4. Modalidade anestésica: como todo tratamento com ablação térmica por radiofrequência, pode-se utilizar a solução intumescente anestésica. Nesta condição, sugere-se a sedação principalmente em casos de doentes mais ansiosos ou agitados, ou até mesmo para conforto por opção do doente. Entretanto, o bloqueio raquimedular deve ser considerado, mediante uma perspectiva de flebectomias em grande quantidade e, principalmente, nos primeiros casos da equipe (entende-se que o procedimento sob anestesia local intumescente exige maior destreza e requer uma fase mais avançada na curva de aprendizado).

> **DICAS**
>
> Independentemente da modalidade anestésica: coloque o doente em PROCLIVE o mais breve possível.
>
> Se fizer com local, o doente deverá ser o último a entrar na sala, já com mesa preparada (isso minimiza o estresse do ambiente cirúrgico).

1.5 Planejamento terapêutico: seguir as mesmas recomendações do tratamento de VMS* com atenção em:

- Realizar EcoDoppler durante mapeamento imediatamente antes do procedimento, com paciente em posição ortostática;
- Identificar extensões craniais da VSP* que se conectam com o SVP* em nível da musculatura posterior da coxa;
- Determinar presença de tortuosidades, perviedade do trajeto a ser navegado e tratado;
- Estabelecer LOCAL DE PUNÇÃO.

> **LEMBRE-SE:**
>
> O local de punção pode ser distal ao local de tratamento, pois:
>
> O LOCAL DE PUNÇÃO NÃO DETERMINA O LOCAL DE TRATAMENTO!

1.6 Sala e Posicionamento: tornar o ambiente o mais confortável possível em caso de anestesia local intumescente com controle da temperatura da sala (evitar hipotermia) e focos direcionados para o teto, promovendo iluminação indireta. A antissepsia é realizada com o doente ainda em decúbito dorsal com colocação dos campos estéreis. Posteriormente, o doente deve estar em decúbito ventral, mesa em proclive e coxim nos pés. Mediante necessidade de tratamento de VSM* ou mesmo abordagem de face anterior dos membros inferiores, recomenda-se iniciar o tratamento da região posterior e da VSP* e, em seguida, finalizar o procedimento em decúbito dorsal. Em casos de pacientes obesos, deve-se considerar o decúbito lateral contrário ao lado a ser tratado (por exemplo, VSP* direita: decúbito lateral esquerdo).

1.7 Detalhes da punção: a VSP* possui um diâmetro médio menor que a VSM* mesmo quando doentes. Desta forma, quanto menor o diâmetro, maior a dificuldade de punção. Inclusive, diâmetros menores que 2,0 mm impedem a navegação do sistema. Logo, a necessidade de proclive é fundamental para otimizar o acesso venoso. Mais uma vez, sugere-se realizar os primeiros casos sob bloqueio raquimedular, visando maior conforto do doente e da equipe cirúrgica.

DICA

Ao realizar punção de vasos de pequeno diâmetro, dê atenção à:

- Manter o proclive o mais precoce possível;
- Deixar a temperatura da sala confortável;
- Usar a extremidade reta do fio guia do sistema introdutor.

1.8 Posicionamento do cateter: o cateter deve ser locado a 3 cm da junção com o SVP**, na porção paralela da VSP* à Veia Poplítea, distante dos planos profundos.

1.9 Tumescência: em casos de bloqueio raquimedular, deve-se utilizar o soro fisiológico na técnica de intumescência da mesma forma como descrito no capítulo de VSM**. Respeitar o limite de 2 cm da pele e ser criterioso nas proximidades de nervos. Nos casos de se optar pela anestesia local intumescente, recomenda-se utilizar apenas 250 mL de soro fisiológico na solução com 125mg de Metilprednisolona, 5 mL de Bicarbonato de Sódio 8,4% e 20 mL de Lidocaína 2% com vasoconstritor. Se houver planejamento de flebectomia concomitante, pode se diluir a mesma solução até 400 mL sem perda do potencial anestésico. Porém, quanto mais extenso for o procedimento, maior a necessidade de se considerar o uso de sedação com acompanhamento obrigatório da equipe anestésica.

SOLUÇÃO ANESTÉSICA INTUMESCENTE (VSP)	
Soro Fisiológico	250 mL
Bicarbonato de Sódio 8,4%	5 mL
Metilprednisolona	125 mg
Lidocaína 2% com vasoconstritor	20 mL

1.10 Etapas da ablação: uma vez realizada a intumescência com sucesso, colocar a mesa em Trendelenburg e comprimir o trajeto a ser tratado antes de liberar a energia, sendo um ciclo (um disparo) por segmento. Respeitar as recomendações e marcações de segurança já discutidas nos capítulos anteriores.

1.11 Tratamento combinado: existe a possibilidade da associação de diversas técnicas à ablação térmica por radiofrequência de VSP*.

O próprio segmento de VSP* pode ser tratado parcialmente por ablação térmica e química. Isto acontece principalmente nos casos em que a navegabilidade do cateter é comprometida em extensões craniais tortuosas ou mesmo como opção terapêutica nas topografias de risco elevado de lesão aos nervos. Dessa forma, pode-se realizar a ablação térmica dos segmentos de coxa distal e perna proximal e complementar com ablação química os demais segmentos da VSP*.

Ainda, a ablação química é mais segura mediante a movimentação precoce do membro. Isto é potencializado através da utilização da anestesia local intumescente. Infere-se, portanto, que a possibilidade de utilizar esta modalidade anestésica permite a realização de todas as técnicas (ablação térmica, ablação química e esclerose com espuma ecoguiada) no mesmo ato operatório. Na prática, os autores têm realizado com frequência os procedimentos combinados em varizes sob anestesia local intumescente, priorizando a ablação térmica por radiofrequência em todas as veias possíveis, em seguida a esclerose com espuma ecoguiada em varizes profundas e tortuosas e por punção direta superficial naquelas varizes aderidas à pele (sem condições para flebectomia). Finalmente, as tributárias varicosas não aderidas à pele são tratadas por flebectomia convencional.

1.12 Compressão: existe indefinição sobre os melhores métodos compressivos ou mesmo o tempo ideal de compressão. Os autores seguem as diretrizes, indicando a compressão por 48 horas com ataduras elásticas ou inelásticas ou meia com pressão superior a 20 mmHg. Todas as modalidades têm sua eficiência potencializada pelo uso de PADS* na projeção das veias tratadas. Após 48 horas, recomenda-se o uso de meias elásticas por período, variando com a apresentação clínica de cada caso.

1.13 Seguimento: recomenda-se deambulação precoce e movimentos de dorsiflexão dos pés já ao término do procedimento. Assim como já descrito no tratamento de VSM**, a avaliação por EcoDoppler em 48 a 72 horas permite identificar complicações, como trombose induzida por calor. Na maioria dos cenários, o acompanhamento com EcoDoppler evidencia regressão espontânea do trombo. Esta complicação é discutida com detalhes em capítulo específico.

2. Veia safena magna acessória anterior

2.1 Introdução: as evidências científicas atuais (Figuras** 1 e 2) apontam para a indicação de ARF* como primeira escolha no tratamento da insuficiência de Veia Safena Magna Acessória Anterior - VSMAA* (50,51,52). Observa-se manifestação clínica desse quadro através da presença de tributárias em face antero lateral da coxa inclusive, representando muitas vezes recidiva da doença mediante tratamento apenas do eixo da VSP**, sendo despercebida a insuficiência da VSMAA*, fato esse que corresponde à grande parte dos casos de recidiva pós ARF*(54,56).

2.2 Considerações terapêuticas: conforme já citado, a insuficiência do eixo da VSM*AA* muitas vezes não é avaliado. Portanto, o planejamento pré-operatório com o mapeamento por EcoDoppler é fundamental para evitar essa situação, e permitir uma maior probabilidade de sucesso funcional e anatômico.

Recommendation 46			New
For patients with incompetence of the anterior accessory saphenous vein requiring treatment, endovenous thermal ablation should be considered.			
Class	Level	References	ToE
IIa	C	Theivacumar et al. (2009);[302] King et al. (2009)[303]	

Figura 3. Grau de recomendação e nível de evidência para tratamento de VSAA* por ablação térmica (3***)

1.6	Ablation of the AAGSV in a symptomatic patient with varicose veins, skin or subcutaneous changes, healed or active ulcers (CEAP classes 2, 4-6), when the AAGSV demonstrates axial reflux directed to affected area.	Appropriate

Figura ** **4. Grau de recomendação apropriado para tratamento de VSAA* por ablação térmica (4***)**

Ablação térmica. Os passos desde a punção da VSMAA* até a liberação da energia pelo cateter seguem o mesmo esquema descrito nos fundamentos da ARF* em outros capítulos. Entretanto, algumas peculiaridades são expostas no quadro a seguir:

ARF* de VSMAA*

DICAS

- Usar cateter de 3 cm.
- Em caso de tratamento concomitante de VSM*: iniciar com acesso e passagem de sistema introdutor na VSM*, logo em seguida, puncionar VSMAA* e deixar o fio guia nesta fixando na coxa com micropore. Desta forma, obtêm-se os 2 acessos!
- Realizar tratamento na seguinte sequência: VSM*, VSMAA* proximal (ambas com ARF*), em seguida considerar o tratamento das tributárias varicosas da VSMAA* por flebectomia.

***(3) DE MAESENEER, M.G.; et al.; European Society for Vascular Surgery (ESVS) 2022 Clinical Practice Guidelines on the Management of Chronic Venous Disease of the Lower Limbs, European Journal of Vascular and Endovascular Surgery, https://doi.org/10.1016/j.ejvs.2021.12.024.

***(4) MASUDA, E.; OZSVATH K.; VOSSLER J.; WOO K.; KISTNER, R.; LURIE, F.; MONAHAN, D.; BROWN, W.; LABROPOULOS, N.; DALSING M.; KHILNANI, N; WAKEFIELD, T.; GLOVICZKI, P. The 2020 appropriate use criteria for chronic lower extremity venous disease of the American Venous Forum, the Society for Vascular Surgery, the American Vein and Lymphatic Society, and the Society of Interventional Radiology. J Vasc Surg Venous Lymphat Disord, 2020, jul.;8(4):505-525.e4. doi: 10.1016/j.jvsv.2020.02.001. Epub 2020, mar. 3. PMID: 32139328.

> - Lembrar que parte do segmento médio distal da VSMAA pode ser superficial e inapropriado para ARF. Os autores sugerem a possibilidade de esclerose com espuma deste segmento após o tratamento com ARF do segmento proximal.

3. Veia de Giacomini

3.1 Introdução: conforme já descrito no capítulo sobre anatomia da Veia Giacomini (VG*), trata-se de uma extensão cranial da VSP** comunicando-se com o sistema da VSM* em coxa proximal (5). Assume um trajeto póstero medial e invariavelmente permanece em um compartimento acima dos planos musculares de coxa posterior. Entretanto, é possível identificar algumas variações em que este compartimento é mal definido, ocorrendo comunicação com veias profundas em coxa. Nesta situação, torna-se comum a proximidade com nervos e, por conseguinte, temerário o tratamento por ARF*. Nas demais apresentações, a ARF* constitui primeira opção, conforme descrevemos a seguir.

3.2 Considerações terapêuticas: mediante manifestações clínicas de uma VG* insuficiente, encontra-se indicado seu tratamento tendo a ARF* como primeira opção. O planejamento com EcoDoppler é fundamental para a caracterização do seu trajeto anatômico e dos pontos de comunicação com os sistemas da VSP* e da VSM* (312).

Estes apresentam-se acometidos por insuficiência em número significativo dos casos. Tornam-se assim necessárias estratégias terapêuticas como o acesso da VSP** em terço médio de perna para o tratamento de todo eixo, seguido pela mudança de decúbito e acesso de VSM* para complementação terapêutica quando dessa encontra-se também insuficiente (4). As tributárias varicosas podem ser tratadas por flebectomia associada ou não à escleroterapia por espuma ecoguiada.

3.3 Ablação térmica: os passos desde a punção da VSP* até a liberação da energia pelo cateter seguem o mesmo esquema descrito nos fundamentos da ARF* em outros capítulos. Entretanto, algumas peculiaridades são expostas no quadro a seguir:

ARF* de VG*

> **DICAS**
> - Usar cateter de 7 cm.
> - Posição em decúbito ventral com coxins abaixo dos tornozelos e proclive acentuado.
> - Dar preferência ao tratamento sob anestesia local intumescente, pois permite constatar lesões neurológicas com maior acurácia durante a liberação de energia.
> - Em caso de dor durante liberação de energia ou suspeita de segmentos mais profundos com tributárias musculares em coxa, recomenda-se não realizar ARF*, pelo risco de variação anatômica neurológica associada. Assim, os autores sugerem ARF* dos segmentos distais e, em seguida, esclerose com espuma do segmento cranial em coxa.

Referências bibliográficas

1. PRESTI, C.; KIKUCHI, R.; JUNIOR, W. C. & de MOURA, M. R. L. Insuficiência Venosa Crônica Diagnóstico e Tratamento – Sociedade Brasileira de Angiologia e Cirurgia Vascular (SBACV), novembro de 2015. Disponível em https://sbacv.org.br/storage/2018/02/insuficiencia-venosa-cronica.pdf. Acesso em: 22 de abr. de 2022.

2. GLOVICZKI, P.; COMEROTA, A.J.; DALSING, M.C.; EKLOF, B.G.; GILLESPIE, D.L; GLOVICZKI, M.L; LOHR, J.M.; MCLAFFERTY, R.B.; MEISSNER, M.H.; MURAD, M.H.; PADBERG, F.T.; PAPPAS, P.J.; PASSMAN, M.A.; RAFFETTO, J.D.; VASQUEZ, M.A.; WAKEFIELD, T.W. Society for Vascular Surgery; American Venous Forum. The care of patients with varicose veins and associated chronic venous diseases: clinical practice guidelines of the Society for Vascular Surgery and the American Venous Forum. J Vasc Surg, 2011, maio, 53(5 Suppl):2S-48S. doi: 10.1016/j.jvs.2011.01.079. PMID: 21536172.

3. DE MAESENEER, M.G.; et al. European Society for Vascular Surgery (ESVS) 2022. Clinical Practice Guidelines on the Management of Chronic Venous Disease of the Lower Limbs, European Journal of Vascular and Endovascular Surgery. Disponível em: https://doi.org/10.1016/j.ejvs.2021.12.024.

4. MASUDA, E.; OZSVATH, K.; VOSSLER, J.; WOO, K.; KISTNER, R.; LURIE, F.; MONAHAN, D.; BROWN, W.; LABROPOULOS, N.; DALSING, M.; KHILNANI, N.; WAKEFIELD, T.; GLOVICZKI, P. The 2020 appropriate use criteria for chronic lower extremity venous disease of the American Venous Forum, the Society for Vascular Surgery, the American Vein and Lymphatic Society, and the Society of Interventional Radiology. J Vasc Surg Venous Lymphat Disord, 2020, jul., 8(4):505-525.e4. doi: 10.1016/j.jvsv.2020.02.001. Epub, 2020, mar 3. PMID: 32139328.

5. MASUDA, E.; OZSVATH, K.; VOSSLER, J.; WOO, K.; KISTNER, R; LURIE F.; MONAHAN, D.; BROWN, W.; LABROPOULOS, N.; DALSING, M.; KHILNANI, N.; WAKEFIELD, T; GLOVICZKI P. The 2020 appropriate use criteria for chronic lower extremity venous disease of the American Venous Forum, the Society for Vascular Surgery, the American Vein and Lymphatic Society, and the Society of Interventional Radiology. J Vasc Surg Venous Lymphat Disord, 2020, jul., 8(4):505-525.e4. doi: 10.1016/j.jvsv.2020.02.001. Epub, 2020, Mar. 3. PMID: 32139328.

6. SCHUL, MW.; SCHLOERKE, B.; GOMES, G.M. The refluxing anterior accessory saphenous vein demonstrates similar clinical severity when compared to the refluxing great saphenous vein. Phlebology, 2016, 31:654-9.

7. CHAAR, CI.; HIRSCH, S.A.; CWENAR, M.T.; RHEE, RY; CHAER, R.A.; ABU HAMAD, G.; et al. Expanding the role of endovenous laser therapy: results in large diameter saphenous, small saphenous, and anterior accessory veins. Ann Vasc Surg, 2011, 25:656-61.

8. THEIVACUMAR, N.S.; DARWOOD, R.J.; GOUGH, M.J. Endovenous laser ablation (EVLA) of the anterior accessory great saphenous vein (AAGSV): abolition of sapheno-femoral reflux with preservation of the great saphenous vein. Eur J Vasc Endovasc Surg 2009; 37:477-81.

9. CAVALLINI, A; MARCER, D; FERRARI, Ruffino S. Endovenous treatment of incompetent anterior accessory saphenous veins with a 1540 nm diode laser. Int Angiol, 2015, 34:243-9.

10. GIBSON, K.; KHILNANI, N.; SCHUL, M.; MEISSNER, M. American College of Phlebology Guidelines Committee. American College of Phlebology guidelines treatment of refluxing accessory saphenous veins. Phlebology, 2017, 32:448-52.

11. PROEBSTLE, T.M.; MÖHLER, T. A longitudinal single-center cohort study on the prevalence and risk of accessory saphenous vein reflux after radiofrequency segmental thermal ablation of great saphenous veins. J Vasc Surg Venous Lymphat Disord, 2015, 3:265-9.

12. BUSH, R.G.; BUSH, P.; FLANAGAN, J.; FRITZ, R.; GUELDNER, T.; KOZIARSKI, J.; et al. Factors associated with recurrence of varicose veins after thermal ablation: results of the recurrent veins after thermal ablation study. Scientific World Journal, 2014, 2014: 505843.

13. O'DONNELL, T.F.; BALK, E.M.; DERMODY, M.; TANGNEY, E.; IAFRATI, M.D. Recurrence of varicose veins after endovenous ablation of the great saphenous vein in randomized trials. J Vasc Surg Venous Lymphat Disord, 2016, 4:97-105.

14. CAGGIATI, A.; BERGAN, J.J.; GLOVICZKI, P. JANTET, G.; WENDELL-SMITH, C.P.; PARTSCH, H.; et al. Nomenclature of the veins of the lower limbs: an international interdisciplinary consensus statement. J Vasc Surg 2002, 36:416-22.

15. CAGGIATI, A.; BERGAN, J.J.; GLOVICZKI, P.; EKLOF, B.; ALLEGRA, C.; PARTSCH, H. International Interdisciplinary Consensus Committee on

Venous Anatomical Terminology. Nomenclature of the veins of the lower limb: extensions, refinements, and clinical application. J Vasc Surg, 2005, Apr.41(4):719-24. doi: 10.1016/j.jvs.2005.01.018. PMID: 15874941.

16. DE MEDEIROS, C.A.; LUCCAS, G.C. Comparison of endovenous treatment with an 810 nm laser versus conventional stripping of the great saphenous vein in patients with primary varicose veins. Dermatol Surg, 2005, 31:1685e94.

17. LIN, J.C.; IAFRATI, M.D.; O'DONNELL JR, T.F.; ESTES, J.M.; MACKEY, W.C. Correlation of duplex ultrasound scanning-derived valve closure time and clinical classification in patients with small saphenous vein reflux: is lesser saphenous vein truly lesser? J Vasc Surg, 2004, 39:1053e8.

18. BOERSMA D.; KORNMANN, V.N.; VAN EEKEREN, R.R.; TROMP, E.; UNLU C.; REIJNEN, M.M.; et al. Treatment modalities for small saphenous vein insufficiency: systematic review and meta-analysis. J Endovasc Ther, 2016, 23:199e211.

19. RODRIGUEZ-ACEVEDO, O.; ELSTNER, K.E.; MARTINIC, K.; ZEA, A.; DIAZ J. MARTINS, R.T.; et al. Hydrodisplacement of sural nerve for safety and efficacy of endovenous thermal ablation for small saphenous vein incompetence. Phlebology, 2017, 32:482e7.

20. GARCIA-GIMENO, M.; RODRIGUEZ-CAMARERO, S.; TAGARRO-VILLALBA, S.; RAMALLE-GOMARA, E.; GONZALEZ-GONZALEZ, E.; ARRANZ, M.A.; et al. Duplex mapping of 2036 primary varicose veins. J Vasc Surg, 2009, 49:681e9.

21. CAGGIATI, A.; BERGAN, J.J.; GLOVICZKI, P.; EKLOF, B.; ALLEGRA, C.; PARTSCH, H. International Interdisciplinary Consensus Committee on Venous Anatomical Terminology. Nomenclature of the veins of the lower limb: extensions, refinements, and clinical application. J Vasc Surg, 2005, Apr.41(4):719-24. doi: 10.1016/j.jvs.2005.01.018. PMID: 15874941.

22. SCHUL, M.W.; SCHLOERKE, B.; GOMES, G.M. The refluxing anterior accessory saphenous vein demonstrates similar clinical severity when compared to the refluxing great saphenous vein. Phlebology, 2016, 31:654e9.

23. PROEBSTLE, T.M.; MOHLER T. A longitudinal single-center cohort study on the prevalence and risk of accessory saphenous vein reflux after radiofrequency segmental thermal ablation of great saphenous veins. J Vasc Surg Venous Lymphat Disord, 2015;3:265e9.

24. GIBSON, K; KHILNANI, N.; SCHUL, M.; MEISSNER, M. American College of Phlebology Guidelines Committee. American College of Phlebology Guidelines. Treatment of refluxing accessory saphenous veins. Phlebology, 2017, 32:448e52.

25. DE MAESENEER, M. What a phlobologist should know about the anterior accessory saphenous vein? Phlebolymphology, 2019, 26:66e71.

26. GUZELMANSUR I.; OGUZKURT L.; KOCA, N.; ANDIC, C.; GEDIKOGLU, M.; OZKAN, U. Endovenous laser ablation and sclerotherapy for incompetent vein of Giacomini. Phlebology, 2014, 29:511e6.

27. DELIS K.T.; KNAGGS A.L.; KHODABAKHSH P. Prevalence, anatomic patterns, valvular competence and clinical significance of the Giacomini vein. J Vasc Surg, 2004, 40:1174-83.

13

TRATAMENTO PASSO A PASSO DAS VEIAS PERFURANTES

1. INDICAÇÃO TÉCNICA
2. IMPORTÂNCIA DO USG
3. PUNÇÃO DA VEIA PERFURANTE
4. PROTOCOLO MAKLOUF/BALDINI
5. CUIDADOS PÓS-PROCEDIMENTO
6. CONSIDERAÇÕES FINAIS

O capítulo aborda as etapas (tempos cirúrgicos) na execução da ablação térmica das veias perfurantes.

DR. LEONARDO CHADAD MAKLOUF

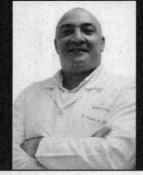

Dr. Leonardo Chadad Maklouf

Contatos
www.angioskincare.com.br
leomaklouf@yahoo.com.br
Instagram: @leomaklouf.vascular

CRM 111.139. Cirurgião Vascular formado pela Marinha do Brasil com graduação na Faculdade de Medicina de Valença no RJ pela Universidade Fundação Dom André Arcoverde. Coordenador dos Serviços de Cirurgia Vascular em hospitais da rede NotreDame Intermédica. Especialista em Cirurgia Vascular (sócio efetivo da Sociedade Brasileira de Angiologia e de Cirurgia Vascular-SBACV) e membro do Departamento Científico de Doenças Venosas da SBACV Nacional. Dedica-se há mais de 15 anos à técnica de radiofrequência na Doença Venosa, ministrando cursos teórico-práticos viajando pelo Brasil para aplicar a técnica em diversos serviços de cirurgia vascular. Médico vascular em sua Clínica AngioSkincare. Mais de 5.000 cirurgias endovasculares e de 10.000 cirurgias de varizes.

Introdução

Este assunto sobre veias perfurantes muito me atrai, e hoje, graças ao Estilete (Figura** 1 - Cateter estilete para veia perfurante), tenho a maior casuística dentro do Brasil e entre as maiores do mundo fazendo uso desta tecnologia que chegou ao Brasil em 2011, quando tivemos a oportunidade de iniciar seu uso.

Com isso, somos além da maior experiência no assunto, a 1ª equipe a usar o dispositivo que substitui de forma eficaz, rápida e segura a arcaica e abandonada técnica de Ligadura Endoscópica de Veias Perfurantes, e em termos comparativos no mundo científico dos *Guidelines* atuais (Figura** 2)[1]***, mais segura que aplicação de espuma densa, principalmente em CEAP* (*clinical signs; etiology; anatomic distribution; pathophysiolog*) avançado, onde existe uma dificuldade natural em vencer o tecido fibrodermatoesclerótico subcutâneo.

1. **Indicação técnica:** não entraremos neste capítulo nos conceitos desta veia, pois já estão explicitamente e brilhantemente apresentados no capítulo 10 deste Manual pelo meu amigo cirurgião vascular Adel Saad Filho.

Entretanto, importante respeitar de forma direcionada as dimensões das veias examinandas, respeitando os achados clínicos e principalmente de imagem, onde existe o grau de refluxo hemodinamicamente importante para indicação do procedimento.

Sandri et al, em 19992, e Labropoulos et al, também em 19993, classificaram refluxos significativos relacionados ao calibre das veias estudadas.

---

* Consulte lista de abreviaturas.

** Consulte apêndice de fotos, imagens, gráficos, tabelas e desenhos esquemáticos.

*** DE MAESENEER, M.G.; KAKKOS, S.K; AHERNE, T.; et al. European Society for Vascular Surgery (ESVS) 2022. Clinical Practice Guidelines on the Management of Chronic Venous Disease of the Lower Limbs. Eur J Vasc Endovasc Surg, 2022, 63:184-267.

> 3.5 mm - 90% refluxo significativo[2]

> 3.9 mm - 86% refluxo significativo[3]

As veias perfurantes não podem ser vistas/identificadas a olho nu. Contudo, um exame físico realizado por um médico cuidadoso pode levantar a hipótese da presença de uma ou mais veias perfurantes insuficientes em pernas e algumas vezes em coxa principiante quando da presença de cordões varicosos em locais pouco ou menos comuns.

O Eco Collor Doppler deve ser feito seguindo um roteiro de investigação de veias perfurantes desde o terço distal da perna até a coxa proximal. Infelizmente, ainda passam desapercebidas ao exame físico do cirurgião vascular e, principalmente, aos ecografistas não vasculares, que sequer devem ter tido alguma orientação anatômica dessas veias em sua graduação, já que existe uma cultura ainda muito grande em focar apenas nas veias safenas magnas.

Fundamentado na minha experiência observacional e agora nas recomendações científicas (Figura** 3 - antes e depois da termoablação de veia perfurante com estilete – seta mostra a perfurante ocluída), vou colocar o passo a passo do procedimento de ablação térmica de veia perfurante insuficiente para todos vocês na expectativa de divulgação da técnica e alcance de novos adeptos a esse tratamento rápido, seguro e eficaz.

1.1 Material necessário: (Figura** 4 – cateter estilete e sua ponta aguda para penetrar casos com CEAP avançados)

- Ultrassom (USG) vascular
- Capa de USG
- Gerador de ablação por radiofrequência (ARF)
- Cateter Estilete (Figura 4)
- Lidocaína 2% com vasoconstritor - 10 ml
- 100 ml de soro fisiológico
- 10 ml de metilprednosolona 125 mg
- Lâmina 11
- Agulhas para aspirar solução anestésica e injetar

2. **Importância da USG*:** ponto chave para o procedimento é o posicionamento perfeito do transdutor no sentido longitudinal (Figura** 4 – cateter estilete e sua ponta aguda para penetrar casos com CEAP avançados), onde conseguimos visualizar o comprimento da veia perfurante e o local onde devemos iniciar a ablação térmica, mantendo distância segura de 0,5 a 1 cm da veia profunda relacionada.

3. **Punção da veia perfurante:** após visualizar a veia perfurante como sugerido há pouco, medir seu diâmetro novamente, aplicar o protocolo de calibre - temperatura Maklouf/Baldini, devemos seguir a seguinte sequência de movimentos:

1) Botão anestésico em pele e subcutâneo.

2) Pequena incisão em pele com lâmina 11.

3) Penetração do cateter Estilete em direção à veia sempre guiados pela imagem de USG* em modo B até total visualização do mesmo dentro da veia, observando sangue na saída do cateter e a impedância medida em Ohms no aparelho, que fica sempre entre 150 e 400.

Tendo certeza de que estamos dentro da veia perfurante e em distância segura para não causar injúria em veias profundas, podemos disparar (Figura** 5 - Imagem de refluxo em veia perfurante calibrosa).

4) Trendelenburg para diminuição do calibre da veia com contato mais ideal com a veia doente?

5) Leve compressão com o próprio transdutor para colabar mais ainda a veia tratada.

6) Disparar energia térmica de radiofrequência de forma circular contínua guiada pela imagem de USG* por um 1º período de 2 minutos. Caso haja "estouro" da impedância antes dos 2 minutos, devemos recuar por 1 milímetro o cateter e reiniciar o procedimento acumulando segundos até completar os 2 minutos.

Feito isso, recuamos novamente o cateter suavemente e aplicamos mais 2 minutos, totalizando 4 minutos de procedimento.

7) USG* Doppler Controle com colorido acionado para demonstrar oclusão da veia perfurante, interrupção completa do fluxo invertido profundo - superfície e perviedade das veias profundas (Figura** 6 - veia perfurante ocluída).

4. Protocolo Maklouf/Baldini (Figura** 7 – Protocolo Maklouf/Baldini para tratamento de veias perfurantes)

Este protocolo foi baseado na ideia de quanto maior o diâmetro da veia insuficiente, teríamos uma maior dificuldade e maior tempo gasto para realizar o fechamento da mesma. Aumentamos a temperatura baseados no calibre do vaso sem observar qualquer injúria perivenosa, e a partir da observação de um fechamento mais rápido e ao mesmo tempo seguro, adotamos a prática da figura apresentada neste protocolo.

4.1 Procedimentos híbridos: muitas vezes, devido ao CEAP Avançado dos pacientes e à impossibilidade de Flebectomia em razão da presença de fibrose robusta do tecido celular subcutâneo, aplicamos após o fechamento de perfurantes doentes a espuma densa nas varicosidades locais seguros de que, com o fechamento dos canais de refluxo significativos, essa espuma não ingresse no sistema venoso profundo, sendo capaz de causar uma trombose venosa profunda local.

5. Cuidados pós-procedimentos: sugerimos sempre a elastocompressão de 20-30mmHg ou até 40 mmHg, dependendo da história do paciente.

6. Considerações finais: o tratamento de veias perfurantes com ARF* tem tido uma crescente adesão na categoria médica vascular e torna-se arma muito interessante para pacientes principalmente com CEAP* avançado e para também pacientes com recorrência de varizes relacionadas a alguma ou mais veias perfurantes, localidades em pós-operatório recente ou não. Alguns trabalhos mostram essas relações (4).

Referências bibliográficas

1. DE MAESENEER, M.G.; KAKKOS, S.K.; AHERNE, T.; et al. European Society for Vascular Surgery (ESVS) 2022. Clinical Practice Guidelines on the Management of Chronic Venous Disease of the Lower Limbs. Eur J Vasc Endovasc Surg, 2022; 63:184-267.

2. SANDRI, J.L.; BARROS, F.S.; PONTES, S;. et al. Diameter-reflux relationship in perforating veins of patients with varicose veins. J Vasc Surg, 1999, 30(5):867-75.

3. LABROPOULOS, N.; MANSOUR, M.A.; KANG, S.S.; et al. New insights into perforator vein incompetence. Eur J Vasc Endovasc Surg, 1999, 18(3):228-34.

4. AURSHINA Afsha; ASCHER, Enrico; MOUNT Lauren; HINGORANI Amrit; MARS Natalie; HINGORANI, Anil. Success Rate And Factors Predictive Of Redo Radiofrequency Ablation Of Perforator Veins. Clinical Research Study Perforating Veins, v.6, Issue 5, P621-625, September, 1, 2018. DOI: https://doi.org/10.1016/j.jvsv.2018.01.014.

14

DICAS E TRUQUES

Neste capítulo, os autores destacam as principais situações de dificuldade encontradas durante o procedimento de ablação térmica por radiofrequência, bem como sugestões para otimizar o tempo cirúrgico, o acesso venoso e reduzir as complicações.

DR. LEONARDO CHADAD MAKLOUF
DR. LUIZ BALDINI NETO

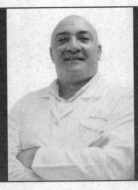

Dr. Leonardo Chadad Maklouf

Contatos
www.angioskincare.com.br
leomaklouf@yahoo.com.br
Instagram: @leomaklouf.vascular

CRM 111.139. Cirurgião Vascular formado pela Marinha do Brasil com graduação na Faculdade de Medicina de Valença no RJ pela Universidade Fundação Dom André Arcoverde. Coordenador dos Serviços de Cirurgia Vascular em hospitais da rede NotreDame Intermédica. Especialista em Cirurgia Vascular (sócio efetivo da Sociedade Brasileira de Angiologia e de Cirurgia Vascular-SBACV) e membro do Departamento Científico de Doenças Venosas da SBACV Nacional. Dedica-se há mais de 15 anos à técnica de radiofrequência na Doença Venosa, ministrando cursos teórico-práticos viajando pelo Brasil para aplicar a técnica em diversos serviços de cirurgia vascular. Médico vascular em sua Clínica AngioSkincare. Mais de 5.000 cirurgias endovasculares e de 10.000 cirurgias de varizes.

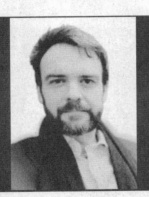

Dr. Luiz Baldini Neto

Contatos
luizbaldini@yahoo.com.br
Instagram: @luiz.baldini
clinicabaldini@gmail.com
Instagram: @clinicabaldini.vascular

CRM 100476 SP. Possui graduação em Medicina pela Universidade Estadual de Campinas – Unicamp. Residência médica em Cirurgia Geral, Cirurgia Vascular e área de atuação em Angiorradiologia e Cirurgia Endovascular pela Unicamp. Título de especialista em Cirurgia Vascular e área de atuação em Cirurgia Endovascular pela Sociedade Brasileira de Angiologia e Cirurgia Vascular – SBACV. Mestrado em Gestão e Saúde Pública pela Unicamp. Atualmente é médico cirurgião vascular da Clínica Médica Baldini. Tem experiência na área de flebologia com ênfase em cirurgia vascular minimamente invasiva, atuando principalmente nos seguintes temas: varizes, radiofrequência, úlcera crônica, cirurgia ambulatorial e saúde pública.

A o longo destes anos fazendo uso da técnica de ablação térmica com energia de radiofrequência, chegamos à marca de mais de cinco (5) mil veias tratadas com ablação por radiofrequência ARF*, somando nossos pacientes, doentes venosos de outras equipes, projetos grandes em níveis municipal e estadual, nos dando uma curva de aprendizado muito robusta que nos permite dar algumas dicas que facilitarão o dia a dia de todos os colegas que praticam ARF*.

Os tópicos apresentados a seguir são:

1. **Ultrassom**
2. **Marcação dos pontos de punção**
3. **Proclive**
   - Compressão extra
   - Tríade do sucesso

4. **Membro inferior**
5. **Distância da JSF***
6. **Quantidade de Disparos**
7. **Dicas Perfurantes**
8. **Solução Anestésica Tumescente**
9. **Curativo Compressivo**
10. **Resumo**

---

* Consulte lista de abreviaturas.

** Consulte apêndice de fotos, imagens, gráficos, tabelas e desenhos esquemáticos.

Após indicada a cirurgia de varizes com algum nível de refluxo significativo em uma ou mais veias tronculares, devemos seguir uma certa rotina que chamamos de dicas de Segurança:

1. **Ultrassom (USG*) com Doppler:** você ou alguém de confiança da sua equipe deve fazer o USG* com Doppler venoso superficial e profundo previamente à cirurgia. De preferência fazendo anotações criando um planejamento cirúrgico, já que o advento do USG* venoso detalhado neste século tem sido uma arma importantíssima no entendimento da Hemodinâmica Venosa e nas decisões cirúrgicas (Figura** 1 - Desenho de planejamento do USG*, demonstrando uma veia safena acessória insuficiente originando varizes).

2. **Marcação dos pontos de punção das veias:** definida a veia a ser tratada, devemos marcar os locais onde iremos fazer a punção ou até punções dependendo do planejamento estratégico de cada caso (Figura** 2 - marcações do membro inferior a ser tratado).

3. **Proclive, Compressão Extra e a Tríade do Sucesso:** muito citamos nos capítulos de livros que participamos, tais como professores Humberto Maffei (3), Ivanesio Merlo, José Carlos Brito e Armando de Carvalho Lobato, sobre a Tríade do Sucesso que compreende tumescência, trendelenburg e compressão.

Duas dicas muito importantes que alertamos constantemente em nosso curso de ARF* mensais com colegas vasculares serão por mim enaltecidas neste Manual.

3.1 **A primeira dica** é a atenção total ao início do tratamento com a posição da mesa. O paciente deve ser colocado em posição de PROCLIVE. Com essa simples manobra, o cirurgião ganhará maior diâmetro de veia em torno de 20%, facilitando a punção venosa e diminuindo consideravelmente a chance de erros de punção. Portanto, o primeiro passo após preparo dos campos e anestesia escolhida será o passo primeiro do PROCLIVE.

3.2 **A segunda dica,** ainda dentro do processo de alcançar o objetivo final de ablação térmica de sucesso: apresento a vocês a outra dica de extrema importância que chamo de "FULL COMPRESSION", que

164 | Manual Técnico de Radiofrequência na Doença Venosa

significa que no início da liberação da energia térmica próxima à JSF* você coloque a compressão depois do elemento térmico, "esmagando" a junção safeno-femoral e veia femoral nos dois primeiros disparos. Isso evita a propagação da energia em direção à veia femoral, evitando completamente a chance da trombose induzida por calor (Figura** 3, 3a, 3b – Proclive, Compressão Extra e a Tríade do Sucesso).

4. **Travamento do Membro Inferior em Tratamento:** após realizados os passos para punção da veia a ser tratada, colocação do introdutor, passagem do cateter de radiofrequência ClosureFast, visualizada e marcada distância cateter – JSF*, deverá ser colocado um Coxim no cavo poplíteo para evitar deliberadamente a movimentação do membro inferior, impedindo que o cateter modifique sua posição, o que poderá causar algum dano durante a ablação.

5. **Qual a distância ideal da Junção Safeno Femoral**? Temos por rotina já de longa data a prática de manter entre 2,5 e 3 cm a distância do elemento térmico para a Junção Safeno Femoral, lembrando a todos que o objetivo do tratamento sempre será o fechamento da veia tratada e a manutenção da Veia Epigástrica Superficial, sempre presente e próxima da JSF*.

Atento aqui à importância de manter esses 2,5 - 3 cm da JSF*, respeitando pelo menos 1,5 cm da veia epigástrica, para que não tenhamos o fechamento da mesma, importante para realizar o chamado "wahs-out" (Figura** 4 - distância ideal da junção safeno femoral - imagem cedida pelo Dr. Sergio Belczak).

6. **Quantidade de disparos:** seguindo nossos protocolos Maklouf/Baldini para ablação de veias safenas, os disparos de 20 segundos irão variar de acordo com o diâmetro estudado. Um ponto importante que aprendemos é que veias com menos de 8 mm, mas que apresentem tributárias dilatadas e/ou varicosidades oriundas desse canal de refluxo, optamos em realizar dois disparos também. Em relação às veias perfurantes tratadas com estilete, lembro que somos pioneiros e também a maior casuística do país na técnica usando esse tipo de material. Baseado em nossas observações clínicas intraoperatórias, ousamos aumentar a temperatura em veias perfurantes mais calibrosas sem dano algum e ganhando tempo de procedimento. Sempre fazemos a ablação térmica da veia perfurante em movimentos circulares contínuos durante alguns minutos (média de 4 a

6 minutos) até o fechamento da veia comprovado com o exame de Collor Doppler (Figuras** 5 - Protocolo para veias safenas e 6 – Protocolo para veia perfurante).

7. **Dicas Perfurantes:** controle imediato de USG ao final do procedimento: imediatamente ao término da ablação térmica do segmento proposto e ao término de pelo menos 5 minutos de compressão do trajeto, fazemos o controle de imagens, realizando um passeio pela veia femoral comum e veia epigástrica, que deverão estar pérvias, e a seguir uma análise inicial da veia safena tratada, lembrando que a oclusão fibrótica completa da veia demora de 4 a 6 semanas, quando um Doppler controle confirmará o sucesso do tratamento.

7.1 **Quais os caminhos para tratar perfurantes?** Veias perfurantes hemodinamicamente significativas tem calibre superiores a 3,5 mm na grande maioria das vezes.

O grande segredo para o tratamento fazendo uso do estilete é também iniciar com Proclive, e o mais importante é acertar o transdutor em uma posição confortável para a total visualização do estilete, penetrando a veia doente no sentido longitudinal.

Os disparos, nesta técnica, são contínuos diferentes da veia safena, que respeitam ciclos de 20 segundos e devem permanecer em um período que varia de 4 a 6 minutos, cabendo, se necessário for, em casos de uma veia perfurante mais alongada, mais um disparo de 2 minutos, chegando aos máximos 8 minutos de tratamento, sendo isso fato raro em nossa larga experiência (Figura** 7 - cateter estilete em direção à veia perfurante em sentido longitudinal ao transdutor).

8. **Solução Anestésica Tumescente:** temos utilizado cada vez mais a Solução Tumescente Anestésica em nossos procedimentos, o que promove uma alta agradavelmente precoce para os nossos pacientes, livres de riscos de cefaleia ou mal-estar pós-raquianestesia e ao mesmo tempo com uma analgesia interessante.

A tumescência anestésica exige de nossa equipe anestésica a monitorização habitual e uma sedação personalizada definida após entrevista pré-anestésica.

Esta solução de Klein modificada por Baldini e Maklouf para tratar um membro inferior compreende:

- Soro Fisiológico - 250 ml
- Lidocaína 2% com vasoconstritor - 20 ml
- Bicarbonato de Sódio 8.4% - 5 ml
- Metilprednosolona 125 mg - 10 ml

9. **Curativo Compressivo:** invariavelmente, somos questionados em aula do nosso Curso de Ablação Térmica com Radiofrequência, assim como em Congressos que participamos, sobre qual terapia compressiva praticamos.

Como rotina, temos aplicado ou o uso da elastocompressão de 30 mmHg imediatamente ao término do procedimento, ou o curativo compressivo habitual da tradicional cirurgia de varizes.

10. **Resumo:** este resumo sintetiza de maneira clara o conteúdo de todo o trabalho do uso da técnica de ablação térmica com energia de radiofrequência.

10.1 Modalidade Anestésica:
Local Intumescente:

- Permite todas as técnicas/recuperação e logística otimizadas.

10.2 Bloqueio Raquimedular:

- Permite tratamento mais amplo das tributárias varicosas;
- Indicada para os primeiros casos (curva de aprendizado).

10.3 Seleção de Casos:

- Veias acima de 4 mm;
- Ausência de tromboflebite e tortuosidades severas;
- Distância maior que 1 cm da pele e maior que 2 cm após intumescência.

10.4 Mapeamento com US*:

- Imediatamente antes do procedimento;
- Identificar tromboflebite, pontos de refluxos, ectasias, tortuosidades e variações anatômicas.

10.5 Sala Cirúrgica:

- Focos direcionados para cima (luz indireta);
- Paciente deve entrar já com a sala pronta (controle de ansiedade);
- Temperatura agradável (evitar vasoespasmo);
- Mesa deve permitir proclive e Trendelenburg.

10.6 Posicionamento:

- Proclive acentuado;
- US* e Gerador de RF* à esquerda da mesa;
- Coxim em face posterior de coxa para tratamento de VSM*;
- Coxim abaixo dos pés para tratamento de VSP*.

10.7 Punção:

- Otimização da curva de aprendizado;
- Os primeiros casos sob bloqueio raquimedular e diâmetros acima de 6mm;
- Os primeiros casos VSM*;
- Utilizar as dicas do capítulo de Tutorial para Punção;
- Proclive acentuado;
- Usar extremidade reta do fio guia em VSP*, VSMAA* ou veias com menos de 5mm.

10.8 Navegação Cateter:

- Sempre ecoguiada;
- Usar a marca em borracha branca externa para maior segurança;
- Realizar manobras de flexão e extensão de coxa e perna, elevação do membro ou mesmo direcionar o cateter guiado por US* para transpor possíveis obstáculos;
- Não tentar transpor locais de tromboflebite segmentares;
- Considerar a punção dupla caso insucesso das manobras acima.

10.9 Punção Dupla:

- Realizar a punção e passagem do sistema introdutor DISTAL ao ponto de obstrução. Em seguida, realizar a punção com passagem do fio guia PROXIMAL ao ponto de obstrução.

10.10 Posicionamento Cateter:

- JSF*: 2,5 cm distante da Veia Femoral e 1,5 cm distante da Veia Epigástrica Superficial;
- JSP*: 3,5 cm distantes da Veia Poplítea, porção paralela ao trajeto da pele.

10.11 Intumescência:

- Iniciar no sentido distal para proximal, de profunda para superficial;
- Halo maior que 1 cm de diâmetro;
- Distância de 2 cm da pele;
- Isolar VSM* musculatura adutora e vasos profundos em região proximal;
- Intensificar a região da JSF* e JSP* para evitar EHIT*.

10.12 Protocolo Solução Anestésica:

- Soro Fisiológico - 250 ml;
- Lidocaína 2% com vasoconstritor - 20 ml;
- Bicarbonato de Sódio 8,4% - 5 ml;
- Metilprednosolona 125 mg - 10 ml.

10.13 Tríade do Conforto: (Safena Magna)

- Proclive;
- Coxim coxa distal;
- Ambiente Confortável para o paciente.

10.14 Tríade do Sucesso:

- Intumescência efetiva;
- Trendelenburg;
- Compressão do trajeto.

10.15 Disparos:

- Veia menor que 8 mm (1 disparo);
- Veia entre 8 mm e 12 mm (2 disparos);
- Veia maior que 12 mm (3 disparos);
- Junções, locais de drenagem perfurantes ou tributárias varicosas (2 disparos).

10.16 Protocolo Perfurantes:

- 85 graus até 4mm;
- 90 graus entre 4 e 5 mm;
- 95 graus acima de 5 mm.

10.17 Tríade do Estilete ou Tríade de Maklouf (veias perfurantes)

- Blood Back na punção;
- Impedância abaixo de 400;
- Imagem do cateter nítida no USG.

10.18 Compressão:

- A critério da experiência da equipe profissional;
- Tema ainda sem normativas bem estabelecidas.

10.19 Anticoagulação: Considerar anticoagulação nos casos de:

- EHIT* 3 e 4;
- Trombofilia;
- Síndrome pós-trombótica;
- Obesidade mórbida;
- Anquilose de tornozelo;
- Fatores de risco clínicos individualizados.

15

A TROMBOSE INDUZIDA PELO CALOR ENDOVENOSO

No capítulo, os autores discorrem sobre a trombose induzida pelo calor, desde a sua fisiopatologia até as recomendações de seguimento e tratamento.

DR. RICARDO AUN
DR. DANIEL CORRADI CARREGAL

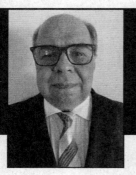

Dr. Ricardo Aun

Contatos
www.ricardoaun.com
Instagram: @ricardo.aun1
aun@uol.com.br

CRM 23418 SP. Possui graduação em Medicina pela FMUSP-SP; tem mestrado e doutorado em Medicina (Clínica Cirúrgica) pela FMUSP-SP; livre-docência pela FMUSP-SP; professor associado da FMUSP-SP. Possui título de especialista em Cirurgia Vascular pela SBACV/AMB; possui título de especialista em Angiorradiologia e Cirurgia Endovascular - SBACV/CBR/AMB. Responsável pela criação do Pronto-Socorro do Hospital Israelita Albert Einstein, em 1981, em que atuou como chefe de setor até 1994. Foi membro da diretoria de 1992 a 1997. É integrante dos conselhos - deliberativo e consultivo -, além de ser chefe de equipe de cirurgia vascular e endovascular. O ponto alto dessas atividades chama a atenção para a introdução do método endovascular no Tratamento das Urgências Vasculares (roturas traumáticas da Aorta, Dissecção da Aorta tipo B, particularmente as associadas com isquemia visceral, medular, dos membros inferiores e roturas). Suas pesquisas permitiram melhorar de maneira impactante a mortalidade dessas entidades. Estes procedimentos o aproximaram da indústria de equipamentos médicos, sendo que hoje há três endopróteses em que a sua participação pessoal foi parcial (Cook,Inc. Jotec, GmBh) e total (Braile S/A), em desenvolvimento.

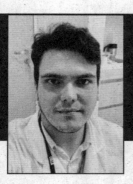

Dr. Daniel Corradi Carregal

Contatos
www.corradivascular.com
Instagram: @corradi_dc
drdaniel@corradivascular.com

CRM 66300 MG. Graduação em Medicina pela Faculdade de Medicina de Barbacena – Minas Gerais. Residência médica em Cirurgia Geral no Hospital Evangélico – Minas Gerais. Residência médica em Cirurgia Vascular no Hospital Público Regional Prefeito Osvaldo Rezende Franco – Minas Gerais. Fellowship em Cirurgia Endovascular pelo Hospital Israelita Albert Einstein – São Paulo. Título de Especialista em Cirurgia Vascular pela SBACV/AMB. Membro da Sociedade Brasileira de Angiologia e Cirurgiá Vascular SBACV. Membro da Sociedade Brasileira de Laser em Medicina e Cirurgia SBLMC. Membro do American Venous Forum – AVF. Membro da European Society for Vascular Surgery - ESVS.

1. **Introdução:** o objetivo de qualquer tratamento para varizes é melhorar o quadro clínico, aliviar os sintomas e prevenir a progressão da doença, e isso é comumente alcançado eliminando ou corrigindo a fonte do refluxo. Conforme a atual recomendação da Sociedade Europeia de Cirurgia Vascular (ESVS), a termoablação endovenosa é recomendada como primeira linha de tratamento - nível de evidência 1A (1).

Uma das consequências da termoablação endovenosa é o desenvolvimento de trombose induzida pelo calor endovenoso (em inglês, *endothermal heat induced thrombosis* - EHIT*). Inicialmente, havia incerteza em relação a essa entidade pós-procedimento e não estava claro se ela deveria ser descrita e tratada como uma trombose venosa profunda - TVP*, como uma entidade benigna ou tratada como uma patologia diferente (2).

Em 2006, Kabnick et al. introduziu e formalizou o conceito de EHIT* para explicar e diferenciar o comportamento clínico entre EHIT* e trombose venosa profunda TVP* (3). A trombose induzida pelo calor endovenoso (em inglês, *endothermal heat induced thrombosis* - EHIT*), uma complicação da termoablação endovenosa, é definida como a propagação do trombo a partir de uma veia superficial em direção a uma veia mais profunda. É mais comumente identificado durante o ultrassom duplex venoso de vigilância pós-procedimento (4,5).

Recentemente foram publicadas as diretrizes de classificação e tratamento da EHIT* pelo American Venous Forum - Society for Vascular Surgery (AVF-SVS) (4,5).

---

* Consulte lista de abreviaturas.

** Consulte apêndice de fotos, imagens, gráficos, tabelas e desenhos esquemáticos.

2. **Definição:** a trombose induzida pelo calor endovenoso (em inglês, *endothermal heat induced thrombosis* - EHIT*) foi primeiramente descrita em 2006 por Kabnick et al, definindo-a como a propagação do trombo na veia profunda contígua à veia superficial tratada por termoablação (3). Essa definição foi adotada por muito tempo até a publicação das diretrizes da AVF-SVS*, que define EHIT* como fenômeno pós-termoablação endovenosa, em que se desenvolve a propagação do trombo da veia safena magna VSM* ou da veia safena parva VSP* para a veia femoral comum ou poplítea adjacente (4,5). Além disso, a definição pode ser generalizada para outras tributárias juncionais, como a veia safena acessória anterior (6).

Do ponto de vista diagnóstico e clínico, o EHIT* é uma entidade separada da TVP* clássica. O EHIT*, na maioria das vezes, tem uma aparência ultrassonográfica distinta, comportando-se como um trombo estável, e muitas vezes regride espontaneamente após algumas semanas de observação ou um curto período de tratamento com anticoagulação (3,4,5).

TERMO	DEFINIÇÃO
Endothermal heat induced thrombosis - EHIT*	Qualquer trombo detectado por ultrassom dentro de 4 semanas da ablação endovenosa, originando-se da veia tratada e projetando-se em uma veia profunda.
TVP* não EHIT*	TVP* ocorrendo em um segmento venoso não contíguo com a veia tratada por termoablação.
Trombose venosa superficial pós-ablação	Presença de trombo em uma veia superficial diferente da veia tratada. Esta veia pode ou não ser contígua com a veia tratada por termoablação.

Tabela 1 – Recomendação de definição do American Venous Forum - Society for Vascular Surgery (AVF-SVS).

As taxas de EHIT* após termoablação endovenosa variam de 0% a 3% (7). A maioria dos pacientes é assintomática e o diagnóstico geralmente é feito no acompanhamento de rotina com ultrassonografia duplex (4,5). Atualmente, acredita-se que a maioria dos casos se desenvolve dentro de 72 horas, mas as ultrassonografias de vigilância pós-procedimento podem ocasionalmente identificar uma EHIT* após 7 dias e até 4 semanas pós-tratamento. (8,9) Ao ultrassom doppler é identificado uma imagem hiperecogênica, não compressível, com fluxo venoso anormal e aumento da dimensão da junção safenofemoral - JSF* ou junção safenopoplítea JSP* após termoablações da veia safena magna - VSM* ou veia safena parva - VSP*, respectivamente (10).

Ao relatar complicações trombóticas após termoablação venosa, é importante considerar todos os espectros identificados pelo ultrassom de vigilância. A maioria dos casos de EHIT* se preocupa em descrever aqueles trombos que se projetam para a veia femoral comum ou para a veia poplítea. No entanto, quando a TVP* em veias da panturrilha é identificada, ainda pode ser considerado EHIT* se o trombo estiver se estendendo de uma perfurante tratada para o sistema profundo, uma VSP* tratada drenando diretamente para uma veia gastrocnêmica ou uma VSM* tratada abaixo do joelho através de uma perfurante (10,11).

Eventos trombóticos não-EHIT* que ocorrem durante a termoablação provavelmente são desencadeados por fatores sistêmicos que têm mais a ver com um estado pró-trombótico adquirido do que com a própria energia térmica (4,5).

Exemplos de TVP* não EHIT* incluem: trombo em uma veia profunda não adjacente à JSF* após termoablação da VSM*, trombo distante da JSP* após ablação de VSP*, trombo isolado de veia de panturrilha após termoablação de VSM* e TVP*, o membro contralateral. Ambos os tipos: TVP*, EHIT* e TVP* não EHIT* podem estar presentes no mesmo paciente. (12). Embora a ocorrência de EHIT* seja atribuída a um evento termomecânico real, ou seja, à presença de um cateter entregando energia térmica nas proximidades de uma veia profunda, as diferenças exatas entre a termoablação por radiofrequência e a termoablação com laser endovenoso, em termos de mecanismo de formação excessiva de trombos, são desconhecidas. Levando em consideração que a EHIT* é considerada anatomicamente uma forma de TVP*, seu curso clínico é mais benigno do que uma TVP* não provocada (4,5).

3. **Fisiopatologia:** a trombose induzida pelo calor endovenoso relacionado especificamente com as tecnologias endotérmicas (Figura** 1 – Sequência 1,2 e 3 de ação da termoablação com radiofrequência sobre veia tributária - Acervo: Prof. Dr. Ricardo Aun). A maioria dos casos apresenta resolução espontânea, e isso é observado nos estudos em que o ultrassom duplex venoso não é realizado rotineiramente ou realizado mais de duas semanas após o procedimento, tornando a fisiopatologia inicial da EHIT* muito diferente daquela da TVP* (13).

Santin et al demonstraram, em modelo animal, as diferentes características ultrassonográficas e histológicas da EHIT* em comparação à TVP*. A EHIT* exibe uma resposta hipercelular significativamente maior, proliferação fibroblástica e edema. Na ultrassonografia, a EHIT* parece mais ecogênico em comparação à TVP* (8). Estudos preliminares em humanos confirmaram esses achados ultrassonográficos (9).

Lurie and Kistner demonstraram em estudo prospectivo que pacientes submetidos à termoablação por radiofrequência da VSM* apresentaram níveis elevados de proteína C reativa e D-dímero após o tratamento, com aumento significativo em 24 a 36 horas e retorno aos valores basais em até um mês após o tratamento. O resultado nos leva a inferir que tanto a inflamação quanto a ativação hemostática estão presentes por tempo prolongado e podem estar associadas à patogênese da EHIT*. Podemos pressupor que qualquer trombo que ocorra no local da termoablação endovenosa dentro de 30 dias após o procedimento pode estar direta ou indiretamente relacionado ao próprio procedimento (14).

4. **Classificação:** parte importante da definição da EHIT* é a sua classificação (tabela 2). Diversos sistemas de classificação da EHIT* foram desenvolvidos, podendo diferir no que diz respeito à necessidade, tipo de tratamento, dose e duração da anticoagulação (5,6,15). Dois desses sistemas foram mais utilizados na literatura, o sistema de Kabnick et al (3) (sistema de classificação da EHIT* de acordo com a extensão do trombo e sua propagação para o sistema venoso profundo (tabela 2) e a classificação de Lawrence et al (16) (Sistema de classificação da EHIT* pela extensão da termoablação endovenosa para a JSF*, com uma proposta terapêutica para cada nível (Tabela 3). Outro sistema de classificação contempla a extensão da termoablação endovenosa para a junção safeno-poplítea, incluindo a incidência e uma proposta de tratamento para cada nível descrito por Harlander-Locke et al. (10) (Tabela 4).

Existem diferenças, mas também semelhanças significativas, entre os dois principais sistemas, e isso permitiu consistência na notificação, prognóstico e tratamento ao longo dos anos. Além disso, as semelhanças permitiram o desenvolvimento da classificação unificada pela AVF-SVS* (4,5) (Tabela 5) (Figura** 2 - classificação da trombose endotérmica induzida pelo calor

(EHIT*) da American Venous Forum - Society for Vascular Surgery (AVF--SVS), Fonte: acervo dos autores).

Embora a EHIT* possa ser diagnosticada usando várias modalidades, incluída, por exemplo, venografia por tomografia computadorizada e venografia por ressonância magnética e venografia direta, o esquema de classificação proposto é baseado no ultrassom doppler venoso. Isso se deve à precisão do ultrassom venoso na avaliação de veias periféricas e à facilidade de uso em ambiente ambulatorial. A classificação é baseada no grau de propagação do trombo no respectivo lúmen da veia profunda (4,5,6).

CLASSIFICAÇÃO	RECOMENDAÇÃO	EVIDÊNCIA
Classificação para EHIT*	Sugerimos o uso de um sistema de classificação para padronizar o diagnóstico, notificação e tratamento da EHIT*.	BEST PRACTICE
Sistema de classificação baseado em ultrassom doppler venoso	Sugerimos que o ultrassom doppler venoso com o paciente em ortostatismo, realizado dentro de 1 semana após o procedimento, seja a base para o sistema de classificação.	BEST PRACTICE

Tabela 2. Recomendação sobre a classificação de EHIT* pela AVF-SVS (4,5)

CLASSE	DEFINIÇÃO
I	Próximo à junção venosa superficial-profunda.
II	Prolonga-se para além da junção, com diâmetro de secção transversal de < 50%.
III	Prolonga-se para além da junção, com diâmetro de secção transversal de > 50%.
IV	Trombo oclusivo da veia profunda contíguo com a veia superficial tratada.

Tabela 3. Sistema de classificação para trombose endotérmica induzida por calor descrito por Kabnick et al. (3)

NÍVEL	DEFINIÇÃO
1	Extensão do trombo que permanece abaixo do nível da veia epigástrica superficial
2	Extensão do trombo que está no nível da veia epigástrica superficial
3	Extensão do trombo ao nível da junção safeno femoral sem invasão da veia femoral comum
4	Trombo abaulando para veia femoral comum sem aderência com a mesma
5	Trombo invadindo a veia femoral comum aderente à parede adjacente
6	Extensão do trombo na veia femoral comum, consistente com trombose venosa profunda

Tabela 4. Sistema para classificação de extensão de termoablação para a junção safenopoplítea descrita por Lawrence et al (16).

CLASSE	DEFINIÇÃO
A	> ou = 1 mm distal à veia poplítea
B	Propagação do trombo ao nível da junção safeno poplítea
C	Propagação do trombo na veia poplítea, mas não oclusiva
D	Trombose venosa profunda oclusiva da veia poplítea

Tabela 5 - Sistema para classificação de extensão de termoablação para a junção safenopoplítea descrita por Harlander - Locke et al (10).

CLASSE	DEFINIÇÃO
I	Trombo sem propagação para veia profunda
	a. Trombo antes da emergência da veia epigástrica superficial
	b. Acomete a veia epigástrica superficial, propagando até a junção safeno femoral
II	Propagação do trombo na veia profunda adjacente, mas compreendendo <50% do lúmen da veia profunda
III	Propagação do trombo na veia profunda adjacente, mas compreendendo > 50% do lúmen da veia profunda
IV	Trombo oclusivo da veia profunda contíguo com a veia superficial tratada

Tabela 6 - Classificação da trombose endotérmica induzida pelo calor (EHIT*) da American Venous Forum - Society for Vascular Surgery (AVF-SVS)

5. **Fatores de Risco:** alguns preditores ou possíveis fatores de risco para EHIT* são: história prévia de doença tromboembólica venosa, sexo masculino e grande diâmetro da VSM*, mas as evidências são inconsistentes (tabela 7).

No que diz respeito a ter uma história de doença tromboembólica venosa TVP* ou embolia pulmonar, ou uma história de trombose venosa superficial - TVS*, os dados foram sugestivos, mas inconsistentes. Alguns estudos encontraram associações entre TVP* e EHIT*, ou TVS* e EHIT*, mas outros não mostraram nenhuma correlação (17,18,19).

O escore de Caprini também foi utilizado para tentar estratificar o risco, com escore de corte > 6 como possível marcador de risco para EHIT*, mas os dados foram inconsistentes (20, 21).

A idade e o sexo também foram avaliados como possíveis fatores de risco para EHIT*, com sexo masculino, idade avançada (superior a 65 anos), todos demonstrados como fatores de risco significativos; no entanto, para cada estudo que mostrou uma diferença, outro estudo não mostrou diferença significativa (19, 21, 22).

Anatomicamente, o maior diâmetro das veias surgiu como um tema recorrente. Diâmetros de VSM* superiores a 8 mm ou 11 mm e diâmetros VSP* maiores que 6 mm como pontos de corte para um risco potencialmente aumentado de EHIT* (18, 22, 23, 24). O diâmetro da VSM* pode ser mais importante para VSM* próximo à JSF*, porém, novamente os dados são inconsistentes (24).

FATORES DE RISCO	RECOMENDAÇÃO	EVIDÊNCIA
Fatores de risco para EHIT*	Alguns preditores ou fatores de risco possíveis, mas inconsistentes, para EHIT* incluem grande diâmetro da VSM*, história prévia de doença tromboembólica venosa e sexo masculino. Podem ser considerados na fase pré-operatória, mas a evidência é inconsistente.	Nível de Evidência – 2C

Tabela 7 – Recomendação sobre Fatores de Risco para EHIT* pela AVF-SVS (4,5).

6. **Profilaxia:** métodos químicos e mecânicos para profilaxia de TEV* antes ou após ablação endovenosa são pouco descritos. Todos os dados sobre prevenção da EHIT* são baseados em estudos clínicos observacionais e estudos retrospectivos (4,5).

A profilaxia mecânica neste contexto refere-se ao uso de meias de compressão. Alguns estudos analisaram a compressão elástica no período pós-operatório, utilizando compressão de 20-30 mmHg e 30-40 mmHg. Em última análise, não houve correlação entre o uso de meias e o desenvolvimento ou redução de EHIT* (4, 5, 20, 24, 25, 26).

Com relação à profilaxia química, a heparina não fracionada (HNF*) e a heparina de baixo peso molecular (HBPM*) foram avaliadas e nenhum estudo demonstrou diminuição do risco de EHIT* com o uso de profilaxia química (4, 5, 17). A profilaxia química com HBPM* para pacientes com maior risco de trombose, como aqueles com episódios trombóticos prévios incluindo tromboflebite superficial, história familiar ou estado de hipercoagulabilidade conhecido, tem sido utilizada, mas os estudos não mostraram diferença na taxa de EHIT* (4, 5, 17, 21).

A realização de procedimentos em pacientes que já estão em anticoagulação plena com Warfarina se mostrou segura. Portanto, a anticoagulação é mantida em pacientes submetidos à termoablação (27).

Além dos métodos químicos e mecânicos, é importante apontar as questões relacionadas à técnica cirúrgica que tem o potencial de diminuição do risco de EHIT*. Em estudo avaliando a termoablação a laser e radiofrequência para o tratamento de refluxo VSM* e VSP*, houve uma tendência de diminuição da taxa de EHIT* quando a ablação foi iniciada > 2,5 cm da junção venosa profunda (29). Lomazzi et al evidenciaram que a distância entre a veia epigástrica superficial e a junção safeno-femoral (dVES-JSF*) introduziu uma nova variável de medida a ser incluída durante o ultrassom Doppler colorido pré-operatório da veia safena magna - VSM*. Uma distância dVES-JSF*de 4,5 mm apresenta sensibilidade de 84% para predição de EHIT* com um valor preditivo positivo (VPP) de 72,4% (30).

Técnicas adicionais que podem prevenir EHIT* e que são consideradas benéficas incluem o posicionamento do paciente em Trendelenburg durante a termoablação, tumescência abundante, particularmente na junção safenofemoral. Ambos os procedimentos são rotineiramente realizados, porém estudos para comprovação do seu benefício relacionado à EHIT* ainda são necessários (4, 5, 31).

PROFILAXIA	RECOMENDAÇÃO	EVIDÊNCIA
Prevenção de EHIT* com profilaxia química	O uso de profilaxia química na prevenção de EHIT* deve ser individualizado após avaliação dos riscos e benefícios e opções alternativas.	Nível de Evidência – 2C
Prevenção de EHIT* com profilaxia mecânica	O uso de profilaxia mecânica na prevenção de EHIT* deve ser individualizado após avaliação dos riscos e benefícios e opções alternativas.	Nível de Evidência – 2C
Prevenção de EHIT* pelo aumento da distância de ablação com a JSF*	Há uma tendência à diminuição da incidência de EHIT* quando a ablação é iniciada > 2,5 cm da junção safenofemoral (JSF*) ou safenopoplítea (JSP*).	Nível de Evidência – 2C

Tabela 8 – Recomendação sobre Profilaxia para EHIT* pela AVF-SVS (4,5).

7. **Tratamento:** os objetivos do tratamento são prevenir uma trombose venosa profunda clinicamente significativa ou embolia pulmonar, ambos raramente relatados na literatura como sequelas da termoablação. Em geral, a modalidade de tratamento é guiada pela classificação clínica, ou seja, pelo grau de acometimento do sistema venosos profundo pelo trombo, mas também é ditada por outros fatores, como o contexto clínico do paciente e o julgamento clínico (4,5).

As primeiras recomendações de tratamento foram baseadas anteriormente nas classificações de Kabnick e Lawrence (3,16). Recentemente foram publicadas as recomendações de classificação e tratamento da American Venous Forum - Society for Vascular Surgery - AVF-SVS*. O critério de escolha da classificação clínica e o seu tratamento respectivo devem respeitar o julgamento clínico do cirurgião vascular. Recomendamos o seguimento da atual classificação proposta pela AVF-SVS*. Eles foram projetados para serem abrangentes e incorporar de forma coesa e consistente as recomendações anteriormente publicadas (4, 5).

EHIT* Classe I: apresenta história natural benigna. Não se sabe ao certo se o término do trombo antes da confluência da veia epigástrica superficial com a VSM* ou com seu acometimento se estendendo à JSF* tem algum significado clínico em relação aos sintomas ou prognóstico. Sendo assim, ela foi subdividida em classe (a) e (b) para fins de estudo e pesquisas futuras (4,5).

- **Classe Ia (trombo antes da confluência da veia epigástrica superficial):** não justifica vigilância adicional, seja clínica ou ultrassonográfica.

- **Classe Ib (acomete a veia epigástrica superficial, propagando até a junção safeno femoral):** pode ser considerado para tratamento e vigilância individualizados a critério do cirurgião. Vários autores recomendam a terapia antiplaquetária para esses casos, não observando nenhum caso de propagação de trombo após o tratamento (29, 32).

EHIT* Classe II: este é o mais comumente diagnosticado e o mais controverso em termos de tratamento (figura** 3 - trombose induzida pelo calor endovenoso com trombo de aspecto flutuante e progressão menor de 50% da luz na veia femoral comum – Classe II AFV/SVS. 3.1 Imagem ecográfica em modo B; 3.2. Imagem ecográfica em color doppler. Acervo: Imagem gentilmente cedida pelo Dr. Walter Junior Boim de Araujo.)

Atualmente, nenhum tratamento é sugerido pela AVF-SVS, somente a vigilância com ultrassom doppler semanal deve ser realizada até que haja resolução documentada do trombo ao nível da JSF* ou JSP*. Se o paciente for considerado de alto risco pela análise clínica e julgamento do cirurgião, o tratamento com antiagregante plaquetário, anticoagulante profilático ou terapêutico pode ser instituído até que haja resolução do trombo documentada pelo exame de ultrassom. A escolha do tratamento ainda não é bem definida pela literatura (4,5).

EHIT* Classe III: diferente da classe II, por se tratar de uma forma mais grave de trombose não oclusiva, a recomendação é um pouco mais forte em relação à anticoagulação terapêutica associada à vigilância ultrassonográfica semanal até que haja resolução documentada do trombo (4, 5). Os dados que apoiam essa recomendação ainda são poucos, mas a invasão do sistema venoso profundo (propagação do trombo na veia profunda adjacente, mas compreendendo > 50% do lúmen da veia profunda), juntamente com a maior facilidade de tratamento com os novos anticoagulantes, justifica o tratamento. Por se tratar de uma entidade rara, visto que a maioria dos casos é classificada como classe II, ou se apresenta no outro extremo, com oclusão total do sistema venoso profundo (EHIT* Classe IV), isso dificulta estudos prospectivos (15, 32).

EHIT* Classe IV: por se tratar de uma oclusão total do sistema venoso profundo, o manejo segue o protocolo de tratamento para TVP* aguda, de acordo com as diretrizes do Chest. (33).

CLASSIFICAÇÃO	RECOMENDAÇÃO	EVIDÊNCIA
Sistema de classificação	Sugerimos a estratificação do tratamento com base em um dos sistemas de classificação aceitos.	BEST PRACTICE
EHIT* I	Não é sugerido nenhum tratamento ou vigilância.	Nível de Evidência – 2C
EHIT* II	Não é sugerido nenhum tratamento. É sugerida vigilância semanal até a resolução do trombo. Em pacientes de alto risco, pode-se considerar terapia antiplaquetária ou anticoagulação profilática ou terapêutica com vigilância semanal. Interrupção do tratamento após a resolução do trombo ou retração para a junção JSF* ou JSP*.	Nível de Evidência – 2C
EHIT* III	Tratamento com anticoagulação terapêutica, vigilância semanal e interrupção do tratamento após a resolução do trombo ou retração para a junção JSF* ou JSP*.	Nível de Evidência – 1B
EHIT* IV	Tratamento individualizado, levando em consideração os riscos e benefícios para o paciente. Seguir as recomendações das diretrizes do Chest para o tratamento da TVP*.	Nível de Evidência – 1A
EHIT* em VSP*/JSP*	Diagnóstico e tratamento seguem o mesmo proposto para a VSM*.	Nível de Evidência – 2C

Tabela 8 – Recomendação sobre Tratamento para EHIT* pela AVF-SVS (4,5).

8. **Conclusão:** com o aumento do número de procedimentos, as técnicas de tratamento endovascular com termoablação estão se tornando mais difundidas e suas principais complicações melhor investigadas. Espera-se que mais casos de EHIT* sejam documentados, permitindo estudos prospectivos, randomizados e controlados que fornecerão uma melhor compreensão e levarão a recomendações mais definitivas para opções de prevenção e tratamento.

Referências bibliográficas

1. DE MAESENEER, M. G.; KAKKOS, S. K.; AHERNE, T.; BAEKGAARD, N.; BLACK, S.; BLOMGREN, L.; GIANNOUKAS, A.; GOHEL, M.; DE GRAAF, R.; HAMEL-DESNOS, C.; JAWIEN, A.; JAWORUCKA-KACZOROWSKA, A.; LATTIMER, C. R.; MOSTI, G.; NOPPENEY, T.; VAN RIJN, M. J.; STANSBY, G.; ESVS GUIDELINES COMMITTEE; KOLH, P.; BASTOS GONCALVES, F.; VUYLSTEKE, M. E. Editor's Choice - European Society for Vascular Surgery (ESVS) 2022. Clinical Practice Guidelines on the Management of Chronic Venous Disease of the Lower Limbs. European journal of vascular and endovascular surgery: the official journal of the European Society for Vascular Surgery, 63(2), 184-267. Disponível em: https://doi.org/10.1016/j.ejvs.2021.12.024.

2. HINGORANI, A. P.; ASCHER, E.; MARKEVICH, N.; SCHUTZER, R. W.; KALLAKURI, S.; HOU, A.; NAHATA, S.; YORKOVICH, W. & JACOB, T. Deep venous thrombosis after radiofrequency ablation of greater saphenous vein: a word of caution. Journal of vascular surgery, 40(3), 500-504, 2004. Disponível em: https://doi.org/10.1016/j.jvs.2004.04.032.

3. KABNICK, L.S.; OMBRELLINO, M; AGIS, H.; et al. Endovenous heat induced thrombosis (EHIT*) at the superficial deep venous junction: a new post-treatment clinical entity, classification and potential treatment strategies. Proceedings of the 18th Annual Meeting of the American Venous Forum, 2006, Miami, FL.

4. KABNICK, L. S.; SADEK, M.; BJARNASON, H.; COLEMAN, D. M.; DILLAVOU, E. D.; HINGORANI, A. P.; LAL, B. K.; LAWRENCE, P. F.; MALGOR, R. D. & PUGGIONI, A. Classification and treatment of endothermal heat-induced thrombosis: Recommendations from the American Venous Forum and the Society for Vascular Surgery. Journal of vascular surgery. Venous and lymphatic disorders, 9(1), 6-22, 2021. Disponível em: https://doi.org/10.1016/j.jvsv.2020.06.008.

5. KABNICK, L. S.; SADEK, M.; BJARNASON, H.; COLEMAN, D. M.; DILLAVOU, E. D.; HINGORANI, A. P.; LAL, B. K.; LAWRENCE,

P. F.; MALGOR, R. & PUGGIONI, A. Classification and treatment of endothermal heat-induced thrombosis: Recommendations from the American Venous Forum and the Society for Vascular Surgery This Practice Guidelines document has been co-published in Phlebology [DOI: 10.1177/0268355520953759] and Journal of Vascular Surgery: Venous and Lymphatic Disorders [DOI: 10.1016/j.jvsv.2020.06.008]. The publications are identical except for minor stylistic and spelling differences in keeping with each journal's style. The contribution has been published under a Attribution-Non Commercial-No Derivatives 4.0 International (CC BY-NC-ND 4.0), (https://creativecommons.org/licenses/by-nc-nd/4.0/). Phlebology, 36(1), 8-25. Disponível em: https://doi.org/10.1177/0268355520953759.

6. SADEK, M. & KABNICK, L. S. Endothermal Heat Induced Thrombosis. Phlebologie, 50(04), 258-262, 2021. Disponível em: https://doi.org/10.1055/a-1518-0551.

7. SUFIAN, S.; ARNEZ, A.; LABROPOULOS, N. & LAKHANPAL, S. Incidence, progression, and risk factors for endovenous heat-induced thrombosis after radiofrequency ablation. Journal of vascular surgery. Venous and lymphatic disorders, 1(2), 159-164, 2013. Disponível em: https://doi.org/10.1016/j.jvsv.2012.07.008.

8. SANTIN, B. J.; LOHR, J. M.; PANKE, T. W.; NEVILLE, P. M.; FELINSKI, M. M.; KUHN, B. A.; RECHT, M. H. & MUCK, P. E. Venous duplex and pathologic differences in thrombus characteristics between de novo deep vein thrombi and endovenous heat-induced thrombi. Journal of vascular surgery. Venous and lymphatic disorders, 3(2), 184-189, 2015. Disponível em: https://doi.org/10.1016/j.jvsv.2014.08.004.

9. HAQQANI, O. P.; VASILIU, C.; O'DONNELL, T. F. & IAFRATI, M. D. Great saphenous vein patency and endovenous heat-induced thrombosis after endovenous thermal ablation with modified catheter tip positioning. Journal of vascular surgery, 54 (6 Suppl), 10S-7S, 2011. Disponível em: https://doi.org/10.1016/j.jvs.2011.06.115.

10. HARLANDER-LOCKE, M.; JIMENEZ, J. C.; LAWRENCE, P. F.; DERUBERTIS, B. G.; RIGBERG, D. A.; GELABERT, H. A. & FARLEY, S. M. Management of endovenous heat-induced thrombus using a classification system and treatment algorithm following segmental thermal ablation of the small saphenous vein. Journal of vascular surgery, 58(2), 427-431, 2013. Disponível em: https://doi.org/10.1016/j.jvs.2013.01.026.

11. SHI, H.; LIU, X.; LU, M.; LU, X.; JIANG, M. & YIN, M. The effect of endovenous laser ablation of incompetent perforating veins and the great saphenous vein in patients with primary venous disease. European journal of vascular and endovascular surgery: the official journal of the European

Society for Vascular Surgery, 49(5), 574-580, 2015. Disponível em: https://doi.org/10.1016/j.ejvs.2015.01.013.

12. MARSH, P.; PRICE, B. A.; HOLDSTOCK, J.; HARRISON, C. & WHITELEY, M. S. Deep vein thrombosis (DVT) after venous thermoablation techniques: rates of endovenous heat-induced thrombosis (EHIT*) and classical DVT after radiofrequency and endovenous laser ablation in a single centre. European journal of vascular and endovascular surgery: the official journal of the European Society for Vascular Surgery, 40(4), 521-527, 2010. Disponível em: https://doi.org/10.1016/j.ejvs.2010.05.011.

13. LIN, J. C.; PETERSON, E. L.; RIVERA, M. L.; SMITH, J. J. & WEAVER, M. R. Vein mapping prior to endovenous catheter ablation of the great saphenous vein predicts risk of endovenous heat-induced thrombosis. Vascular and endovascular surgery, 46(5), 378-383, 2012. Disponível em: https://doi.org/10.1177/1538574412449392.

14. LURIE, F. & KISTNER, R. L. Pretreatment elevated D-dimer levels without systemic inflammatory response are associated with thrombotic complications of thermal ablation of the great saphenous vein. Journal of vascular surgery. Venous and lymphatic disorders, 1(2), 154-158, 2013. Disponível em: https://doi.org/10.1016/j.jvsv.2012.09.002.

15. ARAUJO, WJB; TIMI, JRR; ERZINGER, FL; CARON, FC. Trombose induzida pelo calor endovenoso: relato de dois casos tratados com rivaroxabana e revisão da literature. J Vasc Bras, 15(2):147-152, 2016. Disponível em: doi: 10.1590/1677-5449.009816.

16. LAWRENCE, P. F.; CHANDRA, A.; WU, M.; RIGBERG, D.; DERUBERTIS, B.; GELABERT, H.; JIMENEZ, J. C. & CARTER, V. Classification of proximal endovenous closure levels and treatment algorithm. Journal of vascular surgery, 52(2), 388–393, 2010. Disponível em: https://doi.org/10.1016/j.jvs.2010.02.263.

17. KNIPP, B. S.; BLACKBURN, S. A.; BLOOM, J. R.; FELLOWS, E.; LAFORGE, W.; PFEIFER, J. R.; WILLIAMS, D. M.; WAKEFIELD, T. W. & MICHIGAN VENOUS STUDY GROUP. Endovenous laser ablation: venous outcomes and thrombotic complications are independent of the presence of deep venous insufficiency. Journal of vascular surgery, 48(6), 1538-1545, 2008. Disponível em: https://doi.org/10.1016/j.jvs.2008.07.052.

18. HARLANDER-LOCKE, M.; JIMENEZ, J. C.; LAWRENCE, P. F.; DERUBERTIS, B. G.; RIGBERG, D. A. & GELABERT, H. A. Endovenous ablation with concomitant phlebectomy is a safe and effective method of treatment for symptomatic patients with axial reflux and large incompetent tributaries. Journal of vascular surgery, 58(1), 166–172, 2013. Disponível em: https://doi.org/10.1016/j.jvs.2012.12.054.

19. CHI, Y. W. & WOODS, T. C. Clinical risk factors to predict deep venous thrombosis post-endovenous laser ablation of saphenous veins. Phlebology, 29(3), 150-153, 2014. Disponível em: https://doi.org/10.1177/0268355512474254.

20. SERMSATHANASAWADI, N.; VORAVITVET, T. Y.; CHINSAKCHAI, K.; WONGWANIT, C.; RUANGSETAKIT, C. & MUTIRANGURA, P. Risk factors for endovenous heat-induced thrombosis after endovenous radiofrequency ablation performed in Thailand. Phlebology, 31(8), 582-587, 2016. Disponível em: https://doi.org/10.1177/0268355515599303.

21. RHEE, S. J.; CANTELMO, N. L.; CONRAD, M. F. & STOUGHTON, J. Factors influencing the incidence of endovenous heat-induced thrombosis (EHIT*). Vascular and endovascular surgery, 47(3), 207-212, 2013. Disponível em: https://doi.org/10.1177/1538574413478494.

22. JACOBS, C. E.; PINZON, M. M.; OROZCO, J.; HUNT, P. J.; RIVERA, A. & MCCARTHY, W. J. Deep venous thrombosis after saphenous endovenous radiofrequency ablation: is it predictable? Annals of vascular surgery, 28(3), 679-685, 2014. Disponível em: https://doi.org/10.1016/j.avsg.2013.08.012.

23. KANE, K.; FISHER, T.; BENNETT, M.; SHUTZE, W.; JR, HICKS, T.; GRIMSLEY, B.; GABLE, D.; PEARL, G.; SMITH, B. & SHUTZE, W., S.R. The incidence and outcome of endothermal heat-induced thrombosis after endovenous laser ablation. Annals of vascular surgery, 28(7), 1744-1750, 2014. Disponível em: https://doi.org/10.1016/j.avsg.2014.05.005.

24. PUGGIONI, A.; MARKS, N.; HINGORANI, A.; SHIFERSON, A.; ALHALBOUNI, S. & ASCHER, E. The safety of radiofrequency ablation of the great saphenous vein in patients with previous venous thrombosis. Journal of vascular surgery, 49(5), 1248-1255, 2009. Disponível em: https://doi.org/10.1016/j.jvs.2008.12.016.

25. ZUNIGA, J. M.; HINGORANI, A., ASCHER, E.; SHIFERSON, A.; JUNG, D.; JIMENEZ, R.; MARKS, N. & MCINTYRE, T. Short-term outcome analysis of radiofrequency ablation using ClosurePlus vs ClosureFast catheters in the treatment of incompetent great saphenous vein. Journal of vascular surgery, 55(4), 1048-1051, 2012. Disponível em: https://doi.org/10.1016/j.jvs.2011.11.050.

26. DEXTER, D.; KABNICK, L.; BERLAND, T.; JACOBOWITZ, G.; LAMPARELLO, P.; MALDONADO, T.; MUSSA, F.; ROCKMAN, C.; SADEK, M.; GIAMMARIA, L. E. & ADELMAN, M. Complications of endovenous lasers. Phlebology, 27 Suppl 1, 40-45, 2012. Disponível em: https://doi.org/10.1258/phleb.2012.012s18.

27. WESTIN, G. G.; CAYNE, N. S.; LEE, V.; EKSTROEM, J.; YAU, P. O.; SADEK, M.; ROCKMAN, C. B.; KABNICK, L. S.; BERLAND, T. L.; MALDONADO, T. S. & JACOBOWITZ, G. R. Radiofrequency and laser vein ablation for patients receiving warfarin anticoagulation is safe, effective, and durable. Journal of vascular surgery. Venous and lymphatic disorders, 8(4), 610-616, 2020. Disponível em: https://doi.org/10.1016/j.jvsv.2019.11.013.

28. SADEK, M.; KABNICK, L. S.; ROCKMAN, C. B.; BERLAND, T. L.; ZHOU, D.; CHASIN, C.; JACOBOWITZ, G. R. & ADELMAN, M. A. Increasing ablation distance peripheral to the saphenofemoral junction may result in a diminished rate of endothermal heat-induced thrombosis. Journal of vascular surgery. Venous and lymphatic disorders, 1(3), 257-262, 2013. Disponível em: https://doi.org/10.1016/j.jvsv.2013.01.002.

29. SUFIAN, S.; ARNEZ, A.; LABROPOULOS, N. & LAKHANPAL, S. Endovenous heat-induced thrombosis after ablation with 1470 nm laser: Incidence, progression, and risk factors. Phlebology, 30(5), 325-330, 2015. Disponível em: https://doi.org/10.1177/0268355514526588.

30. LOMAZZI, C.; GRASSI, V.; SEGRETI, S.; COVA, M.; BISSACCO, D.; BUSH, R. L. & TRIMARCHI, S. Pre-operative Color Doppler Ultrasonography Predicts Endovenous Heat Induced Thrombosis after Endovenous Radiofrequency Ablation. European journal of vascular and endovascular surgery: the official journal of the European Society for Vascular Surgery, 56(1), 94-100, 2018. Disponível em: https://doi.org/10.1016/j. ejvs.2018.02.025.

31. ERZINGER, F. L.; ARAUJO, W. J. B.; JUNIOR, N.; SEME, C.; CARON, F. C. & TIMI, J. R. R. Comparative study of great saphenous vein ablation in the thigh, with and without tumescence. J. Vasc. Bras, 15, 217-223, 2016.

32. LOMAZZI, C.; GRASSI, V.; SEGRETI, S.; COVA, M.; BISSACCO, D.; BUSH, R. L. & TRIMARCHI, S. Pre-operative Color Doppler Ultrasonography Predicts Endovenous Heat Induced Thrombosis after Endovenous Radiofrequency Ablation. European journal of vascular and endovascular surgery: the official journal of the European Society for Vascular Surgery, 56(1), 94-100, 2018. Disponível em: https://doi.org/10.1016/j.ejvs.2018.02.025.

33. KEARON, C.; AKL, E. A.; ORNELAS, J.; BLAIVAS, A.; JIMENEZ, D.; BOUNAMEAUX, H.; HUISMAN, M.; KING, C. S.; MORRIS, T. A.; SOOD, N.; STEVENS, S. M.; VINTCH, J.; WELLS, P.; WOLLER, S. C. & MOORES, L. Antithrombotic Therapy for VTE Disease: CHEST Guideline and Expert Panel Report. Chest, 149(2), 315-352, 2016. Disponível em: https://doi.org/10.1016/j.chest.2015.11.026.

16

CIRURGIAS HÍBRIDAS

No capítulo, os autores levantam questões sobre o tratamento concomitante das diversas modalidades técnicas em ablação térmica/química e flebectomia convencional.

DR. FELIPE CAETANO MAMPRIM
DR. WALTER JR. BOIM DE ARAUJO
DR. FABRICIO RODRIGUES SANTIAGO

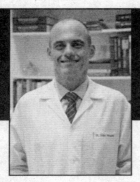

Dr. Felipe Mamprim

Contato
https://centroclinicomamprim.com.br/

CRM SC 9263. Graduação em Medicina e Residência Médica em Cirurgia Vascular pela UFPR; Fellow in Vascular Medicine pelo Jobst Vascular Center USA; MBA em Gestão de Negócios da Saúde – FAE Business School; mestrando em Ciências da Saúde – Unisul-SC e membro SBACV, AVLS, ABF, SBLMC.

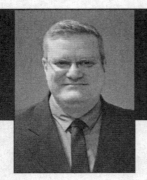

Dr. Walter Jr. Boim de Araujo

Contato
LinkedIn: https://bityli.com/aOuJHbg

CRM 19850 PR. Vice-diretor Científico da Sociedade Brasileira de Angiologia e Cirurgia Vascular (SBACV) Gestão 2022-2023; membro-titular da Sociedade Brasileira de Radiologia Intervencionista e Cirurgia Endovascular (Sobrice); mestre e doutor em Clínica Cirúrgica pela Universidade Federal do Paraná (UFPR); Supervisor do Programa de Residência Médica em Angiorradiologia e Cirurgia Endovascular do Hospital das Clínicas da Universidade Federal do Paraná (HC -UFPR); preceptor da Residência Médica em Cirurgia Vascular do Hospital Angelina Caron, PR e Co-fundador do Fórum Vascular.

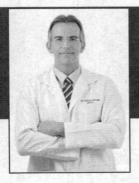

Dr. Fabrício Rodrigues Santiago

Contatos
fsan09@hotmail.com
LinkedIn: https://bityli.com/nnufliz

CRM 7643. Médico Cirurgião Vascular, título de especialista em Cirurgia Vascular (SBACV) e Ecografia Vascular (SBACV/CBR), mestre em Ciências-USP, doutor em Ciências da Saúde-UFG, diretor técnico do Instituto de Doenças Venosas e Linfáticas, médico-assistente da Residência em Cirurgia Vascular do Hospital Geral de Goiânia e professor-adjunto da disciplina Cirurgia Vascular da Universidade Federal de Goiás.

A insuficiência venosa crônica dos membros inferiores é um distúrbio vascular comum. Em uma população adulta geral, apenas 10% dos indivíduos não apresentam sinais clínicos de doença venosa (1). A prevalência de refluxo venoso superficial no *Bonn Vein Study* foi de 21% em uma população adulta e aumentou com a idade de forma linear (2). Embora todos os componentes do sistema venoso superficial e profundo possam ser afetados, o local mais predominante de refluxo nesses pacientes é a veia safena magna, embora 15% dos pacientes possam ter refluxo da veia safena parva.

A abordagem padrão para o tratamento cirúrgico da insuficiência das veias safenas com ligadura cirúrgica e fleboextração tem sido substituída, em pacientes apropriados, por técnicas menos invasivas, tais como escleroterapia, termoablação por laser endovenoso ou radiofrequência e mais recentemente por métodos mecânico-químicos (3).

À medida que foram surgindo esses novos métodos de tratamento, também se fez necessária para casos específicos a combinação de métodos, sempre com o objetivo principal de proporcionar o melhor equilíbrio entre uma elevada taxa de sucesso anatômico, um bom nível de satisfação dos pacientes e uma baixa taxa de complicações relacionadas aos procedimentos.

Descreveremos neste capítulo duas técnicas de procedimentos combinados, ambas com anestesia local em regime ambulatorial:

1. **Termoablação associada a flebectomias;**

2. **Termoablação associada a escleroterapia com espuma guiada por ultrassom;**

---

* Consulte lista de abreviaturas.

** Consulte apêndice de fotos, imagens, gráficos, tabelas e desenhos esquemáticos.

1. **Termoablação associada a flebectomias:** o tratamento tradicional da doença varicosa compreende a ligadura da junção safeno-femoral e consequente safenectomia associada a flebectomias das varicosidades. Isto permite o tratamento completo do sistema venoso patológico em um só tempo. Tal conduta permaneceu por muito tempo como o tratamento padrão, porém, com o advento dos procedimentos termoablativos, abriu-se a possibilidade de tratamento dos pacientes fora do ambiente hospitalar sobre anestesia local tumescente, incluindo a safena comprometida e as varizes associadas (4, 5, 6).

No entanto, de acordo com a teoria hemodinâmica descendente, o tratamento somente da safena permitiria uma importante redução das varizes e seus respectivos calibres, facilitando tecnicamente o tratamento das mesmas em um segundo tempo (7). Além disso, alguns autores associam alguns procedimentos a um maior risco de trombose venosa.

Nesses incluem-se procedimentos bilaterais, cirurgia para recorrência varicosa, intervenções na safena parva e as flebectomias concomitantes (8, 9).

Lane et al (10) realizaram uma revisão sistemática e meta análise sobre qual seria a melhor conduta entre o tratamento termoablativo isolado com posterior tratamento das varicosidades ou o tratamento no mesmo ato, levando-se em consideração a necessidade de tratamentos posteriores à termoablação, qualidade de vida e taxas de trombose venosa.

Foram identificados quatro estudos onde se observou que a necessidade de tratamentos posteriores não foi diferente entre os grupos de tratamento no mesmo ato e os de tratamento posterior (p=0.339). Dois demonstraram uma melhora significativa da qualidade de vida em favor do tratamento combinado em seis semanas (p=0.029), mas sem diferenças significativas em 12 semanas (p=0.283). Com relação aos eventos tromboembólicos, não foram encontradas diferenças estatisticamente significativas (p=0.078).

Em outro trabalho de revisão realizado por Hager et al (11), resultados semelhantes foram observados com relação à qualidade de vida, demonstrando uma melhora dos escores nas primeiras semanas, se igualando, todavia, após o período de 1 ano. Por outro lado, um dos trabalhos randomizados controlados (*AVULS TRIAL*) demonstrou uma melhora do escore clínico de severidade venosa VCSS* no grupo com tratamento concomitante em detrimento do grupo postergado, resultado que permaneceu mesmo após um ano (12). Ambas as revisões concluíram que a realização de flebectomias concomitantes parecem ser mais bem indicadas em detrimento do tratamento estagiado num segundo momento das varicosidades (Figuras** 1, 2 e 3).

Tecnicamente, o tratamento concomitante é viável, e apesar de não haver limitação para a quantidade de flebectomias a serem realizadas, presume-se que o cirurgião deva respeitar o bom senso, respeitando-se as doses de anestésico local preconizadas para o peso do paciente, bem como limitando o número de flebectomias para não aumentar demasiadamente o tempo do procedimento. Muitas vezes, as áreas de úlceras cicatrizadas ou dermatofibroses em pacientes com CEAP* avançado limitam a realização de flebectomias. Ainda assim, é possível sua realização nos locais não acometidos pela doença avançada com bons resultados (Figura 3).

Atualmente, temos optado por realizar o procedimento de termoablação com flebectomias em regime ambulatorial com anestesia local como primeira opção de tratamento, com a seguinte técnica (Figuras 4, 5, 6 e 7):

1. Acesso à veia safena (magna, parva, acessória anterior ou Giacomini) e posicionamento do cateter;

2. Infiltrações com anestesia tumescente dos trajetos varicosos;

3. Flebectomias;

4. Anestesia local tumescente guiada por ultrassom da veia a ser submetida à termoablação;

5. Termoablação propriamente dita;

6. Compressão (inelástica, extrínseca e inelástica).

2. **Termoablação associada à escleroterapia com espuma guiada por ultrassom:** na insuficiência venosa troncular e de veias perfurantes, o método tradicional para tratar as varizes remanescentes após termoablação é a flebectomia ambulatorial (13). Embora excelentes resultados estéticos possam ser obtidos em mãos experientes, a flebectomia ambulatorial apresenta algumas desvantagens, principalmente em pacientes com insuficiência venosa crônica (C3-C6) (14).

Tais pacientes em estágio mais avançado da doença apresentam algumas particularidades que podem representar desafios ao completo tratamento do eixo safeno e tributárias, tais como:

- Tortuosidade acentuada
- Proximidade com estruturas, como vasos linfáticos ou nervos

- Linfedema secundário por erisipelas de repetição
- Lipodermatoesclerose
- Fibrose resultante de procedimento cirúrgico prévio
- Obesidade
- Edema
- Úlcera ativa
- Neovascularização

É fundamental o mapeamento minucioso da veia safena e suas tributárias. Informações como diâmetro, distância da pele, tortuosidade e sequelas pós-flebíticas são cruciais para o planejamento cirúrgico (Figura 8).

Muitas vezes, a termoablação da veia safena magna somente até o terço superior da perna ou da veia safena parva até o terço médio não é suficiente para promover o tratamento completo, principalmente quando há refluxo total ou tributárias insuficientes de origem safena. Entretanto, não há recomendações formais sobre o tratamento do refluxo no segmento abaixo do joelho da VSM* atualmente fornecidas nas diretrizes internacionais, mesmo no cenário de sintomas persistentes e incompetência após a ablação com sucesso do segmento acima do joelho (15).

Existem dados que demonstram que o refluxo de veia safena magna abaixo do joelho ocorre em até 81% dos pacientes com incompetência venosa superficial e, na verdade, aumenta para 91% em 2 anos após a intervenção veia safena magna acima do joelho (16).

Desta maneira, algumas situações clínicas podem exigir o tratamento das veias safenas magnas abaixo do joelho, como, por exemplo:

- Persistência de sintomas após a termoablação acima do joelho
- Veias perfurantes insuficientes em pacientes C5 e C6 após termo-ablação de safenas
- Novos sintomas, varizes ou úlcera após termoablação do segmento suprapatelar.

Avanços no entendimento da hemodinâmica venosa permitem dizer que devemos tratar o ponto mais distal de refluxo, assim como quanto mais avançada a doença, mais distal devemos avançar o nosso tratamento com o mínimo possível de efeitos colaterais.

194 | Manual Técnico de Radiofrequência na Doença Venosa

Apesar do caráter minimante invasivo, a termoablação distal pode ter efeitos indesejados. O uso de energia térmica com radiofrequência de todo o segmento das veias safenas pode levar à lesão dos nervos safeno e sural, principalmente nos terços mais distais. Embora a incidência de lesão do nervo safeno seja baixa quando a veia safena magna é tratada abaixo do joelho, sua ocorrência não pode ser desprezada e traz morbidade ao paciente (17).

A lesão do nervo sural causa uma parestesia cutânea, geralmente transitória. Huisman et al encontraram, na literatura recente, uma taxa de lesão do nervo sural de 1,3-11% durante a termoablação da veia safena parva (18) (Figura 9).

Uma alternativa para se evitar a lesão aos nervos supracitados no tratamento das veias safenas nos terços distais e tributárias insuficientes é a escleroterapia com espuma de polidocanol guiada por ultrassom (Figura 10).

Importante salientar que as taxas de oclusão e recanalização da termo-ablação e escleroterapia com espuma são diferentes e deve-se julgar a relação risco/benefício quando se associam tais métodos, principalmente no que se refere à lesão de nervo sural por dano térmico e necessidade de reintervenções. Nota-se, como por exemplo, o emprego das técnicas concomitantemente no mesmo paciente. Vale ressaltar a diferença ecográfica entre as duas porções da veia safena interna (Figura 11). Ressalta-se um aspecto mais hiperecóico na veia tratada com termoablação do que no segmento tratado com espuma de polidocanol a 3%, sugerindo uma possibilidade maior de recanalização em longo prazo nessa última (Figuras, 9, 10 e 11).

Esse método tem a vantagem de ser realizado em ambiente ambulatorial, ter custo reduzido, dispensar anestesia espinhal, tratar veias que normalmente não são acessíveis à termoablação ou flebectomias e ainda contar com forte evidên-cia científica (19) (Figura 12). Devido à rápida execução, a escleroterapia com espuma pode ser repetida quantas vezes forem necessárias, a fim de promover um tratamento completo, aumentando a taxa de fechamento de feridas.

A escleroterapia com espuma, apesar de eficaz, demanda vigilância constante no que diz respeito à formação de escleros e sua drenagem imediata, a fim de evitar hipercromia (Figuras 13, 14 e 15). Deve-se proceder compressão extrín-seca imediata a fim de colabar a veia e promover uma melhor esclerose (20).

O tratamento híbrido com termoablação com laser ou radiofrequência para a veia safena magna acima do joelho e escleroterapia com espuma para o segmento infrapatelar e tributárias exige ser feito sob anestesia local, podendo ou não empregar sedação leve. Tal prática exige imediata deambulação, a fim de evitar fenômenos tromboembólicos secundários.

King (21) estudou prospectivamente 1.114 pacientes tratados com endo-laser (980 e 1320 nm) associado à espuma de polidocanol no mesmo tempo cirúrgico e observou uma melhora dos *Venous Dysfunction Score* (VDS) and *Health Related Quality of Life* (HRQL) desses pacientes. Esses resultados estabelecem o fato de que a termoablação por laser em combinação com espuma guiada por ultrassom é capaz de melhorar substancialmente a disfunção venosa e sua desordem venosa resultante, melhorando significativamente os resultados terapêuticos alcançados em estudos anteriores sobre a termoablação com laser isoladamente (22, 23).

As técnicas de termoablação com anestesia local se mostraram eficazes e bem toleradas pelos pacientes. Vasquez (24) estudou o uso concomitante de espuma de polidocanol à termoablação e notou uma melhora na aparência percebida por pacientes e médicos assistentes, eliminação de refluxo e melhora dos sintomas de qualidade de vida nos pacientes que receberam tratamento combinado em relação àqueles tratados somente com a termoablação. O emprego simultâneo da escleroterapia com espuma mostrou reduzir o número de sessões subsequentes.

Promovem um rápido retorno às atividades laborais, já que empregam técnicas menos invasivas. O tratamento deve ser individualizado e desenhado à la carte, ou seja, de acordo com a falha hemodinâmica venosa a ser corrigida e a anatomia do paciente.

Considerações finais

As técnicas minimante invasivas ambulatoriais sob anestesia local combinando termoablação de veias tronculares e escleroterapia com espuma e/ou flebectomias de veias tributárias têm se mostrado ser um tratamento seguro, eficaz e reprodutível.

Referências bibliográficas

1. EKLÖF, B.; RUTHERFORD, R.B.; BERGAN, J.J.; et al. Revision of the CEAP classification for chronic venous disorders: consensus statement. J Vasc Surg, 2004, 40:1248-52.

2. MAURINS, U; HOFFMANN, BH.; LÖSCH, C.; JÖCKEL, K-H.; RABE, E.; PANNIER F. Distribution and prevalence of reflux in the superficial and deep venous system in the general population-results from the Bonn Vein Study, Germany. J Vasc Surg, 2008, 48:680-7.

3. BEALE, R.J.; GOUGH, M.J. Treatment options for primary varicose veins- a review. Eur J Vasc Endovasc Surg, 2005, 30:83-95.

4. LANE, T.R.A; PANDEY, V.A. & DAVIES, A.H. Superficial venous disease treatment – is there still a role for open surgery in 2011. Acta Chir Belg, 2011; 111: 125-129.

5. DO, D.V. & KELLEY, L.C. Tumescent anesthesia: evolution and current uses. Adv Dermatol, 2007; 23: 33-46.

6. MCLAFFERTY, R.B. Office-based treatment of venous disease. Perspect Vasc Surg Endovasc Ther, 2006; 18: 306-310.

7. EBERHARDT, R.T. & RAFFETTO, JD. Chronic venous insufficiency. Circulation, 2005, 111: 2398-2409.

8. BHOGAL, R.H. & NYAMEKYE, I.K. Should all patients undergo postoperative duplex imaging to detect a deep vein thrombosis after varicose vein surgery? World J Surg, 2008; 32: 237-240.

9. MOZES G.; KALRA, M.; CARMO, M.; et al. Extension of saphenous thrombus into the femoral vein: a potential complication of new endovenous ablation techniques. J Vasc Surg, 2005; 41: 130-135.

10. LANE, T.R.A, ONIDA, S; GOHEL, M.S.; FRANKLIN, I.J. & DAVIES, A.H. A systematic review and meta-analysis on the role of varicosity treatment in the context of truncal vein ablation. Phlebology, 2015, v.30(8), 516-524.

11. HAGER, Eric S.; KATHLEEN, J. Ozvath & ELLEN, D. Dillavou. Evidence summary of combined saphenous ablation and treatment of varicosities versus staged phlebectomy. Journal of Vascular Surgery: Venous and Lymphatic Disorders, 5.1 (2017): 134-137.

12. LANE, T.R.; KELLEHER, D.; SHEPHERD, AC.; FRANKLIN, I.J.; DAVIES, A.H. Ambulatory varicosity avulsion later or synchronized (AVULS): a randomized clinical trial. Ann Surg, 2015, 261:654-61.

13. RABE, E.; PANNIER, F.; KO, A.; BERBOTH, G.; HOFFMANN, B. & HERTEL, S. Incidence of varicose veins, chronic venous insufficiency, and progression of the disease in the Bonn Vein Study II. J Vasc Surg, 2010, 51(3):791.

14. JUNG, I.M.; MIN, SI.; HEO, SC.; et al. Combined endovenous laser treatment and ambulatory phlebectomy for the treatment of saphenous vein incompetence. Phlebology, 2008, 23:172-177.

15. GLOVICZKI, P.; COMEROTA, A.J.; DALSING, M.C.; EKLOF, B.G.; GILLESPIE, D.L.; GLOVICZKI, M.L.; et al. The care of patients with varicose veins and associated chronic venous diseases: Clinical practice guidelines of the Society for Vascular Surgery and the American Venous Forum. J Vasc Surg, 2011, 53:2S-48S.

16. VAN NEER, P.; KESSELS, F.G.; ESTOURGIE, R.J.; DE HAAN, E.F.; NEUMANN, M.A.; VERAART, J.C. Persistent reflux below the knee after stripping of the great saphenous vein. J Vasc Surg, 2009, 50:831-4.

17. TIMPERMAN, Paul E. Endovenous Laser Treatment of Incompetent Below--Knee Great Saphenous Veins. J Vasc Interv Radiol, 2007, 18:1495-1499.

18. HUISMAN, L.C.; BRUINS, R.M; VAN DEN BERG, M.; HISSINK, R.J. Endovenous laser ablation of the small saphenous vein: prospective analysis of 150 patients, a cohort study. Eur J Vasc Endovasc Surg, 2009, Aug, 38(2):199-202.

19. Editor's Choice & Management of Chronic Venous Disease Clinical Practice Guidelines of the European Society for Vascular Surgery (ESVS). Eur J Vasc Endovasc Surg, 2015, 49, 678e737.

20. PARTSCH, H.; MOSTI, G. Thigh compression. Phlebology, 2008, 23:252-258.

21. KING, COULOMB, GOLDMAN, SHEEN, MCWILLIAMS, GUPTAN. Experience with concomitant ultrasound-guided foam sclerotherapy and endovenous laser treatment in chronic venous disorder and its influence on Health Related Quality of Life: interim analysis of more than 1000 consecutive procedures. International Angiology, 2009, v.28, n.4.

22. MUNDY, L.; MERLINTL; FITRIDGE, R.A.; HILLERJ, E. Systematicreview of endovenous laser treatment for varicose veins. Br J Surg, 2005, 92:1189-94.

23. MIN, R.J.; KHILNANI, N.; ZIMMET, S.E. Endovenous laser treatment of saphenous vein reflux: long-term results. J Vasc Interv Radiol, 2003, 14:991-6.

24. VASQUEZ, M.; GASPARIS, A. A multicenter, randomized, placebo-controlled trial of endovenous thermal ablation with or without polidocanol endovenous microfoam treatment in patients with great saphenous vein incompetence and visible varicosities. Phlebology, 2016, 0(0) 1-10.

17

COMO TRATAR E PREVENIR COMPLICAÇÕES CUTÂNEAS PÓS-RADIOFREQUÊNCIA
MANCHAS HIPERCRÔMICAS

No capítulo, a autora discorre sobre as manifestações cutâneas pós-ablação térmica e possibilidades de prevenção além do tratamento dermatológico ideal.

DRA. FLÁVIA MAKLOUF

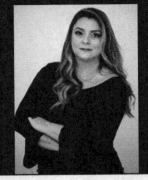

Dra. Flávia Maklouf

Contatos
www.draflaviamaklouf.com.br
Instagram: @flaviamaklouf.dermato
YouTube: Canal Dra. Flavia Maklouf Oficial

CRM: 115181-SP. Realiza atendimentos clínicos e estéticos com um olhar integrativo para doenças psicossomáticas. Dra. Flávia Maklouf é médica dermatologista clínica, cirúrgica, estética e integrativa, utilizando suas expertises em Medicina Quântica, Prática Ortomolecular, Medicina de Biorregulação e Homotoxicologia, Homeopatia, Antroposofia, Oligoelementos, Medicina Chinesa, Fitoterapia, Terapia Neural, Medicina Vibracional, Florais e Bioressonância. Graduada pela Faculdade de Medicina de Petrópolis, Rio de Janeiro. Possui especialização em Dermatologia pelo Hospital Naval Marcílio Dias, Membro da SBD-SP e SBCD-SP, membro da Sociedade de Alergia – ASBAI, membro e palestrante da ABMIB, membro da AMBO – Prática Ortomolecular.

A Ablação Térmica de Veias Insuficientes prima pelo fechamento dessas veias doentes, promovendo o alívio dos sintomas, regressão dos sinais clássicos de insuficiência venosa crônica e diminuição do avanço da doença, minimizando o impacto na escala CEAP da Doença Venosa (1).

As manchas depois do tratamento de varizes são um efeito colateral previsível e indesejado. Na maioria dos casos, os pacientes sentem-se tão incomodados que querem resolver o problema o mais rápido possível. Em algumas situações, basta que alguns cuidados básicos sejam adotados, já em outras, o próprio tempo pode ir fazendo com que as discromias desapareçam e a pele volte à sua tonalidade de forma homogênea. As manchas podem estar presentes antes e/ou após o tratamento e estar sinalizando algo mais grave, e é muito importante recorrer a outras soluções para resolver o problema. De qualquer forma, caso apareça algum tipo de discromia após o tratamento das varizes, será fundamental orientar o paciente a relatar o quadro, a fim de saber até que ponto aquela manifestação é normal.

A técnica de ablação térmica deve respeitar pontos de segurança citados no livro, como a distância mínima da pele, para que não promova queimaduras, cordões fibróticos ou manchas na pele. Quando a técnica não é bem empregada, podem ocorrer danos epidérmicos graves, como epidermólise e cornificação – queimadura – com necrose dérmica e cicatrizes permanentes (veja Figura 1** – Lesão bolhosa pós Ablação Térmica).

Felizmente, a técnica é bastante segura e raramente as complicações são graves. Nosso lema como médico é acima de tudo o de não prejudicar ou causar danos ao paciente, e deve sempre ser levado em consideração antes de administrar uma terapia ou procedimento cirúrgico. Porém, em se tratando de medicina, raramente nós médicos podemos nos comprometer a realizar algum tipo de procedimento sem que haja nenhuma probabilidade de complicação. Pelo contrário, convém familiarizar-se com os possíveis efeitos

---

* Consulte lista de abreviaturas.

** Consulte apêndice de fotos, imagens, gráficos, tabelas e desenhos esquemáticos.

adversos esperados e estar preparado para tratá-los e antecipá-los ao paciente, deixando-o orientado dos efeitos colaterais e do tratamento, caso ocorram (1).

É de suma importância informar ao paciente as possíveis complicações temporárias ou permanentes, bem como seu tratamento, após a realização do procedimento cirúrgico. Principalmente nesta era de conflitos médico-legais, se faz necessário a coleta de uma boa anamnese e exame físico identificando fototipo, idade, genética, miscigenação, antecedentes familiares, alergias medicamentosas e de contato, assimetrias, depressões, edemas, lesões, discromias, fibroses e cicatrizes preexistentes. Além da confecção de um Termo de Consentimento e Orientações sobre o procedimento e possíveis efeitos adversos. Deve-se associar uma correta documentação fotográfica antes e após o procedimento (Anexo I – Sugestão de Termo de Esclarecimento e Anexo II – Sugestão de Recomendações Pré e Pós-Procedimento).

Um paciente bem orientado pode reconhecer melhor a complicação desde o início e participar com boa vontade do tratamento proposto se necessário.

1. **Importância da Barreira Cutânea Saudável:** a nossa pele é formada por várias camadas. A barreira de proteção, também chamada de manto hidrolipídico, é como se fosse uma película que protege a epiderme, mantendo a umidade, controlando a temperatura corporal, protegendo contra agentes infecciosos, agressões químicas, traumas, o clima, a poluição e exposição solar. A barreira cutânea é uma camada que fica sobre a epiderme que, por sua vez, é constituída por cinco camadas. A camada córnea ou extrato córneo é a camada mais externa da epiderme e forma a barreira cutânea que tem várias **subcamadas de células mortas**, bem aplainadas. As células dessa camada se ligam através dos lipídios epidérmicos, as ceramidas e aminoácidos, essa coesão é essencial para proteger a pele, evitando ressecamentos e infecções. Existe um movimento normal de perda de água para a atmosfera que é conhecido como perda de água transepidérmica (PATE). Pacientes com patologias dermatológicas com danos na barreira cutânea, como no caso das psoríases e dermatites de contato, atópicas e pelo frio, possuem índices de PATE mais elevados do que de pacientes com a epiderme saudável. Essa redução na função de barreira leva a diversos desequilíbrios, acarretando incapacidade em manter a umidade, conter os fatores agressores diminuindo seu poder de renovação e regeneração natural (1, 2, 4), (Figura** Gráfico 1 - Estratificação da Epiderme).

Por isso, antes de realizar qualquer tipo de procedimento que acarretará agressão à epiderme, que necessitará da sua capacidade de regeneração, ela precisa estar com sua barreira hígida a fim de evitar complicações (3,4). Para que essa camada se mantenha sempre saudável, é importante evitar alguns hábitos nocivos, principalmente no inverno, como usar água muito quente, sabões muito agressivos ou esfregar a pele com buchas abrasivas. Além disso, é importante investir em um hidratante que tenha a função de repor ceramidas e lipídeos, para restaurar os danos da barreira evitando o afinamento, ressecamento com prurido e irritação, desencadeando os eczemas e outras lesões futuras.

A exposição solar contínua e sem os devidos cuidados durante e após o bronzeamento também aumentam a agressão à barreira cutânea, através do fotoenvelhecimento que piora com a idade (5). O fotoenvelhecimento se dá pelo aumento no espessamento e nos diversos tipos de pigmentação desencadeados pelas queimaduras solares de toda a vida, o que irá dificultar em longo prazo a diminuição do poder de hidratação e regeneração natural da pele.

2. **Alterações da Cor da Pele:** a cor da pele normal é dada pela mistura de quatro biocromos: carotenoides (amarelo), hemoglobina reduzida (azul), oxi-hemoglobina (vermelho) e melanina (marrom).

A melanina é o principal determinante da coloração da pele, sendo que variações geneticamente controladas na sua quantidade e distribuição determinam os diferentes fotótipos, quanto mais alto o fotótipo, ou seja, quanto maior a quantidade de melanina, maior a chance de hipercromias (1,3), (Figura ** Gráfico 2 – Fotótipo, Tipos de Pele e Bronzeamento).

Essa variação de pigmentação na pele pode ser alterada por questões genéticas, doenças, traumas, carências vitamínicas e minerais, alterações hormonais e exposição solar em excesso ao longo da vida, dentre outras causas menos comuns (6).

Discromias ou manchas são alterações na coloração da pele resultantes da ausência de melanina (acromia) ou da sua diminuição (hipomelanose) ou do seu aumento (hipermelanose) e da deposição de substâncias endógenas ou exógenas na derme.

3. **Sequelas Indesejáveis:** uma das principais e potenciais complicações pós-radiofrequência é a Hipercromia Pós-Inflamatória e a Queimadura Superficial no trajeto do introdutor, além de fibrose, hematomas, edema e prurido – esses três últimos, já esperados pelo trauma (Figuras** 2 e 3 – Manchas Hipercrômicas em trajeto de veia safena magna). Pode- se desenvolver no decorrer do trajeto da veia tratada pela técnica radiofrequência uma fibrose mais persistente e, muito raramente, necrose cutânea

(Figura** 3 – Cordão fibrótico no trajeto). Essas complicações mais graves e persistentes raramente ocorrem com a correta execução da técnica pelo médico capacitado previamente. Na grande maioria das vezes, a ablação térmica das veias tronculares é acompanhada de flebectomia, que sempre deixa discromias de diferentes níveis.

Já em outros tratamentos, como por exemplo a espuma densa, é bem mais possível que as hipercromias surjam devido ao efeito esclerosante aumentado no local. Caso ocorram, teremos algumas opções de tratamento. A reação alérgica de contato aos produtos de assepsia, esparadrapos, faixas, ataduras e pela tinta de caneta usada para a marcação das varizes também são observadas. A formação dessas manchas hipercrômicas residuais se originam basicamente em três causas: a degradação da hemoglobina com deposição de hemossiderina, hiperpigmentação pós-inflamatória ou reação melanocítica (6,8), (Figura** Gráfico 3 – Hiperpigmentação Melânica – Reação de Fenton).

O tratamento proposto sugere que se utilize ativos sinérgicos, com mecanismos de ação complementares, a fim de potencializar o resultado do tratamento clareador.

Sugiro alguns cuidados, dicas e sugestões de tratamento no pré-operatório, per e pós-operatório, com a intenção de eliminar e minimizar as possíveis manchas e cicatrizes residuais.

4. **Profilaxia e Tratamentos: Cuidados Pré-Operatórios – preparo da pele 30 dias antes da cirurgia:** Barreira Cutânea – orientar quanto à importância da disciplina na hidratação da pele – evitar óleos e dar preferência a produtos à base de manteigas de karité, ureia, aveia e lanolina;

- Suspender medicamentos tópicos clareadores por pelo menos dez dias antes da cirurgia;

- Preferência por sabonetes hidratantes;

- Evitar exposição solar 30 dias antes e até seis meses após cirurgia;

- Depilação a laser e cera ideal até 15 dias antes da cirurgia e 60 dias após a cirurgia – a fim de evitar dermatites e foliculites pelo prurido e crescimento do pelo;

- Depilação por Lâmina – preferencialmente três dias antes da cirurgia e usar loção ou creme com corticóides tópicos e outras substâncias calmantes após a depilação.

5. Cuidados Durante a Cirurgia:

- Técnica de proteção epidérmica adequada para Ablação Térmica – *check-list* pré-Radiofrequência;

- Atenção ao marcar as varizes a serem tratadas, de modo que a caneta não pigmente o orifício sobre o qual as varizes serão acessadas, a fim de evitar a hiperpigmentação com efeito de tatuagem no local;

- Evitar medicamentos, materiais e curativos sabidamente alergênicos ao paciente após o procedimento.

6. Cuidados no Pós Procedimento – Uso Domiciliar: temos muitos produtos industrializados e também para manipulação com bons resultados hidratantes, clareadores, anti-inflamatórios e antibióticos. As sugestões a seguir são totalmente sem conflito de interesse com as empresas responsáveis comercialmente pelos medicamentos citados, podendo inclusive serem genéricos ou similares ou manipulados.

Compressas mornas com faixas úmidas com chás anti-inflamatórios e cicatrizantes, como a Cavalinha ou a Calêndula ou o Hamamelis, podem ser usados, com segurança e bons resultados, uma a duas vezes por dia durante 30 minutos por 7-14 dias. Somente aplicar os medicamentos tópicos após o término do tempo da aplicação das compressas mornas, a fim de evitar queimaduras e reações de sensibilidade dos produtos com o calor.

Terapia Heparinóide – ação anti-inflamatória tópica: produtos que diminuem a inflamação, com alívio da dor, edema e hematomas.

> **Sugestões:** Traumeel® Pomada (arnica e mais 13 componentes homeopáticos), excelente efeito anti-inflamatório, heparinóide, hidratante, cicatrizante com indução da neocolagênese; Hirudoid®, Trombofob®, Venalot®, Reparil®, Fledoid®, Cedraflon®, Arnica Gel, Gel com Hamamelis – aplicar duas ou mais vezes ao dia até o desaparecimento por completo dos hematomas.

Pomadas ou cremes com corticoides e antibióticos podem ser aplicados intercalando ou aplicados ao mesmo tempo com os anti-inflamatórios acima, por sete dias. Essa associação nos primeiros cinco a sete dias ajudam a ter um resultado mais rápido e eficaz no processo de recuperação do tecido, prevenção de infecção e diminuição da dor local nos pacientes mais complicados ou exigentes.

> **Sugestões:** Diprogenta® creme, Nebacetin® pomada, Trok-G® creme, Verutex B® creme; Adinos Gen® creme; e outros genéricos e/ou similares que já tenham o hábito de prescrever.

Venotônicos Orais podem ajudar, aumentando o tônus venoso e diminuindo o extravasamento de hemácias. Exemplo: Diosmin®, Vescasten®, Venalot®, Flebon®.

Despigmentantes de uso oral: alguns fitoterápicos com efeitos antioxidantes e antimelanogênicos vêm demonstrando efeito clareador e anti-inflamatório em Melasma, e alguns trabalhos estão sendo realizados em pacientes no pré, per e pós operatório e em escleroterapia com bons resultados, como no caso do Picnogenol (Flebon®) 200mg/dia, extraído da casca do pinheiro-marítimo francês e associado a vitaminas A – 10.000UI e C: 1 a 2g/dia, pelos mesmos efeitos antioxidantes, sendo uma opção terapêutica segundo o estudo (8).

Despigmentantes Tópicos: Clariderm®, Solaquin2%®, Hormoskin4%®, Glyquin®, Hidroquinona®, dentre outras marcas comerciais.

Protetores Solares de Uso Oral: Polypodium leucotomos (Helioral®) é um ativo extraído da samambaia, com ação clareadora, antioxidante e fotoprotetora, sendo indicado na dose de 250mg a cada 12/12h.

O ácido elágico (extrato de Romã), na dosagem de 250mg a 500mg/dia como extrato seco 40%, inibe a proliferação de melanócitos e a produção de melanina, além da proteção cutânea contra os raios UV (8).

Contudo, produtos fitoterápicos orais não devem ser prescritos por mais de três meses sem controle hematológico através das enzimas hepáticas.

Observei na prática diária que uma parcela de 40% dos pacientes não tem resultados significativos na prevenção e nem no tratamento das hipercromias e melasmas.

O uso desses produtos de fotoproteção orais não excluem o uso de protetores solares físicos e químicos e as orientações para uma exposição solar segura e sem complicações como intensificação da hiperpigmentação.

A radiação UV estimula a síntese da melanina, aumentando a pigmentação da pele, mesmo em doses suberitematosas. Sendo assim, a fotoproteção desempenha papel fundamental na terapêutica dos distúrbios da pigmentação durante a exposição solar (7).

7. **Cuidados após 15 dias do procedimento:** neste momento, já se pode manter o uso de hidratantes heparinóides, ou não, e o uso dos clareadores para as hipercromias, se necessário. Sugiro aplicar como manutenção pelo menos uma vez ao dia os produtos hidratantes pela manhã e os heparinóides por pelo menos mais 20 dias.

Para os pacientes com hiperpigmentação, aplicar os hidratantes ou heparinóides pela manhã e aplicar em noites alternadas os heparinóides tópicos e os clareadores, quando esses forem necessários.

A sugestão de aplicar em noites alternadas os produtos clareadores tem a finalidade de diminuir os efeitos irritativos que muitos medicamentos despigmentastes podem desencadear, por sua ação clareadora, durante o processo de adaptação da pele e o produto.

O clareamento deve ser promovido de forma mais lenta e constante, evitando efeito rebote de hiperpigmentação devido à estimulação clareadora exagerada, com resposta inflamatória de hipersensibilidade, aos produtos pelas lesões tratadas. Dar preferência para produtos hidratantes em loção cremosa com substâncias calmantes e livres de substâncias alergênicas:

> **Sugestões:** Lipikar®; Toleriane®, Ceravé®, Cetaphil®, Umiditá®, Fisiogel®, TriXera®, Nutratopic®, Epidrat calm®, Atoderm®, Bepantol®, HydraporinAI®, Ureadin®, DermovanceS®, Cedraflon®, Fletop®, dentre outros nomes comerciais. Muitos produtos também podem ser manipulados com bons resultados, como no caso dos hidratantes à base de Manteiga de Karité, Gel de Maracujá, Ureia, Lanolina, Aveia, Calêndula, Hamamelis, Óleos de Rosa Mosqueta, de Abacate, de Oliva, Vitamina E, dentre outros.

Há muitas sugestões de fórmulas hidratantes e clareadoras já consagradas e fornecidas através dos representantes farmacêuticos das indústrias de manipulação.

Sempre levar em consideração no momento da escolha entre o produto pronto e o manipulado a relação custo-benefício em relação: a sua experiência, praticidade para você e seu paciente em relação a custo, acessibilidade aos componentes da fórmula na sua cidade, quantidade e data de validade.

> **Sugestão de agentes que irão atuar nas diferentes causas que originam as hipercromias:** novos conhecimentos têm possibilitado o desenvolvimento de diversos agentes despigmentantes devido à maior compreensão dos mecanismos celulares e bioquímicos do processo de pigmentação da pele (7), (Figura** Gráfico 4 - Melanogênese e mecanismos de inibição).

Devido à complexidade do processo de formação da melanina, fica cada vez mais claro que a eficácia de um tratamento clareador pode estar relacionada ao uso de agentes clareadores com mecanismos complementares e sinérgicos, capazes de atuar em diferentes passos da melanogênese. Apesar de muitas opções terapêuticas, o tratamento da hiperpigmentação adquirida ainda é um desafio (7), (Figura** Gráfico 5 - agentes despigmentantes e mecanismos de ação nas etapas da síntese de melanina).

A seguir, algumas sugestões de formulações já consagradas ao longo do tempo, associando ativos clareadores que irão atuar na melanogênese, na redução dos pigmentos hemossiderínicos e no processo inflamatório (7).

1) **Uso Tópico:**

Kójico dipalmitato........................3%

Vitamina K1..............................0,5%

Haloxy|®...................................2%

Gluconolactona..........................5%

Ac. glicirrízico........................... 0,5%

Loção cremosa qsp.................. 30 ml

Considerações: fórmula direcionada para aplicação em pequenas áreas. Apresenta dupla ação clareadora: o ácido kójico reduz a síntese da melanina através da inibição das enzimas melanogênicas (tirosinase e TIRP-2), e o Haloxyl® e a vitamina K1 auxiliam na eliminação do pigmento sanguíneo pela ação quelante de ferro e capacidade de acelerar a absorção subcutânea do sangue, respectivamente. O ácido glicirrízico, ativo natural extraído do alcaçuz, proporciona ação anti-inflamatória, e a gluconolactona completa a formulação com ação hidratante, anti-inflamatória e renovadora celular (7).

Atenção: antes de iniciar o tratamento com vitamina K1, deve ser feito um teste de sensibilidade da pele.

2) Uso Tópico:

Ácido fítico............................2%

Ácido tioglicólico................3%

EDTA..............................0,2%

Alfa bisabolol.....................1%

Loção hidratante qsp.........15 ml

Considerações: fórmula direcionada para aplicação em pequenas áreas e indicação especial para tratamento de hiperpigmentações pós-escleroterapia. Ação clareadora, por inibir a tirosinase e apresentar alto potencial quelante. O ácido tioglicólico apresenta afinidade pelo ferro de modo semelhante à apoferritina, tendo a capacidade de quelar o ferro hemossiderínico. O alfa bisabolol complementa a formulação, proporcionando ação anti-inflamatória. Sugestão de embalagem: *roll on*, para facilitar a aplicação pontual sobre as manchas (7).

3) Uso Tópico:

Emblica................................. 1%

Ácido fítico......................... 2%

Licorice.............................. 1%

Arnica................................. 2%

Dra. Flávia Maklouf | 209

Ginkgo Biloba........ ....2%

AHAs.................................5%

Loção base hidratante qsp.....60 ml

Considerações: fórmula direcionada para aplicação em áreas corporais mais extensas e com indicação especial no tratamento de manchas residuais pós-cirúrgicas. O clareamento da pele é proporcionado pela inibição da tirosinase, ação quelante sobre o ferro, efeito anti-inflamatório e dispersão da melanina já formada. A associação entre arnica e Gingko Biloba contribui com a ação anti-inflamatória e vasoprotetora, reduzindo os componentes hemossiderínicos e edemas (7).

4) Uso tópico:

Hidroquinona................... 2%

Ácido kójico 3%

Belides® 3%

Ácido retinóico 0,05%

Hidrocortisona..................... 1%

Loção hidroalcoólica asp..... 30ml

Considerações: considerada terapêutica de primeira linha, quando em concentrações adequadas (2% a 5%) têm excelente efeito clareador. A combinação da hidroquinona com agentes despigmentantes complementares proporcionam efeito clareador sinérgico sobre todas as etapas da melanogênese. Devido aos riscos de efeitos secundários, tais como irritação e hipopigmentação, após tratamentos de longo prazo, é sugerido que seu uso seja associado a outros componentes, e se usada isoladamente, usar em noites alternadas com produtos hidratantes por períodos de até 60 dias e reavaliar a continuidade ou substituição (7).

8. Procedimentos Estéticos Coadjuvantes para Uso Médico em Consultório: nos casos de lesões mais resistentes, contamos com algumas opções terapêuticas a fim de ter mais ferramentas com resultados mais rápidos e satisfatórios. Alguns desses tratamentos irão requerer que o médico se capacite na aplicação dos mesmos ou encaminhe para um profissional capacitado com experiência e condições de indicar qual melhor tratamento e protocolo para cada caso.

9. **Peelings químicos** com substâncias clareadoras com ações específicas em concentrações maiores e por poucas horas em relação aos produtos utilizados pelo paciente em casa diariamente.

10. **Peelings abrasivos** com finalidade de clareamento e regeneração tecidual:

   - **Intradermoterapia** com substâncias específicas com ações clareadoras, anti-inflamatórias, quelantes de ferro, que promovam a drenagem linfática, usadas juntas em sinergia ou separadamente, dependendo do caso;

   - **Carboxiterapia** (aplicação de CO_2 Medicinal) no trajeto dos vasos linfáticos e nas próprias lesões pigmentadas e fibróticas a fim de: melhorar a drenagem local; diminuir a inflamação e dor no local; melhorar a microcirculação no local devido à vasodilatação arterial e vasoconstrição venosa e consequente melhora da elasticidade e aspecto de cicatrizes pela formação de novo colágeno; melhorar na coloração da pele, ajudando na reabsorção da hemossiderina depositada intradérmica, dentre outros benefícios.

   - **Métodos Fototérmicos** através do uso de Lasers e Luz Intensa Pulsada.

11. **Conclusão:** vivemos em um país tropical onde a exposição solar recreativa aumenta a cada ano, seja ocupacional, por atividades de lazer ao ar livre ou bronzeamento para fins estéticos. O fato é que as pessoas expõem o corpo com maior frequência, principalmente as pernas, obrigando-nos a tratar essas alterações cutâneas de forma satisfatória.

As lesões hipercrômicas de pele em membros inferiores de causa vascular ganham um significado especial por se tratar de um aspecto de saúde venosa e ao mesmo tempo saúde emocional, gerando ansiedade quanto aos tratamentos e seu bom resultado estético.

"A falta de diagnóstico, tratamento precoce e adequado por vezes geram problemas emocionais que excluem os pacientes de suas atividades de lazer e convívio social. Mesmo aqueles com doença mais avançada, negligenciada durante anos, quando nos procuram esperam um bom resultado e até mesmo o desaparecimento completo das alterações." (8).

Por isso, cultivar desde o início uma boa relação médico-paciente se faz necessário para ambos os lados estarem seguros e protegidos em suas expectativas e resultados.

Finalizo citando o trecho do capítulo que escrevi para o livro Bem Viva de Corpo e Alma, com o tema: "A beleza e a estética como caminho de cura da alma".

Ao longo dos anos, trabalhando na maior parte do tempo com dermatologia integrativa, estética e psicossomática, fui observando o resultado de alegria, felicidade, bem-estar, satisfação, empoderamento e amor-próprio nos pacientes, nos quais realizei procedimentos estéticos e pude constatar a importância da estética e da beleza de fora para dentro como um caminho de cura também. O cuidado com a aparência, com o próprio corpo, a manutenção e harmonia de suas expressões, faz com que a aceitação do envelhecimento seja mais agradável e leve. Cuidados com o físico de forma mais consciente e preventiva traz satisfação e confiança para si e facilita o convívio social; esse bem-estar irá refletir na saúde do organismo como um todo. Quando percebemos o que está por trás dos acontecimentos, temos mais chances de acertar no tratamento. Pela simples atenção e acolhimento dado ao paciente, e o incentivando na aplicação de cosméticos na pele, já estamos, por meio do toque, mandando informação ao nosso corpo mental e emocional que nos queremos bem, nos amamos e merecemos ser cuidados e acariciados, assim como também fazemos com as pessoas que são importantes para nós.

A estética pelo procedimento estético é a parte artística, que harmoniza as cores, os traços e as formas, realçando a beleza externa a fim de trazer à tona o contentamento interior – a beleza da alma (9).

Referências bibliográficas

1. BOLOGNIA, Jean L.; JORIZZO, Joseph L.; RAPINI, Ronald P. (orgs.). Dermatologia. Tradução de Renata Scavone de Oliveira. et al. 2.ed. Rio de Janeiro: Elsevier, 2011, 155(2)2329-2343.

2. MADISON, KC. Barrier function of the skin: "la raison d'être" of the epidermis. J Invest Dermatol, 2003, 121(2):231-41.

3. GOLD, M.; ANDRIESSEN, A.; COHEN, J.L.; GOLDBERG, D.J.; GROVER, K.; HU, S.; et al. Pre-/postptocedure measures for laser/energy treatments: A survey. J Cosmet Dermatol, 2020, 19(2):289-95.

4. KIKUCHI, Rodrigo. Importância dos cuidados cutâneos em preparo para procedimentos com laser. Aché, Dendrita Health Marketing, 202;1-5.

5. D'ORAZIO, J.; JARRETT, S;. AMARO-ORTIZ, A.; SCOTT, T. UV radiation and the skin. Int J Mol, Sci.2013;14(6):12222-48.

6. GOLDMAN, Mitchel P. Escleroterapia: tratamento das veias varicosas e telangiectasias dos membros inferiores. Tradução de Giuseppe Taranto. Supervisão de tradução: Haroldo Jacques. 2.ed. Rio de Janeiro: Interlivros,1998, 8(2)203-218.

7. MATEUS, Andréia; PALERMO, Eliandre. Consultório médico. Lasers em medicina, 2015, 16(2)140-153.

8. BRITO, Carlos José de; ROSSI, Murilo; LOUREIRO, Eduardo. Cirurgia Vascular: Cirurgia Endovascular – Angiologia. 4.ed. Rio de Janeiro: Thieme Revinter Publicações, 2020.

9. CORASSA, J.M. NETTO, B.A.S.M. Manchas Hipercrômicas após cirurgia de varizes e escleroterapia, 146(2)1663-1667.

10. CARDILLO, C.; ALIENDE, P.; MAKLOUF, F.; et al. Bem viva de corpo e alma: uma abordagem com medicina e terapias integrativas. Capítulo 12 - A Beleza e a Estética como Caminho de Cura, pp. 99-106, 1. ed. São Paulo: Editora Literare, 2021.

ANEXO I

Termo de Esclarecimento e Consentimento Pós-informado

Pelo presente instrumento declaro que fui suficientemente esclarecido(a) pela Dra. Flávia C. S. Maklouf CRM: 115.181, quanto as minhas dúvidas sobre o Procedimento de Escleroterapia a Laser e/ou Química em Varizes de Membros Inferiores.

Também fui informado(a) da eficácia, durabilidade, número de sessões estimadas e dos cuidados pré e pós-tratamento, assim como dos eventuais riscos decorrentes do procedimento, tais como: dor, vermelhidão e inchaço ao redor dos locais da aplicação durante as primeiras horas após a aplicação; como também hematomas e hipercromias/discromias posteriores à aplicação, com diminuição progressiva ao longo de 3-90 dias, sendo comum e como resultado da realização do procedimento.

Assim sendo, estou de acordo com os termos do procedimento a ser adotado, inclusive com o registro fotográfico antes e após o procedimento; como também da necessidade de retorno para reavaliação e continuidade (remunerada – caso eu queira) do procedimento.

Prestados todos os esclarecimentos necessários, manifesto expressamente o meu consentimento para a realização da escleroterapia de membros inferiores.

Nome: _____

Identidade: _____ CPF: _____

Tel/Cel: _____ Data Nasc.: _____

Assinatura: _____

Testemunhas 1: _____ CPF: _____

Médico: _____

São Paulo, _____ de _____ de 20 _____

ANEXO II
Recomendações Pré e Pós (nome procedimento)

- Lavar bem o local a ser tratado no banho no dia do procedimento.

- Não usar cremes e nem fazer depilação nas pernas no dia da sessão.

- Evitar o uso de substâncias derivadas do Ácido Acetil Salicílico e Ginkgo Biloba, a partir de 2 (dois) dias antes do início do tratamento, pois elas facilitam a formação de hematomas – manchas arroxeadas.

- Logo após a sessão, caminhar por aproximadamente 30 minutos.

- Evitar atividade física pesada (por tantos dias) após à aplicação.

- Evitar uso de cremes e depilação por 24/48 horas, após o procedimento, somente os prescritos pelo médico.

- Logo após a sessão, manter os curativos compressivos por pelo menos (duas) horas após a aplicação. Pode haver sensação de dor, ardor e edema no local tratado, por mais de 2 (duas) horas.

- Evitar exposição solar durante o tratamento, a fim de evitar manchas.

- Evitar Sauna e Banhos de imersão, nas próximas 24 horas.

- Quando necessário, 2 (duas) horas após aplicação, usar meia elástica, conforme orientação médica, colocando-a pela manhã e retirando à noite.

- Manter uma alimentação balanceada e um programa frequente de atividade física para assegurar um bom tônus muscular nas pernas, melhorando a circulação.

- As sessões podem ser realizadas com intervalos que variam de 7 a 21 dias, dependendo da indicação de cada caso e da técnica adotada.

18

GUIDELINES

No capítulo, os autores apresentam comentários sobre os principais documentos em diretrizes no tratamento das varizes de membros inferiores da Europa, EUA e Brasil.

DR. EDWALDO JOVILIANO
DR. LEANDRO GARDENGHI
DR. MARCELO BELLINI DALIO

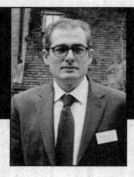

Dr. Edwaldo Joviliano

Contato
eejov@fmrp.usp.br

CRM 81564 SP. Professor associado do Departamento de Cirurgia e Anatomia da Faculdade de Medicina de Ribeirão Preto da Universidade de São Paulo (FMRP-USP). Chefe do Serviço de Cirurgia Vascular e Endovascular do Hospital das Clínicas da FMRP-USP. Diretor Científico da SBACV Nacional 2022/2023.

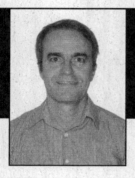

Dr. Leandro Gardenghi

Contato
gardenghi@hcrp.usp.br

CRM 94221. Cirurgião vascular. Graduado pela Faculdade de Medicina de Ribeirão Preto da Universidade de São Paulo; residência em Cirurgia Geral e Cirurgia Vascular pelo Hospital das Clínicas da Faculdade de Medicina de Ribeirão Preto da Universidade de São Paulo; ex-residente do Service de Chirurgie Cardiovasculaire do Hospital Civil de Strasbourg da Universidade Louis Pasteur- França; doutorado em Cirurgia Vascular pelo Departamento de Cirurgia e Anatomia do Hospital das Clínicas da Faculdade de Medicina de Ribeirão Preto e médico-assistente junto à Divisão de Cirurgia Vascular e Endovascular do Hospital das Clínicas de Ribeirão Preto.

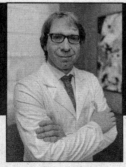

Dr. Marcelo Bellini Dalio

Contatos
mbdalio@usp.br
Instagram: @drmarcelobdalio

CRM 104721. Cirurgião vascular e endovascular; doutor pela Universidade de São Paulo e médico-assistente do Hospital das Clínicas da USP Ribeirão Preto.

O profissional médico se depara diariamente com um grande número de informações sobre novas opções terapêuticas e necessita saber qual o grau de confiança que deve atribuir a tais dados, uma vez que passarão a fazer parte do arsenal terapêutico que ele proporá ao seu paciente, a fim de tratar de maneira mais segura e objetiva a doença que lhe é apresentada.

Dessa forma, regras foram estabelecidas para que os trabalhos científicos produzam informações confiáveis e reprodutíveis e foram criados sistemas para a avaliação da qualidade da evidência e para a graduação da força da recomendação, com o objetivo de informar respectivamente a confiança nas evidências apresentadas e a ênfase para que seja adotada ou rejeitada uma determinada conduta (1).

1. **Metodologias para análise dos trabalhos científicos:** alguns sistemas foram criados, e dentre eles merecem destaque o sistema *Oxford Centre for Evidence-based Medicine* (CEBM) (2), o sistema desenvolvido pelo *Scottish Intercollegiate Guidelines Network* (SIGN), e mais recentemente foi desenvolvido um sistema denominado *"Grading of Recommendations, Assessment, Development and Evaluation* (GRADE) *Working Group"* (3).

O esquema *Grading* classifica as recomendações como forte (grau 1) ou fraca (grau 2), de acordo com o balanço entre benefícios, riscos e possíveis custos e o grau de evidência em estimar os benefícios e riscos. O sistema classifica a qualidade da evidência como alta (grau A), moderada (grau B) ou baixa (grau C), de acordo com os fatores que incluem o desenho do estudo, a consistência dos resultados e clareza das evidências.

---

* Consulte lista de abreviaturas.

** Consulte apêndice de fotos, imagens, gráficos, tabelas e desenhos esquemáticos.

Neste capítulo, serão apresentados os *guidelines* de algumas sociedades de cirurgia vascular brasileira, americana e europeia, a fim de elucidar as vantagens no emprego da radiofrequência para o tratamento da insuficiência venosa de membros inferiores, em relação às safenas e perfurantes.

A seguir, como exemplo, tabela utilizada pelo *American College of Chest Physicians* para avaliar as evidências e sugerir recomendações:

ANEXO 1	TABELAS DE RECOMENDAÇÃO OXFORD E GRADE	
Grade of recommendation / description	**Benefit vs Risk and Burdens**	**Methodological Quality of Supporting Evidence**
1A/strong recommendation, high-quality evidence	Benefits clearly outweigh risk and burdens, or vice versa	RCTS without important limitations or overwhelming evidence from observational studies
1B/strong recommendation, moderate-quality evidence	Benefits clearly outweigh risk and burdens, or vice versa	RCTS with important limitations (inconsistent results, methodological flaws, indirect, or imprecise) or exceptionally strong evidence from observational studies
1C/strong recommendation, low-quality or very low-quality evidence	Benefits clearly outweigh risk and burdens, or vice versa	Observational studies or case series
2A/weak recommendation, high-quality evidence	Benefits closely balanced with risks and burden	RCTS without important limitations or overwhelming evidence from observational studies
2B/weak recommendation, moderate-quality evidence	Benefits closely balanced with risks and burden	RCTS with important limitations (inconsistent results, methodological flaws, indirect, or imprecise) or exceptionally strong evidence from observational studies
2C/weak recommendation, low-quality or very low-quality evidence	Uncertainty in the estimates of benefits, risks, and burden; benefits, risk, and burden may be closely balanced	Observational studies or case series
Grading Recommendations - Guyatt G, Gutterman D, Baumann MH, Addrizzo-Harris D, Hylek EM, Philips B, Raskob G, et al. Grading Strenght of Recommendations and Quality of Evidence in Clinical Guidelines: Report From American College of Chest.		

2. **Projeto Diretrizes:** a SBACV (Sociedade Brasileira de Angiologia e Cirurgia Vascular), no seu projeto Diretrizes de 2015, referente ao tratamento de insuficiência venosa crônica (https://sbacv.org.br/profissionais-da-saude/diretrizes/), aborda o tema do uso da radiofrequência como método de tratamento para safenas insuficientes e considera Oxford como metodologia para análise dos dados bibliográficos.

Assim, GRAU DE RECOMENDAÇÃO E FORÇA DE EVIDÊNCIA:

A: Estudos experimentais ou observacionais de melhor consistência.

B: Estudos experimentais ou observacionais de menor consistência.

218 | Manual Técnico de Radiofrequência na Doença Venosa

C: Relatos de casos (estudos não controlados).

D: Opinião desprovida de avaliação crítica, baseada em consensos, estudos fisiológicos ou modelos animais.

A SBACV considera a termoablação endovenosa com laser (EVLA) ou radiofrequência (RFA) as mais utilizadas técnicas de tratamento das veias tronculares por acesso endovascular. O índice de sucesso imediato por essas técnicas é muito alto, próximo a 100%, e permanece alto no médio prazo, entre 77% e 99% em um ano (4-7).

Não foi observada diferença estatística em termos de segurança entre cirurgia e termoablação, sendo todas as técnicas consideradas de baixo risco quando executadas de forma adequada (8-11). Na sua Recomendação de número 12:

Recomendação 12: recomenda-se como primeira opção o tratamento através de safenectomia ou termoablação das safenas insuficientes nos CEAP C2 (sintomático) e C 3 a 6. Evidência A (12-16).

P	Doentes portadores de doença venosa CEAP C2 (sintomático) e C 3 a 6.		
I	Safenectomia ou termoablação das safenas insuficientes		
C	Outros tratamentos invasivos		
O	Melhor evolução a longo prazo		
Recomendacão 12		Evidência	Referências
Recomenda-se como primeira opção o tratamento através de safenectomia ou termoablação das safenas insuficientes nos CEAP C2 (sintomático) e C 3 a 6.		A	108, 117, 132, 135, 155

Em sua Recomendação 15, aborda o tratamento de veias perfurantes, porém não discorre sobre o tipo de abordagem recomendado.

Recomendação 15: recomenda-se o tratamento das veias perfurantes insuficientes relacionadas à área doente nos CEAP C4 a C6. Evidência B (17-18).

P	Doentes portadores de veias perfurantes insuficientes com CEAP C4 a C6.		
I	Tratamento invasivo		
C	Tratamento conservador		
O	Melhor evolução		
Recomendacão 15		Evidência	Referências
Recomenda-se o tratamento das veias perfurantes insuficientes relacionadas à área doente nos CEAP C4 a C6.		B	198, 200

Não há evidência de benefício ao se tratar perfurantes em CEAPs baixos (CEAP C1-C3) (19-20), porém nos casos mais severos (CEAP C4-C6), o tratamento de uma perfurante calibrosa (≥ 3,5mm) e com refluxo significativo (≥ 0,5 segundos) relacionada ao local das alterações cutâneas parece melhorar de forma importante os sintomas e aumentar de forma significativa a chance de cicatrização de uma eventual úlcera venosa.

3. Guideline Europeu-ESVS 2022

ARTICLE IN PRESS

CLINICAL PRACTICE GUIDELINE DOCUMENT

Eur J Vasc Endovasc Surg (2021) xxx, 1–84

European Society for Vascular Surgery (ESVS) 2022 Clinical Practice Guidelines on the Management of Chronic Venous Disease of the Lower Limbs

Comentando sobre a publicação recente dos *Guidelines 2022* para o manejo da doença venosa crônica dos membros inferiores da Sociedade Europeia de Cirurgia Vascular (21), foram utilizados em sua análise os critérios de evidência e recomendações empregados pela Sociedade Europeia de Cardiologia. Os graus A, B e C refletem o nível de evidência, e a força de cada recomendação foi determinada em classes I, IIa, Ib ou III.

Assim, em sua **Recomendação 28**, o tratamento da incompetência da safena magna tem a ablação térmica endovenosa como primeira escolha em comparação à ligadura cirúrgica ou tratamento por espuma, recebendo **Classe I** e **nível A** de evidência.

Recommendation 28			Unchanged
For patients with great saphenous vein incompetence requiring treatment, endovenous thermal ablation is recommended as first choice treatment, in preference to high ligation/stripping and ultrasound guided foam sclerotherapy.			
Class	**Level**	**References**	**ToE**
I	A	Siribumrungwong *et al.* (2012),[198] Rasmussen *et al.* (2013),[175] Hamann *et al.* (2017),[201] Kheirelseid *et al.* (2018),[202] Brittenden *et al.* (2019),[129] Cao *et al.* (2019)[195]	

Na **Recomendação 35**, considera ainda a abordagem cirúrgica, se a opção do tratamento endovenoso por ablação térmica não estiver disponível – **Classe IIa Nível A.**

Recommendation 35			New
For patients with great saphenous vein incompetence requiring treatment, high ligation/stripping should be considered, if endovenous thermal ablation options are not available.			
Class	Level	References	ToE
IIa	A	O'Donnell *et al.* (2016),[177] Hamann *et al.* (2017),[201] Kheirelseid *et al.* (2018)[202]	

Em relação à opção do tratamento por espuma ecoguiada, recebe **Classe IIb** com **nível B** para veias com diâmetro menor que 6mm, listada na **Recomendação 31**.

Recommendation 31			New
For patients with saphenous trunk incompetence undergoing treatment, ultrasound guided foam sclerotherapy may be considered for treating saphenous trunks with a diameter less than 6 mm.			
Class	Level	References	ToE
IIb	B	Myers *et al.* (2007),[164] Shadid *et al.* (2015),[221] Venermo *et al.*(2016)[222]	

Como conclusão deste *guideline* europeu, a ablação térmica endovascular se mostrou a melhor opção para tratamento da safena magna incompetente.

Já em relação às veias perfurantes, na **Recomendação 37**, a ligadura ou a ablação térmica endovenosa devem ser consideradas com **Classe IIa** e **nível C.**

Recommendation 37			New
For patients with chronic venous disease requiring treatment of incompetent perforating veins, endovenous ablation, division or ligation should be considered.			
Class	Level	References	ToE
IIa	C	Abdul-Haqq *et al.* (2013),[253] Kiguchi *et al.* (2014),[263] van Gent *et al.* (2015),[254] Gibson *et al.* (2020)[216]	

Para tratamento da veia safena parva, a **Recomendação 43** considera a ablação térmica como **Classe I** e **Nível A**, preferencialmente à cirurgia ou escleroterapia com espuma.

Recommendation 43			Changed
For patients with small saphenous vein incompetence requiring treatment, endovenous thermal ablation is recommended in preference to surgery or foam sclerotherapy.			
Class	Level	References	ToE
I	A	Doganci *et al.* (2011),[142] Paravastu *et al.* (2016),[293] Boersma *et al.* (2016)[288]	

4. *Guideline* Americano - *American Venous Forum* 2011

Analisando agora o *Guideline* americano da Sociedade de Cirurgia Vascular e do Fórum Venoso Americano, publicado no *Journal of Vascular Surgery*, considerando o sistema GRADE para avaliação dos dados científicos, conclui-se que: para o tratamento da veia safena magna incompetente, fica recomendada a ablação térmica (radiofrequência ou laser) mais que a ligadura cirúrgica ou retirada da safena até o nível do joelho – **GRADE 1B**, tendo sido considerados dor pós-operatória, período de convalescença e comorbidades. A cirurgia convencional com o *stripping* da safena recebe **GRADE 2B**.

Guideline 11. Endovenous thermal ablation			
Guideline No.	11. Endovenous thermal ablation	GRADE of recommendation	Level of evidence
		1. Strong	A. High quality
		2. Weak	B. Moderate quality
			C. Low or very low quality
11.1	Endovenous thermal ablations (laser and radiofrequency ablations) are safe and effective, and we recommend them fort treatment of sahpenous incompetence.	1	B
11.2	Because of reduced convalescence and less pain and mordibity, we recommend endovenous thermal ablation of the incompetent saphenous vein over open surgery.	1	B

Guideline 10. Open venous surgery			
Guideline No.	10. Open venous surgery	GRADE of recommendation	Level of evidence
		1. Strong	A. High quality
		2. Weak	B. Moderate quality
			C. Low or very low quality
10.1	For treatment of the incompetent great saphenous vein, we suggest high ligation and inversion stripping of the saphenous vein to the level of the knee.	2	B

Já a escleroterapia com espuma recebe **GRADE 2C** como alternativa para tratamento de safena magna incompetente.

Recomendam contra o tratamento de perfurante incompetente em pacientes com veias varicosas simples em pacientes CEAP Classe C2-**GRADE 1B**, mas recomendam a favor do tratamento das perfurantes doentes localizadas próximas à ulcera aberta ou cicatrizada em pacientes CEAP Classe C5-C6; **GRADE 2B**.

Recomendam ainda o tratamento de veias insuficientes por termoablação associada à terapia compressiva para evitar recorrências de úlceras venosas – **GRADE 1ª**.

| 10.4 | To decrease recurrence of venous ulcers, we recommend ablation of the incompetent superficial veins in addition to compression therapy. | 1 | A |

5. *Guideline* do Reino Unido-NICE 2013

Avaliando ainda outro *Guideline*, agora do Reino Unido, publicado em 2013 pelo NICE (*National Institute for Health and Care Excellence*), em que foi utilizado critério próprio de avaliação das evidências e recomendações

(23), podemos concluir que em termos de custo/efetividade, a intervenção por termoablação endovenosa se demonstrou melhor que a cirurgia convencional quando levados em consideração tempo de seguimento de cinco anos com menor taxa de re-intervenção e melhores ganhos em critérios de qualidade vida.

6. *Guideline* Americano Sociedade Venosa e Linfática - 2020

A criação do uso adequado dos critérios (Apropriado, Possivelmente Apropriado, Raramente Apropriado e Nunca Apropriado) para doença venosa das extremidades inferiores do Fórum Venoso Americano, da Sociedade Americana de Cirurgia Vascular, da Sociedade Americana Venosa e Linfática e da Sociedade Internacional de Radiologia Intervencionista, publicada no *Journal of Vascular Surgery* em julho de 2020 (24), conforme Tabela III dos anexos a seguir, também classificou a termoablação por radiofrequência como método apropriado para o tratamento da doença do refluxo axial da safena interna acima do joelho para pacientes sintomáticos com classificação CEAP C2-C6 e abaixo do joelho apenas em pacientes sintomáticos com CEAP C4-C6, conforme Tabela V nos anexos.

Já para o tratamento da safena parva por termoablação, considera-se apropriado por esse *guideline* apenas casos com refluxo, sintomáticos com CEAP C2-C6.

Table III. Appropriateness rating scale	
Rating	Explanation
7, 8, 9	Appropriate Treatment is a generally acceptable and reasonable approach for the indication. *and* Treatment is likely to improve the patient's health outcomes or survival.
4,5,6	May be appropriate Treatment may be an acceptable or reasonable approach for the indication. *or* Treatment may improve the patient's health outcomes or survival. *or* More research or patient information is necessary to classify the appropriateness of the indication.
2,3	Rarely appropriate Treatment is not a generally acceptable or reasonable approach for the indication. *and* Treatment lacks clear benefit/risk advantage. *and* Treatment is rarely effective for the indication.
1	Never appropriate

Table V. Appropriateness criteria of great saphenous vein (GSV ablation)						
	Asymptomatic		Symptomatic			
	C_1	C_2	C_1	C_2	C_3	C_{4-6}
GSV ablation (above knee only unless indicated)						
1. GSV axial reflux with SFJ reflux	Rarely appropriate Median: 1	Rarely appropriate Median: 1	Rarely appropriate Median: 2	Appropriate Median: 7	Appropriate Median: 8	Appropriate Median: 9
2. GSV axial reflux without SFJ reflux (ie, reflux below a competent or previously interrupted SFJ that communicates with an incompetent thigh perforator)	Rarely appropriate Median: 1	Rarely appropriate Median: 1	Rarely appropriate Median: 2	Appropriate Median: 7	Appropriate Median: 7	Appropriate Median: 9
3. Below-knee GSV reflux only and ablate the GSV below the knee	Rarely appropriate Median: 1	Rarely appropriate Median: 1	Rarely appropriate Median: 2	May be appropriate Median: 4	May be appropriate Median: 4	Appropriate Median: 7
4. Segmental GSV reflux without SFJ reflux	Rarely appropriate Median: 1	Rarely appropriate Median: 1	Rarely appropriate Median: 1	Rarely appropriate Median: 3	May be appropriate Median: 4.5	May be appropriate Median: 6
5. Nonphysiologic reflux or "flash" reflux	Never appropriate Median: 1	Rarely appropriate Median: 1	Rarely appropriate Median: 1	Rarely appropriate Median: 1	Rarely appropriate Median: 1	Rarely appropriate Median: 1
6. No reflux	Never appropriate Median: 1	Never appropriate Median: 1	Never appropriate Median: 1	Never appropriate Median: 1	Never appropriate Median: 1	Never appropriate Median: 1

Em relação ao tratamento de perfurante, considera-se apropriado tratar aquelas com refluxo, diâmetros largos e relacionadas com áreas de alterações de pele ou subcutâneas, úlceras abertas ou cicatrizadas (CEAP C4-C6).

5. Appropriateness criteria for perforator veins		
No.	Procedure	Appropriateness category
5.1	Perforator vein treatment of veins with high outward flow and large diameter directed toward affected area in a symtomatic patient with skin or subcutaneous changes, healed or active ulcers (CEAP classes 4-6)	Appropriate (see Section 5 discussion)

7. *Guideline* Americano de Flebologia-2017

Ainda citando mais um Guideline publicado na revista Phlebology (25) pelo Colégio Americano de Flebologia, para o tratamento da insuficiência venosa crônica dos membros inferiores no eixo safeno (magna, parva, acessória anterior ou posterior), fica estabelecida recomendação da ablação térmica (radiofrequência ou laser) GRADE 1B.

Sugerem que a ablação termomecânica (Clarivein Device) pode ser usada para tratar refluxo do tronco venoso. GRADE 2B.

Recomendam que a cirurgia convencional é indicada de modo apropriado apenas para veias não acessíveis com a técnica endovascular, mas não a recomendam devido à dor, tempo de recuperação e morbidades. GRADE 1B.

Como conclusão, baseado nos *guidelines* apresentados, a termoablação endovenosa se apresenta como a melhor opção no tratamento da insuficiência venosa no segmento da safena interna e perfurantes.

Referências bibliográficas

1. BRASIL. Ministério da Saúde. Diretrizes metodológicas: elaboração de revisão sistemática e metanálise de ensaios clínicos randomizados. Brasília: Ministério da Saúde, 2012.

2. GUYATT, G.; GUTTERMAN, D.; BAUMANN, M.H.; ADDRIZZO-HARRIS, D.; HYLEK, E.M.; PHILLIPS, B.; et al. Grading strenghth of recommendations and quality of evidence in clinical guidelines: report from an American College of Chest Physicians task force. Chest, 2006; 129:174-81.

3. CARRADICE, D.; MEKAKO, A.I.; MAZARI, F.A.; SAMUEL, N.; HATFIELD, J.; CHETTER, I.C. Randomized clinical trial of endovenous laser ablation compared with conventional surgery for great saphenous varicose veins. Br J Surg, 2011, 98:501e10.120.

4. DISSELHOFF, B.C.; DER, KINDEREN, D.J.; KELDER, J.C.; MOLL, F.L. Randomized clinical trial comparing endovenous laser with cryostripping for great saphenous varicose veins. Br J Surg, 2008, 95:1232e8.

5. HELMY ELKAFFAS, K.; ELKASHEF, O.; ELBAZ, W. Great saphenous vein radiofrequency ablation versus standard stripping in the management of primary varicose veins e a randomized clinical trial. Angiology, 2011, 62:49e54.

6. LURIE F.; CRETON D.; EKLOF, B.; KABNICK, L.S.; KISTNER, R.L.; PICHOT O, et al. Prospective randomised study of endovenous radiofrequency obliteration (closure) versus ligation and vein stripping (EVOLVeS):

two-year follow-up. Eur J Vasc Endovasc Surg, 2005, 29:67e73.

7. KALTEIS, M.; BERGER, I.; MESSIE-WERNDL, S.; PISTRICH, R.; SCHIMETTA, W.; POLZ, W.; et al. High ligation combined with stripping and endovenous laser ablation of the great saphenous vein: early results of a randomized controlled study. J Vasc Surg, 2008, 47: 822e9.

8. RAUTIO, T.; OHINMAA, A.; PERALA, J.; OHTONEN, P.; HEIKKI-NEN, T.; WIIK, H.; et al. Endovenous obliteration versus conventional stripping operation in the treatment of primary varicose veins: a randomized controlled trial with comparison of the costs. J Vasc Surg, 2002, 35:958e65.

9. LURIE, F.; CRETON, D.; EKLOF, B.; KABNICK, L.S.; KISTNER, R.L.; PICHOT, O.; et al. Prospective randomized study of endovenous radiofrequency obliteration (closure procedure) versus ligation and stripping in a selected patient population (EVOLVeS Study). J Vasc Surg, 2003, 38:207e14.

10. DE MEDEIROS, C.A.; Luccas, G.C. Comparison of endovenous treatment with an 810 nm laser versus conventional stripping of the great saphenous vein in patients with primary varicose veins. Dermatol Surg, 2005, 31:1685e94.

11. SIRIBUMRUNGWONG B.; NOORIT, P.; WILASRUSMEE, C.; ATTIA, J.; THAKKINSTIAN, A. A systematic review and meta-analysis of randomised controlled trials comparing endovenous ablation and surgical intervention in patients with varicose vein. Eur J Vasc Endovasc Surg, 2012, 44:214e23.

12. NESBITT C.; EIFELL, R.K.; COYNE, P.; BADRI, H.; BHATTACHARYA, V.; STANSBY, G. Endovenous ablation (radiofrequency and laser) and foam sclerotherapy versus conventional surgery for great saphenous vein varices. Cochrane Database Syst Rev, 2011, CD005624.

13. PERALA J, RAUTIO T, BIANCARI F, OHTONEN P, WIIK H, HEI-KKINEN, T.; et al. Radiofrequency endovenous obliteration versus stripping of the long saphenous vein in the management of primary varicose veins: 3-year outcome of a randomized study. Ann Vasc Surg, 2005, 19:669e72.

14. LURIE, F.; CRETON, D.; EKLOF, B.; KABNICK, L.S.; KISTNER, R.L.; PICHOT O.; et al. Prospective randomized study of endovenous radiofrequency obliteration (closure procedure) versus ligation and stripping in a selected patient population (EVOLVeS Study). J Vasc Surg, 2003, 38:207e14.

15. LAWRENCE, P.F.; CHANDRA, A.; WU, M.; RIGBERG, D.; DERU-BERTIS, B.; GELABERT, H.; et al. Classification of proximal endovenous closure levels and treatment algorithm. J Vasc Surg, 2010, 52: 388e93.

16. NICOLAIDES, A.N.; ALLEGRA, C.; BERGAN, J.; BRADBURY, A.; CAIROLS, M.; CARPENTIER, P.; et al. Management of chronic venous

disorders of the lower limbs: guidelines according to scientific evidence. Int Angiol, 2008, 27: 1-59.

17. LABROPOULOS, N.; MANSOUR, M.A.; KANG, S.S.; GLOVICZKI, P.; BAKER, W.H. New insights into perforator vein incompetence. Eur J Vasc Endovasc Surg, 1999, 18:228-34.

18. KIANIFARD, B.; HOLDSTOCK, J.; ALLEN, C.; SMITH, C.; PRICE, B.; WHITELEY, MS. Randomized clinical trial of the effect of adding subfascial endoscopic perforator surgery to standard great saphenous vein stripping. Br J Surg, 2007, 94:1075-80.

19. VAN NEER, P.; KESSELS, F.G; ESTOURGIE, R.J.; DE HAAN, E.F.; NEUMANN, M.A.; VERAART, J.C.; et al. Persistent reflux below the knee after stripping of the great saphenous vein. J Vasc Surg, 2009, 50:831-4.

20. European Society for Vascular Surgery (ESVS) 2022. Clinical Practice Guidelines on the Management of Chronic Venous Disease of the Lower Limbs. European Journal of Vascular and Endovascular Surgery. Disponível em: https://doi.org/10.1016/j.ejvs.2021.12.024.

21. GLOVICZKI, P.; COMEROTA, A.J.; DALSING, M.C.; EKLOF, B.G.; GILLESPIE, D.L.; GLOVICZKI, ML.; LOHR, J.M.; MCLAFFERTY, RB.; MEISSNER, MH.; MURAD, MH.; PADBERG, F.T.; PAPPAS, P.J.; PASSMAN, M.A.; RAFFETTO, JD.; VASQUEZ, M.A.; WAKEFIELD, T.W. The care of patients with varicose veins and associated chronic venous diseases: Clinical practice guidelines of the Society for Vascular Surgery and the American Venous Forum. J Vasc Surg, 2011, v.53, Issue 5, Supplement , Pages 2S-48S.

22. NATIONAL INSTITUTE FOR HEALTH AND CLINICAL EXCEL-LENCE. The guidelines manual. London: National Institute for Health and Clinical Excellence, 2009. Available from: http://www.nice.org.uk/aboutnice/howwework/developingniceclinicalguidelines/clinicalguidelin edevelopmen tmethods/GuidelinesManual2009.jsp.

23. GLOVICZKI, P.; et al. The 2020 appropriate use criteria for chronic lower extremity venous disease of the American Venous Forum, the Society for Vascular Surgery, the American Vein and Lymphatic Society, and the Society of Interventional Radiology. J Vasc Surg: Venous and Lym Dis, 2020, 8:505-25.

24. GIBSON, K.; KHILNANI N.; SCHUL. M. American College of Phlebology Guidelines. Phlebology, 2020, Aug; 32 (7):448-452.

19

PÓS-OPERATÓRIO: COMPRESSÃO E SEGUIMENTO

A discussão sobre seguimento pós-operatório, possibilidades e indicações de métodos compressivos e complicações da ablação térmica por radiofrequência é exposta neste capítulo.

DR. GEORGE CARCHEDI LUCCAS
DR. LUCAS MARCELO DIAS FREIRE
DR. RICARDO HENKLAIN

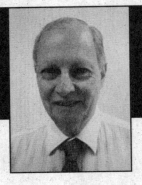

Dr. George Carchedi Luccas

Contato
georgeluccas@terra.com.br

CRM 16106 SP. Professor doutor, mestre e doutor em Clínica Cirúrgica pela Faculdade de Medicina da USP. Livre-docente em Moléstias Vasculares pela Faculdade de Ciências Médicas da Unicamp. Membro Titular da Sociedade Brasileira de Angiologia e de Cirurgia Vascular (SBACV) e Membro Emérito do Colégio Brasileiro de Cirurgiões.

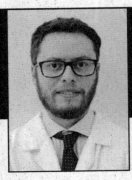

Dr. Lucas Marcelo Dias Freire

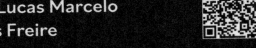

Contato
http://www.lucasfreirevascular.com.br/

CRM: 104.118. Residência em Cirurgia Vascular e Cirurgia Endovascular pela Unicamp. Mestre em Ciências da Cirurgia pela Unicamp. Título de especialista em Cirurgia Vascular pela SBACV, área de atuação Cirurgia Endovascular e Angiorradiologia pela SBACV/Sobrice, em Doppler Vascular pela SBACV/CBR e Radiologia Intervencionista e Cirurgia Endovascular pela Sobrice.

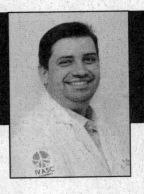

Dr. Ricardo Henklain

Contatos
www.ivasccampinas.com.br/ricardo-henklain.html
ricardohenklain@terra.com.br

CRM: 97170 - SP. Formado em Medicina pela Faculdade de Ciências Médicas da Universidade Estadual de Campinas (Unicamp), Campinas-SP. Residência Médica em Angiologia e Cirurgia Vascular, com treinamento em Cirurgia Endovascular, no Hospital das Clínicas da Universidade Estadual de Campinas (Unicamp). Título de Especialista em Cirurgia Vascular pela Sociedade Brasileira de Angiologia e Cirurgia Vascular. Cirurgião Vascular do Instituto Vascular de Campinas (IVASC – Campinas).

Pós-operatório:

1. **Compressão:** a prática atual para o uso de compressão após o tratamento de veias superficiais é baseada na experiência clínica de gerações de cirurgiões que sempre usaram esse recurso após safenectomias, flebectomias ou escleroterapia, baseada em experiência empírica (1). Para a ablação térmica das sanefas, como a realizada através da radiofrequência, a prática é variada e muitas vezes há controvérsia na literatura atual.

Atualmente existem cinco categorias de terapia compressiva disponíveis: faixas ou bandagens compressivas, meias elásticas, dispositivos autoajustantes de Velcro, bombas de compressão e dispositivos híbridos. As bandagens de compressão e as meias elásticas são as mais comumente usadas após intervenções em veias varicosas.

As bandagens de compressão estão disponíveis em diversos materiais com diferentes propriedades elásticas, sendo que a aplicação apropriada é essencial (2). Na maioria das vezes, essas bandagens são aplicadas em múltiplas camadas, com diferentes produtos. Assim, devido ao uso de superfícies adesivas e atrito entre os componentes, eles fornecem alta rigidez ao redor na perna, mesmo que seus componentes individuais sejam elásticos. Eles devem ser aplicados com pressão de aproximadamente 50 mmHg na perna e 30 mmHg na coxa (3). A maior vantagem desse tipo de bandagem é que ela fornece alta pressão em posição ortostática ou quando o paciente está caminhando, enquanto é toleravelmente baixa durante o repouso (4). A maior desvantagem é o risco

---

* Consulte lista de abreviaturas.

** Consulte apêndice de fotos, imagens, gráficos, tabelas e desenhos esquemáticos.

de aplicação muito frouxa ou afrouxamento e diminuição da pressão após a diminuição do edema.

Meias elásticas são a forma mais popular de dispositivo de compressão. A maior desvantagem é que elas produzem menor pressão comparado com as bandagens quando em posição ortostática ou durante a caminhada (4). No entanto, as meias de compressão demonstraram ser eficazes na redução do edema e da dor em comparação com a ausência de meias (5, 6) e parecem ter propriedades anti-inflamatórias (7).

Um dos principais objetivos da compressão após procedimentos em veias superficiais é manter a oclusão da veia tratada para evitar hematomas e recanalização, como mostrado em um modelo animal (8). Para atingir esse objetivo, a pressão externa deve ser maior que a pressão intravenosa. A pressão intravenosa depende principalmente da posição, sendo que uma compressão de < 10 mmHg pode ocluir uma veia superficial quando o paciente está deitado. Porém, quando em posição ortostática, é necessária uma pressão > 50 mmHg na perna e > 30 mmHg na coxa para obter o mesmo resultado. Utilizando bandagens com material inelástico aplicadas de forma adequada, essas pressões são toleradas e efetivas. Ao utilizar *PADS** de espuma no trajeto da veia tratada, é possível conseguir essas pressões, mesmo utilizando meias de compressão elástica. Isso se dá pela diminuição artificial do raio da perna (Lei de Laplace).

Complicações: um dos maiores problemas da terapia de compressão á a aderência ao tratamento por parte dos pacientes, especialmente em longo prazo (9).

As maiores reclamações são relacionadas à dificuldade de colocar e retirar as meias, escorregamento das bandagens para a perna e preocupação com higiene durante o uso por períodos mais longos. O principal argumento para tentar aumentar a aderência dos pacientes ao tratamento é a diminuição das dores e do edema. Vários estudos randomizados e casos controles foram realizados a respeito do tratamento de veias varicosas, porém em nenhum deles foi incluído um grupo de pacientes que não utilizou compressão no pós-operatório (10-22). A maioria dos trabalhos comparou diferentes graus de compressão e uso ou não de compressão excêntrica. Os achados mais consistentes foram de que o uso de graus maiores de compressão (23-32 mmHg versus 18-21 mmHg) e uso de compressão excêntrica levaram à diminuição da dor no período pós-operatório, especialmente nos primeiros sete dias, sem aumento de complicações significativas. Levando em consideração esse benefício, e na falta de comparação com grupo de paciente sem uso de compressão, a recomendação atual é de uso de bandagens ou meias de compressão elástica de no mínimo 23-32mmHg e compressão excêntrica com uso de *PADS** no trajeto das veias tratadas após a termoablação com radiofrequência.

Em relação ao tempo de uso de terapias de compressão no pós-operatório, essa questão torna-se ainda mais controversa. Existem estudos que mostram benefício com o uso mais prolongado, de quatro a seis semanas, enquanto outros não mostram benefício e recomendam o uso somente nos primeiros dois a quatro dias após o procedimento (23-30). Na falta de consenso, vale a pena considerar a condição clínica do paciente, a capacidade de aderir ao tratamento, a severidade da insuficiência venosa crônica e presença de outras condições, como a associação de refluxo no sistema venoso profundo. Levando-se em conta todos esses fatores, o tempo de uso da compressão pode ser individualizado para cada paciente (31).

Em paciente com graus avançados de doença venosa e presença de úlceras, a compressão é indicada para cicatrização das lesões, especialmente a inelástica. E para evitar a recorrência, geralmente são utilizadas meias elásticas (32,33). Portanto, no pós-operatório da termoablação por radiofrequência de pacientes portadores de úlceras venosas, mantem-se essa recomendação, potencializando os efeitos do tratamento (31-34).

2. **Seguimento:** o seguimento pós-operatório de termoablação por radio-frequência segue os princípios do seguimento da insuficiência venosa crônica: como orientado por Gloviczki et al(1), a utilização tabela VCSS* – *Venus Clinical Severity Score* (35, 46, 47) (tabela 1) (revisada) pode fornecer uma medida de quão severa a doença era e qual o impacto do tratamento na melhora dos sintomas no pós-operatório recente e durante o acompanhamento do paciente.

Espera-se avaliar, no seguimento clínico: a melhora clínica, com alívio dos sintomas (através dos critérios da VCSS*), a persistência ou recorrência de varizes, a cura ou aparecimento de úlceras venosas, as mudanças na qualidade de vida e o resultado estético do procedimento.

Tabela 1: VCSS*

PARÂMETRO	AUSENTE (0)	LEVE (1)	MODERADO (2)	SEVERO (3)
Dor ou outro desconforto ligado à doença venosa	Não	Ocasional	Sintomas diários, interferindo, mas não impedindo atividades rotineiras	Sintomas diários, limitando a maioria das atividades rotineiras
Veias Varicosas	Não	Poucas, dispersas, inclui coroa flebctásica	Limitadas à panturrilha ou coxa	Envolvendo panturrilha e coxa
Edema de origem venosa	Não	Limitado ao pé e tornozelo	Acima do tornozelo, mas abaixo do joelho	Até acima do joelho
Hiperpigmentação	Não	Limitada à área perimaleolar	Difusa e até o terço inferior da perna	Distribuição ampla (acima do terço inferior da perna)
Inflamação	Não	Limitada à área perimaleolar	Difusa e até o terço inferior da perna	Distribuição ampla (acima do terço inferior da perna)
Endurecimento	Não	Limitada à área perimaleolar	Difusa e até o terço inferior da perna	Acima do terço distal da perna
Número de úlceras abertas	Não	1	2	> 2
Duração de úlceras	Não	< 3 meses	> 3 meses, mas < 1 ano	> 1 ano
Tamanho da úlcera	Não	< 2 cm.	2 a 6 cm	> 6 cm
Terapia de compressão	Não utilizada	Uso intermitente	Uso na maioria dos dias	Uso diário

A utilização de questionário de qualidade de vida não específico (37) ou específico da doença venosa (tabela 2) a ser respondido pelo paciente também é recomendada, e essa utilização em conjunto com VCSS* e classificação CEAP* em curto-prazo (menor que um ano), em médio-prazo (entre um e três anos) e longo-prazo (maior que três anos) ajudam na percepção da melhora ou piora clínica do paciente, além de uma percepção da gravidade da insuficiência venosa, levando a uma abordagem individual no tratamento do paciente, como uso de compressão elástica ou reintervenções (35, 43,44,45, 46).

Tabela 2: questionários de qualidade de vida específicos da doença venosa.

QUESTIONÁRIO	ITENS	ASPECTOS
VEINES - *Venus Insufficiency Epidemiologic and Economic Study*	duas categorias de questionários, 35 perguntas no total	Questionário com 25 itens sobre qualidade de vida (VEINES QOL) e questionário de sintomas mensuráreis (VEINES Sym) com 10 itens. Privilegia sintomas em relação a aspectos psicossociais (35, 47)
CIVIQ 2 – *Chronic Venous Insufficiency Questionnaire*	20 questões que geram uma pontuação global	Avalia e quantifica aspectos físicos, psicossociais e dor, todos com igual peso (39,40)
AVVQ – *Aberdden Varicose Vein Questionnaire*	13 questões direcionadas à doença varicosa como um todo	Avalia sintomas físicos, questões sociais, uso de compressão elástica, estética. Pontuação de zero (sem efeitos da doença varicosa) a 100 (efeito severo da doença) (41,42)
CXVUQ – *Charing Cross Venous Ulceration Questionnaire*	Qualidade de vida, medidas de úlcera	Desenvolvido para avaliar qualidade de vida em pacientes com úlceras venosas, combinando questões de qualidade de vida com a progressão da úlcera diante do tratamento (37, 38, 39)

O Ultrassom *Doppler* no pós-operatório deverá ser realizado, preferencialmente, em menos de um mês de pós-operatório (não oclusão de Veia Safena Magna em exame dentro de três dias do procedimento indica falha técnica), em um ano de pós-operatório, entre um e três anos de pós-operatório e após três anos, que indicará se houve falha técnica, e presença de fluxo nos exames mais tardio indicam recanalização (35).

A avaliação ultrassonográfica com *Doppler* é importante para diferenciação de uma veia troncular, previamente ocluída, mostrar-se recanalizada em exame posterior, de diversas veias finas e tortuosas, conectadas a um coto de veia safena ou suas colaterais, o que é sugestivo de neovascularização.

O Ultrassom *Doppler* avalia o sucesso hemodinâmico do procedimento, com a avaliação da ausência de refluxos. As alterações hemodinâmicas que podem aparecer no seguimento, com ressurgimento de refluxo, são normalmente correlacionadas com alterações na sintomatologia clínica do paciente (48, 49).

Deve-se, portanto, no seguimento pós-operatório, avaliar: presença ou alívio dos sintomas presentes antes do tratamento; tempo de cicatrização ou tempo de recorrência de úlceras varicosas; prevenção da progressão da insuficiência venosa crônica; melhora da qualidade de vida e estética (50).

Referências bibliográficas

1. SHAMI, SK.; CHEATLE, T.R. Conventional sclerotherapy versus surgery for varicose veins. In: SHAMI, S.K.; CHEATLE, T.R. (orgs.). Fegan's compression sclerotherapy for varicose veins. London: Springer-Verlag, 2003.

2. FLOUR, M.; CLARK, M.; PARTSCH, H.; MOSTI, G.; UHL, J.F.; CHAUVEAU, M.; et al. Dogmas and controversies in compression therapy: report of an International Compression Club (ICC) meeting, Brussels, mai.2011. Int Wound J, 2013, 10:516-26.

3. PARTSCH, H.; CLARK, M.; MOSTI, G.; STEINLECHNER, E.; SCHUREN, J.; ABEL, M.; et al. Classification of compression bandages: practical aspects. Dermatol Surg, 2008, 34:600-9.

4. MOFFATT, C. Variability of pressure provided by sustained compression. Int Wound J, 2008, 5:259-65.

5. BLAZEK, C.; AMSLER, F.; BLAETTLER, W.; KEO, H.H.; BAUMGARTNER, I.; WILLENBERG, T. Compression hosiery for occupational leg symptoms and leg volume: a randomized crossover trial in a cohort of hairdressers. Phlebology, 2013, 28:239-47.

6. HAGAN, M.J.; LAMBERT, S.M. A randomised crossover study of low-ankle-pressure graduated compression tights in reducing flight-induced ankle oedema. Med J Aust, 2008, 188:81-4.

7. BEIDLER, SK; DOUILLET, C.D.; BERNDT, D.F.; KEAGY, B.A.; RICH, P.B.; MARSTON, W.A. Inflammatory cytokine levels in chronic venous insufficiency ulcer tissue before and after compression therapy. J Vasc Surg, 2009, 49:1013-20.

8. STAUBESAND J.; SEYDEWITZ, V. An ultrastructural study of sclerosed varices. Phlebologie, 1991, 44:16.

9. UHL, J.F.; BENIGNI, JP.; CHAHIM, M;. FRÉDERIC D. Prospective randomized controlled study of patient compliance in using a compression stocking: importance of recommendations of the practitioner as a factor for better compliance. Phlebology, 2018, 33:36-43.

10. LUGLI, M.; COGO, A.; GUERZONI, S.; PETTI, A.; MALETI, O. Effects of eccentric compression by a crossed-tape technique after endovenous laser ablation of the great saphenous vein: a randomized study. Phlebology, 2009, 24:151-6.

11. MOSTI, G.; MATTALIANO, V.; ARLEO, S.; PARTSCH, H. Thigh compression after great saphenous surgery is more effective with high pressure. Int Angiol, 2009, 28:274-80.

12. EL-SHEIKHA, J.; CARRADICE, D.; NANDHRA, S.; LEUNG, C.; SMITH, G.E.;

13. CAMPBELL, B.; CHETTER, I.C. Systematic review of compression following treatment for varicose veins. Br J Surg, 2015, 102: 719-25.

14. WITTENS, C; DAVIES, AH; BAEKGAARD, N.; BROHOLM, R.; CAVEZZI, A; CHASTANET, S. Editor's choicedmanagement of chronic venous disease: clinical practice guidelines of the European Society for Vascular Surgery (ESVS). Eur J Vasc Endovasc Surg, 2015, 49:678-737.

15. NATIONAL CLINICAL GUIDELINE CENTRE. Varicose veins in the legs: the diagnosis and management of varicose veins. London: National Institute for Health and Care Excellence, 2013.

16. KRASZNAI, A.G; SIGTERMAN, T.A.; TROQUAY, S.; HOUTERMANS-AUCKEL, J.P.; SNOEIJS, M.; RENSMA, H.G.; et al. A randomised controlled trial comparing compression therapy after radiofrequency ablation for primary great saphenous vein incompetence. Phlebology, 2016, 31:118-24.

17. BOND, R.; WHYMAN, M.R.; WILKINS, D.C.; WALKER, A.J; ASHLEY, S. A randomised trial of different compression dressings following varicose vein surgery. Phlebology, 1999, 14:9-11.

18. ELDERMAN, JH.; KRASZNAI, AG.; VOOGD, AC.; HULSEWÉ, K.W.; SIKKINK, C.J. Role of compression stockings after endovenous laser therapy for primary varicosis. J VASC SURG VENOUS LYMPHAT DISORD, 2014, 2:289-96.

19. REICH-SCHUPKE, S.; FELDHAUS, F.; ALTMEYER, P.; MUMME, A.; STÜCKER, M. Efficacy and comfort of medical compression stockings with low and moderate pressure six weeks after vein surgery. Phlebology, 2014, 29:358-66.

20. HOUTERMANS-AUCKEL, JP.; VAN ROSSUM, E; TEIJINK, J.A.; DAHLMANS, AA.; EUSSEN, EF.; NICOLAÏ, S.P.;, et al. To wear or not to wear compression stockings after varicose vein stripping: a randomised controlled trial. Eur J Vasc Endovasc Surg, 2009;38:387-91.

21. BAKKER, NA.; SCHIEVEN, LW.; BRUINS, RM.; VAN DEN BERG, M.; HISSINK, R.J. Compression stockings after endovenous laser ablation of the great saphenous vein: a prospective randomized controlled trial. Eur J Vasc Endovasc Surg, 2013, 46:588-92.

22. BENIGNI, J.P.; ALLAERT, F.A; DESOUTTER, P.; COHEN-SOLAL, G.; STALNIKIEWICZ X. The efficiency of pain control using a thigh pad under the elastic stocking in patients following venous stripping: results of a case-control study. Perspect Vasc Surg Endovasc Ther, 2011, 23:238-43.

23. BISWAS, S.; CLARK, A.; SHIELDS, D.A. Randomised clinical trial of the duration of compression therapy after varicose vein surgery. Eur J Vasc Endovasc Surg, 2007;33:631-7.

24. NATIONAL CLINICAL GUIDELINE CENTRE. Varicose veins in the legs: the diagnosis and management of varicose veins. London: National Institute for Health and Care Excellence; 2013.

25. KRASZNAI, A.G.; SIGTERMAN, T.A.; TROQUAY, S.; HOUTERMANS-AUCKEL, J.P.; SNOEIJS, M; RENSMA, H.G.; et al. A randomised controlled trial comparing compression therapy after radiofrequency ablation for primary great saphenous vein incompetence. Phlebology, 2016, 31:118-24.

26. REICH-SCHUPKE S.; FELDHAUS, F.; ALTMEYER, P.; MUMME, A.; STÜCKER, M. Efficacy and comfort of medical compression stockings with low and moderate pressure six weeks after vein surgery. Phlebology, 2014, 29:358-66.

27. HOUTERMANS-AUCKEL, JP; VAN ROSSUM, E.; TEIJINK, J.A.; DAHLMANS, A.A.; EUSSEN, E.F.; NICOLAÏ, S.P.; et al. To wear or not to wear compression stockings after varicose vein stripping: a randomised controlled trial. Eur J Vasc Endovasc Surg, 2009, 38:387-91.

28. BAKKER N.A.; SCHIEVEN, L.W.; BRUINS, R.M.; VAN DEN BERG, M; HISSINK, R.J. Compréssion stockings after endovenous laser ablation of the great saphenous vein: a prospective random- ized controlled trial. Eur J Vasc Endovasc Surg, 2013, 46:588-92.

29. SCHANZER, H. Endovenous ablation plus microphlebectomy/sclerotherapy for the treatment of varicose veins: single or two-stage procedure? Vasc Endovascular Surg, 2010, 44:545-9.

30. ALTIN, F.H.; AYDIN, S.; ERKOC, K.; GUNES, T.; EYGI, B; KUTAS, BH. Endovenous laser ablation for saphenous vein insufficiency: short- and mid-term results of 230 procedures. Vascular, 2015, 23:3-8.

31. OBI, A.T.; REAMES, B.N.; ROOK, T.J.; MOUCH, S.O.; ZARINSEFAT, A.; STABLER, C.; et al. Outcomes associated with ablation compared to combined ablation and transilluminated powered phlebectomy in the treatment of venous varicosities. Phlebology, 2016, 31:618-24.

32. LURIE, F.; LAL, B.K.; ANTIGNANI, P.L.; BLEBEA, J.; BUSH, R.; CAPRINI, J.; DAVIES, A.; FORRESTAL, M.; JACOBOWITZ, G.; KALODIKI, E.; KILLEWICH, L.; LOHR, J.; MA H.; MOSTI, G; PARTSCH, H.; ROOKE, T.; WAKEFIELD, T. Compression therapy after invasive treatment of superficial veins of the lower extremities: Clinical practice guidelines of the American Venous Forum, Society for Vascular Surgery, American College of Phlebology, Society for Vascular Medicine, and International Union of Phlebology. J Vasc Surg Venous Lymphat Disord, 2019, Jan;7(1):17-28.

33. O'DONNELL, T.J.; PASSMAN, M. Clinical practice guidelines of the Society for Vascular Surgery (SVS) and the American Venous Forum

(AVF) - Management of venous leg ulcers. Introduction. J Vasc Surg, 2014, 60(Suppl):1S-2S.

34. UBBINK, D.T.; SANTEMA, T.B.; STOEKENBROEK, R.M. Systemic wound care: a meta-review of Cochrane systematic reviews. Surg Technol Int, 2014, 24:99-111.

35. GOHEL, M.S.; HEATLEY, F.; LIU, X.; BRADBURY, A.; BULBULIA, R.; CULLUM, N.; EPSTEIN, D.M.; NYAMEKYE, I.; POSKITT K.R.; RENTON, S.; WARWICK, J.; DAVIES, A.H. Early versus deferred endovenous ablation of superficial venous reflux in patients with venous ulceration: the EVRA RCT. Health Technol Assess, 2019, Mai;23(24):1-96.

36. GLOVICZKI, P.; COMEROTA, A.J; DALSING, M.C.; BO, E.G.; et al. The care of patients with varicose veins and associated chronic venous disease: Clinical practice guidelines of the Society for Vascular Surgery and the American Venous Forum. J Vasc Surg, 2011, 53:2S-48S.

37. SMITH, J.J.; GUEST, M.G.; GREENHALGH, R.M.; DAVIES, A.H. Evaluating and improving healt-related quality of life in patiente with venous ulcer. J Vasc Surg, 2000, 31:642-9.

38. LABROPOULOS, N.; MANALO, D.; PATEL, N.P.; TIONGSON, J.; PRYOR, L.; GIANNOUKAS, A.D.; et al. Uncommun leg ulcers in the lower extremity. J Vasc Surg, 2007, 45:568-73.

39. LAUNOIS, R.; MANSILHA, A.; JANTER, G. International psychometric validation of the Chronic Venous Disease quality of life Quastionnaire. Eur J Vasc Surg, 2010, 40:783-9.

40. SMITH, J.J.; GARRATT, A.M.; GUEST, M.; GREENHALGH, R.M.; DAVIES, A.H. Evaluating and improving health-related quality of life in patients with varicose veins. J Vasc Surg, 1999, 30:710-9.

41. KORN, P.; PATEL, ST.; HELLER, JA.; DEITCH, JS.; KRISHNASASTRY, KV.; BUSH, H.L.; et al. Why insurers should reimburse for compression stockings in patients with chronic venous stasis. J Vasc Surg, 2002, 35:950-7.

42. GARRATT, A.M.; MACDONALD, L.M.; RUTA, D.A.; RUSSEL, I.T.; BUCKINGHAM, J.K.; KRUKOWSKI, Z.H.; et al. Towards measurement of outcome for patients with varicose veins. Qual Health Care, 1993, 2:5-10.

43. GARRATT, A.M.; RUTA, D.A.; ABDALLA, M.I.; RUSSEl, I.T.; SF 36 health survey questionnaire: II Responsiveness to changes in health status in for common clinical conditions. Qual Health Care, 1994, 3:186-92.

44. VASQUEZ M.A.; WANG, J.; MAHATHANARUK, M.; BUCZKOWSKI, G.; SPREHE, E.; DOSLUOGLU, H.H.; et al. The utility of the Venous Clinical Severity Scores in 682 limbs treated by radiofrequency saphenous vein ablation. J Vasc Surg, 2007, 45:1008-14.

45. VASQUEZ, M.A.; RABE, E.; MCLAFFERTYT, R.B.; SHORTELL, C.K.; MARSTON, W.A.; GILLESPIRE, D.; et al. Revision of the venous clinical severity score: venous outcomes consensus statement: special communication oh the American Venous Forum Ad Hoc Outcomes Working Group. J Vasc Surg, 2010, 52:1387-96.

46. VASQUEZ, M.A.; MUNSCHAUER, C.E. Venous Clinical Severity Score and quality-of-life assessment tools: application to vein practice. Phlebology, 2008, 23:259-75.

47. RUTHERFORD, R.B.; MONETA, G.L.; PADBERG, F.T Jr.; MEISSNER, M.H. Outcome assessment in chronic venous disease. In: GLOVICZKI P. (org.). Handbook of venous disorders: guidelines of the American Venous Forum. 3.ed. London: Hodder Arnold, 2009, pp.684-93.

48. LAMPING, D.L.; SCHOTER, S.; KURZ, X.; KAHN, S.R.; ABENHAIM, L. Evaluation of outcomes in chronic venous disorders of the leg: development of a scientifically rigorous, patiente-reported measure of symptoms and quality of lije. J Vasc surg, 2003, 37:410-9.

49. RHODES, J.M.; GLOVICZKI, P.; CANTON, L.; HEASER, T.V.; ROOKE, T.W. Endoscopic perforator vein division with ablation of the superficial reflux improves venous hemodynamics. J Vasc Surg, 1998, 28839.

50. PADBERG, F.T. Jr.; PAPPAS, P.J.; ARAKI, C.T.; BACK, T.L.; HOBSON, R.W. 2nd. Hemodynamic and clinical improvement after superficial vein ablation in primary combined venous insufficiency with ulceration. J Vasc Surg, 1996, 24:711-8.

51. KUNDU, S.; LURIE, F.; MILLWARD, S.F.; PADBERG, F. Jr.; VEDANTHAM, S.; ELIAS, S.; et al. Recommended reporting standards for endovenous ablation for the treatment of venous insufficiency: joint statement of the American Venous Forum and the Society of Interventional Radiology. J Vasc Surg, 2007, 46:582-9.

240 | Manual Técnico de Radiofrequência na Doença Venosa

20

DESAFIOS E LIMITAÇÕES DA ABLAÇÃO TÉRMICA

No capítulo, os autores discorrem sobre as perspectivas da evolução da ablação térmica, considerando suas limitações e seus resultados atuais.

DRA. ANA TEREZINHA GUILLAUMON
DR. DANIEL EMILIO DALLEDONE SIQUEIRA

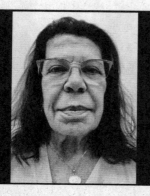

Dra. Ana Terezinha Guillaumon

Contato
LinkedIn: https://bityli.com/NTpxCrz

CRM: 30.587-SP. Professora titular da disciplina Moléstias Vasculares da Faculdade de Ciências Médicas da Unicamp. Membro titular da Sociedade Brasileira de Angiologia e Cirurgia Vascular (SBACV). Chefe do Serviço de Cirurgia Vascular/Endovascular do Hospital de Clínicas de Universidade Estadual de Campinas (HC-Unicamp). Chefe do Centro de Referência de Alta Complexidade em Cirurgia Endovascular e Angiorradiologia do Hospital de Clínicas da Universidade Estadual de Campinas (HC-Unicamp).

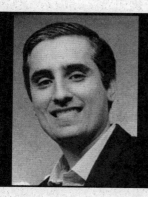

Dr. Daniel Emilio Dalledone Siqueira

Contatos
siq_daniel@yahoo.com.br
http://lattes.cnpq.br/4480462769286031

CRM 26883. Mestre e doutor em Ciências da Cirurgia pela Faculdade de Ciências Médicas da Universidade Estadual de Campinas (FCM-Unicamp). Membro efetivo da Sociedade Brasileira de Angiologia e Cirurgia Vascular (SBACV). Membro adjunto do Colégio Brasileiro de Cirurgiões (CBC).

1. **Introdução:** as varizes dos membros inferiores apresentam ampla prevalência na população mundial. Segundo dados epidemiológicos, estima-se que 40% dos homens e 32% das mulheres apresentem varizes dos membros inferiores (1). Estima-se que 20% da população apresente insuficiência venosa severa (2). Representam causa importante de incapacidade para atividades laborativas e altos custos aos sistemas de saúde e previdenciários. Podem ser divididas quanto à etiologia em varizes primárias e/ou secundárias. Sendo as primárias decorrentes de alterações estruturais nas paredes das veias associadas ao metabolismo do colágeno e elastina, incompetência valvular segmentar e fístulas arteriovenosas na microcirculação. Já as varizes secundárias associam-se à síndrome pós-trombótica, compressões extrínsecas, angiodisplasias e fístulas arteriovenosas traumáticas.

O tratamento da doença venosa, relacionado às varizes dos membros inferiores, passou por diversos avanços nos últimos anos. O principal objetivo no aprimoramento das técnicas terapêuticas refere-se a menor tempo de internação, recuperação mais precoce dos doentes e custos atrativos. Considera-se como método ideal para tratamento de varizes aquele que é minimamente invasivo, reprodutível, seguro, com baixo custo financeiro, livre de complicações, resultados estéticos satisfatórios e que permita o retorno dos doentes às atividades laborativas o mais precoce possível (3).

Sabe-se que os resultados e as complicações da cirurgia de varizes tradicional são bem definidos na literatura. Porém são amplamente comparados aos novos métodos desenvolvidos, sempre buscando-se maior custo-benefício aos doentes.

Na última década, os métodos percutâneos minimamente invasivos para tratamento de varizes e insuficiência venosa, a exemplo da ablação térmica

---

* Consulte lista de abreviaturas.

** Consulte apêndice de fotos, imagens, gráficos, tabelas e desenhos esquemáticos.

por radiofrequência e LASER, foram estudados por diversos autores. Apesar das técnicas terem sido aprimoradas, ainda temos diversas limitações sob o ponto de vista técnico e financeiro.

Termoablação: pode ser definida como a aplicação de método físico, utilizando o calor, por meio de aparelho específico, de maneira controlada, para fechamento das veias varicosas. É um método geralmente utilizado para tratamento da veia safena magna e/ou veia safena parva, considerando-se que o seu refluxo está associado à doença venosa crônica e consequentemente às varizes.

Radiofrequência: a radiofrequência é um método intervencionista minimamente invasivo, no qual um cateter específico é introduzido no leito venoso a ser tratado. A energia térmica gerada pelo aparelho emissor é liberada por meio do dispositivo endovascular, gerando ondas contínuas ou sinusoidais com frequências de 200 a 3000 kHz (3). O calor produzido propaga-se pelo tecido endotelial do leito venoso, gerando destruição e desnaturação do colágeno com contração das fibras e necrose tecidual. Isso gera fibrose tecidual e consequentemente obliteração do leito venoso (3, 4).

Tecnicamente, o disparo pelo cateter deve percorrer todo o segmento venoso insuficiente, foco do tratamento, devendo ser realizado a cada sete centímetros da veia com duração de vinte segundos cada disparo. Tais instruções do procedimento são decorrentes de orientações do fabricante, visando maiores taxas de sucesso na aplicação do método.

LASER: o endolaser é um método intervencionista endovascular, minimamente invasivo, por meio de tecnologia LASER *(Light Amplification by Stimulated Emission of Radiation)*, utilizado para termoablação das veias safena magna, parva e veias perfurantes. O tratamento a LASER endovenoso iniciou-se nos anos 1990 (5). Porém, somente em 2001, quando Navarro e colaboradores publicaram o primeiro artigo relevante sobre tratamento da veia safena magna, que a técnica ganhou visibilidade e notoriedade (6).

O endolaser, resumidamente, atua por três etapas complexas e sucessivas, nas quais:

1. Conversão de luz em calor, variando de acordo com o meio em que a luz é emitida (sangue, solução fisiológica etc.) (7);

2. Difusão óptica do calor com aquecimento do sangue (7);

3. Transferência do calor do sangue para os tecidos circundantes, ou seja, parede venosa. A temperatura medida na ponta da fibra é aproximadamente 729° C (7).

2. Limitações

2.1 Custos: diversos estudos têm sido realizados no intuito de comparar os custos entre termoablação (radiofrequência e endolaser) e cirurgia convencional para tratamento de varizes dos membros inferiores. Sabe-se que os custos da radiofrequência e endolaser são superiores comparativamente à cirurgia convencional (8, 9). Porém os estudos mostram que há uma compensação desse custo de maneira indireta, por um menor tempo de afastamento das atividades laborativas. O potencial de realizar os procedimentos de endolaser e radiofrequência com anestesia local amplia o escopo de economias vinculadas aos procedimentos. Além disso, há benefícios indiretos relacionados à menor utilização de equipes anestésicas, com maior potencial de priorização de outros procedimentos, permitindo maior rotatividade de salas cirúrgicas e leitos hospitalares (10). Tanto endolaser quanto radiofrequência resultam em custos semelhantes, ganhos comparáveis na qualidade de vida e melhorias clínicas em seis meses (11).

2.2 Tratamento de Veias Perfurantes: as veias perfurantes foram descritas inicialmente por Von Loder, anatomista russo, em 1803 (12, 13, 14). As repercussões clínicas das veias perfurantes na fisiopatologia da doença venosa crônica são controversas. Sabe-se que a incompetência das veias perfurantes é maior quanto mais grave a insuficiência venosa. Dentre as diversas técnicas descritas para tratamento das veias perfurantes, temos as minimamente invasivas, também chamadas de percutâneas por meio da termoablação.

Diversos estudos têm demonstrado altas taxas de sucesso técnico em vez de sucesso nos resultados clínicos (cicatrização de feridas) (15, 16). Sabe-se que não há benefício no tratamento de veias perfurantes de maneira sistemática e rotineira sem haver incompetência valvular.

2.3 Trombose Venosa Profunda: a indução de trombose venosa profunda secundária à termoablação, também conhecido na literatura como EHIT*, do inglês Endovenous Heat-Induced Thrombosis, é um problema bem reconhecido (17). Com o advento das técnicas endovasculares para tratamento de varizes, número crescente de procedimentos, houve um aumento do número de casos relatados (18). O EHIT* é definido conceitualmente como uma trombose venosa que se estende do sistema venoso superficial para o sistema venoso profundo, próximo a um sítio tratado por termoablação. Mais comumente ocorre trombose na veia safena magna em direção à veia femoral comum (19). São fatores de risco para EHIT*: idade do paciente, estados de hipercoagulabilidade, doença venosa crônica e aspectos técnicos (local da termoablação, manutenção de tributárias, evitar cateterizar a veia femoral comum, evitar propagação de bolhas de vapor ou trombos) (20, 21).

Vários estudos têm sido publicados ao longo dos anos, no intuito de identificar a real incidência de EHIT*. Comparativamente entre radiofrequência e endolaser, estudos demonstraram haver resultados muito semelhantes. A radiofrequência apresenta taxas de EHIT de 0 a 16%, e endolaser de 0 a 7,7%, porém o laser apresenta taxas de recanalização da veia tratada muito superior à radiofrequência (22).

2.4 Curva de Aprendizado: a efetiva realização de métodos terapêuticos envolve o conhecimento adequado da técnica, a prática frequente e o aprimoramento constante por parte dos cirurgiões. A radiofrequência e o endolaser necessitam de número mínimo de procedimentos, ou seja, curva de aprendizado, para realização de maneira adequada com mínimo de complicações.

Não há consenso na literatura referente ao número mínimo de procedimentos a serem realizados, porém sabe-se que a morbidade é inversamente proporcional à prática. A exemplo da incidência de EHIT*, que apresenta números menores em profissionais com mais prática utilizando a técnica (21).

2.5 Tratamento Veia Safena Magna e Veia Safena Parva - Uso de Técnica Convencional Associada: a realização da termoablação como método de tratamento da insuficiência de veias safena magna e parva ainda deve ser associada ao método convencional para exérese de veias colaterais insuficientes ou métodos de escleroterapia com espuma densa. Isso representa uma desvantagem da técnica de termoablação, que até o presente momento não é suficiente para realização de um tratamento completo das varizes. Por outro lado, diversos cirurgiões vasculares utilizam métodos híbridos de tratamento das varizes, associando técnicas de termoablação e embolizações para obtenção de melhores resultados clínicos e estéticos.

2.6 Radiofrequência versus LASER: Perrin, em estudo, demonstrou que há mais dados publicados para radiofrequência do que para endolaser no tratamento de varizes. Apresentou dados evidenciando que a realização de radiofrequência é mais padronizada tecnicamente em relação ao endolaser, com menor variabilidade entre os cirurgiões (7). Porém ambas são seguras e apresentam resultados clínicos satisfatórios. Observou-se nos estudos clínicos incremento na qualidade de vida dos doentes, utilizando-se as duas técnicas (8).

3. Vantagens:

3.1 Utilização de Ultrassom Doppler: a utilização de ultrassonografia com Doppler pode ser considerada um diferencial dos métodos percutâneos em relação à cirurgia de varizes convencional, pois permite de maneira prática, reprodutível e segura a monitorização do procedimento operatório e o controle da termoablação venosa (3, 23). Além disso, permite a localização precisa de veias tributárias, perfurantes, duplicidades segmentares e segmentos insuficientes, tornando o método de tratamento por radiofrequência e LASER mais seguro.

3.2 Tempo de Internamento/Afastamento: o procedimento de termoablação, diferentemente da cirurgia convencional, apresenta tempo de internamento reduzido e pode ser considerado ambulatorial. Permite menor tempo de absenteísmo e retorno mais rápido às atividades de trabalho, em comparação às técnicas convencionais (8, 24, 25, 26).

Um dos fatores preponderantes para a definição desse desfecho clínico é reportado por vários autores: menor índice de dor no pós-operatório (24). Diante do avanço nas técnicas minimamente invasivas, o American Venous

Forum recomendou a utilização da termoablação como primeira opção em relação à cirurgia convencional de varizes. Aziz e colaboradores demonstraram que 47% dos cirurgiões norte-americanos preferem a radiofrequência e 40% o endolaser para tratamento da veia safena (27).

3.3 Aprimoramento dos Materiais: desde o início das pesquisas envolvendo endolaser e radiofrequência, houve um aprimoramento nos equipamentos emissores de energia, dispositivos endoluminais e nas técnicas utilizadas. Exemplo disso é o observado na radiofrequência com os dispositivos de duas gerações distintas, com diferenças nas taxas de sucesso no fechamento da veia safena (28). O fato de ter havido uma mudança na potência da energia liberada pelo dispositivo de radiofrequência de 85 a 90° C, na primeira geração, para 120° C, na segunda geração, permitiu um tratamento mais eficaz. Houve mudanças na velocidade de progressão da ablação, que era de 2-3 cm/minuto, e atualmente é de 7 cm a cada 20 segundos. Outro avanço foi uma readequação no local do primeiro disparo em relação à crossa da veia safena magna, que passou de 1 centímetro para 2 centímetros em relação à junção safeno-femoral, determinando menores taxas de trombose venosa profunda (29, 30).

4. Desafios: o domínio de novas técnicas para tratamento das varizes depende de diversos fatores, dentre eles: interesses institucionais, curva de aprendizado, disponibilidade do método e custos financeiros. Diversos cirurgiões vasculares demonstram preocupação em relação a eventuais perdas de pacientes nos consultórios particulares e serviços de saúde, decorrentes de não oferecerem novos tratamentos para varizes dos membros inferiores. Como descrito por Winterborn e colaboradores, os entusiastas dos novos métodos são persuasivos com seus pacientes (31). Sabe-se que há uma pressão da indústria de equipamentos médicos para mudanças e aprimoramentos constantes dos métodos de tratamento. Além disso, há uma pressão por parte dos pacientes para utilização de novas tecnologias nos seus tratamentos. Grande parte dessa pressão perante os cirurgiões decorre de fontes de imprensa e internet, que divulgam modalidades de tratamento aplicáveis a todos os casos, sem levar em conta critérios técnicos.

Diante da possibilidade de novas tecnologias com resultados equivalentes ou superiores, os pacientes exigirão tratamentos minimamente invasivos. Exemplo da utilização da radiofrequência e LASER, para tratamento de varizes, que vem ganhando maior espaço entre os especialistas. De maneira simplória, tratamentos seguros e eficazes ganharão ampla aceitação, desde que apresentem custos condizentes e factíveis a cada realidade. O maior desafio é a adequação do método ideal ao quadro clínico de cada doente, permitindo associação de modalidades terapêuticas.

Referências bibliográficas

1. EVANS, C.; LEE, A.; FOWKES, F.; RUCKLEY, C. Prevalence of varicose veins and chronic venous insufficiency in men and women in the general populari Edinburgh Vein Study. J Epidemiol Community Health, 1999, 53(3):149-

2. MOORE, W. Vascular and endovascular surgery: a comprehensive review. 7. ed. Saunders, Elsevier, 2006. p. 857.

3. TOREGEANI, Jeferson Freitas; et al. Ablação térmica por radiofrequência versus safenectomia convencional. J. vasc. bras. [online], 2015, v.14, n.1 [acesso em: 2022-05-31], pp.4-9. Disponível em: http://old.scielo.br/scielo. php?script=sci_arttext&pid=S1677-54492015000100004&lng=en&nrm =iso>. ISSN 1677-5449. https://doi.org/10.1590/1677-5449.20140060.

4. ROTH, S.M. Endovenous radiofrequency ablation of superficial and perforator veins. Surg Clin North Am, 2007, 87(5):1267-84, XII. Disponível em: http://dx.doi.org/10.1016/j.suc.2007.07.009. PMid:17936486.

5. ERZINGER, Fabiano Luiz; et al. Estudo comparativo da termoablação da veia safena magna na coxa, com e sem tumescência. Jornal Vascular Brasileiro [online], 2016, v. 15, n. 3 [acessado em 31.5.2022], pp. 217-223. Disponível em: https://doi.org/10.1590/1677-5449.004616. Epub 20.10.2016. ISSN 1677-7301. https://doi.org/10.1590/1677-5449.004616.

6. NAVARRO, L.; MIN, R.J.; BONÉ, C. Endovenous laser: a new minimally invasive method of treatment for varicose veins-preliminary observations using an 810 nm diode laser. Dermatol Surg, 2001, 27(2):117-22. PMid:11207682.

7. PERRIN, M. Endovenous treatment of lower-limb varices by laser and radiofrequency. Phlebolymphology, 2005, 48: 337-346.

8. RASMUSSEN, L.H.; LAWAETZ, M.; BJOERN, L.; VENNITS, B.; BLEMINGS, A.; EKLOF, B (2011). Randomized clinical trial comparing endovenous laser ablation, radiofrequency ablation, foam sclerotherapy and surgical stripping for great saphenous varicose veins. Br J Surg, 98(8):1079–1087.

9. SUBRAMONIA, S.; Lees, T. Radiofrequency ablation vs conventional surgery for varicose veins – a comparison of treatment costs in a randomised trial. Eur J Vasc Endovasc Surg, 39(1):104-111.

10. AHERNE, T.; MCHUGH, S.M.; TASHKANDI, W. et al. Radiofrequency ablation: an assessment of clinical and cost efficacy. Ir J Med Sci, 185, 107-110, 2016. Disponível em: https://doi.org/10.1007/s11845-014-1229-6.

11. SHEPHERD, A.; ORTEGA-ORTEGA, M.; GOHEL, M.; EPSTEIN, D.; BROWN, L. & DAVIES, A. Cost-Effectiveness Of Radiofrequency Ablation Versus Laser For Varicose Veins. International Journal of Technology Assessment in Health Care, 2015, 31(5), 289-296. Disponível em: doi:10.1017/S0266462315000537.

12. LINTON, R. R. The communicating veins of the lower leg and the operative technique for their ligation. Ann Surg, 1938, 107:582-93.

13. RUCKLEY, C. V. & MAKHDOOMI, K. R. The venous perforator. Br Surg, 1996, 83:1492-3.

14. GLOVICZKI, P.; BERGAN, J. J.; RHODES, J. M.; CANTON, L. G.; HARMSEN, S.; ILSTRUP, D. M. Mid-term results of endoscopic perforator vein interruption for chronic venous insufficiency: lessons learned from the North American subfascial endoscopic perforator surgery registry. The North American Study Group. J Vasc Surg, 1999, 29:489-502.

15. PEDEN, E. & LUMSDEN, A. Radiofrequency ablation of incompetent perforator veins. Persp Vasc Surg Endovasc Ther, 2007, 19:73-7.

16. PROEBSTLE, T. M.; HERDEMANN, S. Early results and feasibility of incompetent perforator vein ablation by endovenous laser treatment. Dermatol Surg, 2007, 33:162-8.

17. VAN RIJ, A.M.; CHAI, J.; HILL, G.B.; CHRISTIE, R.A. Incidence of deep vein thrombosis after varicose vein surgery. Br J Surg, 2004, 91(12): 1582e5.

18. MANFRINI, S.; GASBARRO, V.; DANIELSSON, G.; NORGREN, L.; CHANDLER, J.G.; LENNOX, A.F.; et al. Endovenous management of saphenous vein reflux. Endovenous Reflux Management Study Group. J Vasc Surg, 2000, 32(2):330e42.

19. KABNICK, L.S.; OMBRELLINO, M.; AGIS, H.; MORTIZ, M.; ALMEIDA, J.; BACCAGLINI, U.; et al. Endovenous heat induced thrombus (EHIT) at the superficial-deep venous junction: a new post-treatment clinical entity, classification and potential treatment strategies. 18th Annual Meeting of the American Venous Forum, Miami, Florida, 2006.

20. PUGGIONI, A.; KALRA, M.; CARMO, M.; MOZES, G.; GLOVICZKI, P. Endovenous laser therapy and radiofrequency ablation of the great saphenous vein: analysis of early efficacy and complications. J Vasc Surg, 2005, 42(3):488e93.

21. HINGORANI, A.P.; ASCHER, E.; MARKEVICH, N.; SCHUTZER, R.W.; KALLAKURI, S.; HOU, A.; et al. Deep venous thrombosis after radiofrequency ablation of greater saphenous vein: a word of caution. J Vasc Surg, 2004, 40(3):500e4.

22. MARSH, P.; PRICE, B.A.; HOLDSTOCK J.; HARRISON, C.; WHITELEY, M.S. Deep vein thrombosis (DVT) after venous thermoablation techniques: rates of endovenous heat-induced thrombosis (EHIT) and classical DVT after radiofrequency and endovenous laser ablation in a single centre. Eur J Vasc Endovasc Surg, 2010, out, 40(4):521-7. Doi: 10.1016/j.ejvs.2010.05.011. Epub 2010 Jul 23. PMID: 20655773.

23. WINTERBORN, R.J.; CORBETT, C.R. Treatment of varicose veins: the present and the future a questionnaire survey. Ann R Coll Surg Engl, 2008, 90(7):561-4. Disponível em: http://dx.doi.org/10.1308/003588408X318228. PMid:18701012.

24. SINCOS, I.R.; BAPTISTA, A.P.; COELHO NETO, F.; LABROPOULOS, N.; ALLEDI, L.B.; MARINS, E.M.; et al. Ensaio clínico randomizado prospectivo comparando a ablação por radiofrequência e a retirada completa de veia safena em pacientes com doença venosa crônica leve à moderada com seguimento de 3 anos. Einstein (São Paulo), 2019, 17(2):eAO4526. Disponível em: http://dx.doi.org/10.31744/einstein_journal/2019AO4526.

25. LURIE, F.; CRETON, D.; EKLOF, B.; KABNICK, L.S.; KISTNER, R.L; PICHOT, O.; et al. Prospective randomized study of endovenous radiofrequency obliteration (closure procedure) versus ligation and stripping in a selected patient population (EVOLVeS Study). J Vasc Surg, 2003, 38(2):207-14.

26. SIRIBUMRUNGWONG, B.; NOORIT, P.; WILASRUSMEE, C.; ATTIA, J.; THAKKINSTIAN, A. A systematic review and meta-analysis of randomised controlled trials comparing endovenous ablation and surgical intervention in patients with varicose vein. Eur J Vasc Endovasc Surg, 2012, 44(2):214-23. Review.

27. AZIZ, F.; DIAZ, J.; BLEBEA, J.; LURIE, F. American Venous Forum. Practice patterns of endovenous ablation therapy for the treatment of venous reflux disease. J Vasc Surg Venous Lymphat Disord, 2017, 5(1):75-81.e1.

28. ZUNIGA, J.M.; HINGORANI, A.; ASCHER, E.; SHIFERSON, A.; JUNG, D.; JIMENEZ, R.; et al. Short-term outcome analysis of radiofrequency ablation using ClosurePlus vs ClosureFast catheters in the treatment of incompetent great saphenous vein. J Vasc Surg, 2012, 55(4):1048-51.

29. HINGORANI, A.P.; ASCHER, E.; MARKEVICH, N.; SCHUTZER, R.W.; KALLAKURI, S.; HOU, A.; et al. Deep venous thrombosis after

radiofrequency ablation of greater saphenous vein: a word of caution. J Vasc Surg, 2004, 40:500-504.

30. MARSH, P.; PRICE, B.A.; HOLDSTOCK, J.; HARRISON, C.; WHITELEY, M.S. Deep vein thrombosis (DVT) after venous thermoablation techniques: rates of endovenous heat-induced thrombosis (EHIT) and classical DVT after radiofrequency and endovenous laser ablation in a single centre. Eur J Vasc Endovasc Surg, 2010, out, 40(4):521-7. Doi: 10.1016/j. ejvs.2010.05.011. Epub 2010, Jul. 23. PMID: 20655773.

31. WINTERBORN, R.J.; CORBETT, C.R. Treatment of varicose veins: the present and the future – a questionnaire survey. Ann R Coll Surg Engl, 2008, out;90(7):561-4. Doi: 10.1308/003588408X318228. Epub 2008, ago. 12. PMID: 18701012; PMCID: PMC2728303.

21

PROTOCOLO MAKLOUF/BALDINI

No capítulo, os autores apresentam de forma resumida o protocolo para ablação térmica das veias varicosas dos membros inferiores e fornecem ficha modelo como sugestão para abordagem de cada território.

DR. LEONARDO CHADAD MAKLOUF
DR. LUIZ BALDINI NETO

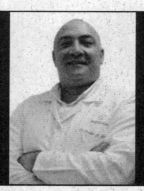

Dr. Leonardo Chadad Maklouf

Contatos
www.angioskincare.com.br
leomaklouf@yahoo.com.br
Instagram: @leomaklouf.vascular

CRM 111.139. Cirurgião Vascular formado pela Marinha do Brasil com graduação na Faculdade de Medicina de Valença no RJ pela Universidade Fundação Dom André Arcoverde. Coordenador dos Serviços de Cirurgia Vascular em hospitais da rede NotreDame Intermédica. Especialista em Cirurgia Vascular (sócio efetivo da Sociedade Brasileira de Angiologia e de Cirurgia Vascular-SBACV) e membro do Departamento Científico de Doenças Venosas da SBACV Nacional. Dedica-se há mais de 15 anos à técnica de radiofrequência na Doença Venosa, ministrando cursos teórico-práticos viajando pelo Brasil para aplicar a técnica em diversos serviços de cirurgia vascular. Médico vascular em sua Clínica AngioSkincare. Mais de 5.000 cirurgias endovasculares e de 10.000 cirurgias de varizes.

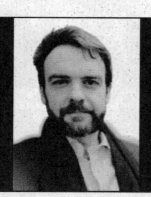

Dr. Luiz Baldini Neto

Contatos
luizbaldini@yahoo.com.br
Instagram: @luiz.baldini
clinicabaldini@gmail.com
Instagram: @clinicabaldini.vascular

CRM 100476 SP. Possui graduação em Medicina pela Universidade Estadual de Campinas – Unicamp. Residência médica em Cirurgia Geral, Cirurgia Vascular e área de atuação em Angiorradiologia e Cirurgia Endovascular pela Unicamp. Título de especialista em Cirurgia Vascular e área de atuação em Cirurgia Endovascular pela Sociedade Brasileira de Angiologia e Cirurgia Vascular – SBACV. Mestrado em Gestão e Saúde Pública pela Unicamp. Atualmente é médico cirurgião vascular da Clínica Médica Baldini. Tem experiência na área de flebologia com ênfase em cirurgia vascular minimamente invasiva, atuando principalmente nos seguintes temas: varizes, radiofrequência, úlcera crônica, cirurgia ambulatorial e saúde pública.

Para facilitar a compreensão de forma resumida do Protocolo Maklouf/Baldini para ablação térmica das veias varicosas dos membros inferiores, fornecemos a ficha modelo como sugestão para abordagem de cada território.

Protocolo Maklouf/Baldini

1. Veias Safenas Magnas

O ciclo de liberação de energia elétrica da radiofrequência dura 20 segundos e diversos cirurgiões vasculares ao redor do planeta usam de um a dois ciclos para cada segmento de acordo com o diâmetro da veia tratada.

O Estudo Calcagno 1 mostrou, para veias maiores de 12 mm, a prática de três disparos com alta taxa de sucesso no fechamento das veias insuficientes.

Nossa experiência observacional após anos de uso do cateter de radiofrequência e milhares de casos realizados nos permitiu debater e chegar a um consenso.

Veias até 8 mm = um disparo

Veias até 12 mm = dois disparos

Veias > que 12 mm = três disparos

Uma exceção à regra são as Safenas Magnas menores que 8 mm de diâmetro, porém com presença de tributárias insuficientes. Esse tipo de segmento tratamos como as veias acima de 8 mm, ou seja, com dois disparos.

Ao longo de 15 anos usando o cateter, os autores deste Manual têm bagagem suficiente para sugerir este Protocolo.

---

* Consulte lista de abreviaturas.

PROTOCOLO MAKLOUF/BALDINI
Veias Safenas Magnas

1) Preencher as lacunas ao lado com o diâmetro da veia a ser tratada, De acordo com US. Marcar locais para punção. Anotar trajetos dificultosos como tortuosidades e ectasias.
2) Proclive acentuado. Coxim abaixo da coxa distal. Dar preferência cateter de 7cm. Puncionar veia safena ou dissecar e passar o cateter pelo introdutor 7F.
3) Visualizar com US o cateter próximo a JSF. Durante a navegação, se houver resistência realizar manobras de elevação do membro, extensão /flexão de coxa e perna. Em caso de insucesso, optar por punção dupla.
4) Posicionar o Cateter 2,5 cm distante da JSF e 1,5 cm distante da Veia Epigástrica Superficial.
5) Colocar o paciente em posição de Trendelenburg.
6) Realizar intumescência perivenosa sentido distal para proximal.
7) Visualizar novamente a posição do cateter.

Dr. Leonardo Chadad Maklouf e Dr. Luiz Baldini Neto
Agende seu curso de ARF
Clube da Radiofrequência

8) Confirmar a tríade do sucesso (Compressão /Trendelenburg /Tumescência).
9) Realizar a compressão com os dedos e com o trasdutor do US no segmento a ser tratado.
10) Realizar sempre 2 disparos no primeiro segmento.
11) Realizar sempre 1 disparo nos segmentos seguintes, salvo para a situação citada na tabela em anexo.
12) Não progredir o cateter em segmento já tratado.
13) Estudar a veia safena e VFC ao final do proedimento.
14) Comprimir por 5 minutos todo o segmento tratado ao final do procedimento.
15) Realizar flebectomia e demais tratamentos complementares.
16) Realizar curativos compressivo e manter por 48 horas.
17) Realizar doppler colorido após 72 horas.
18) Realizar doppler venoso colorido entre 6 a 8 semanas.
19) Realizar doppler venoso colorido a cada 6 meses, por 2 anos.

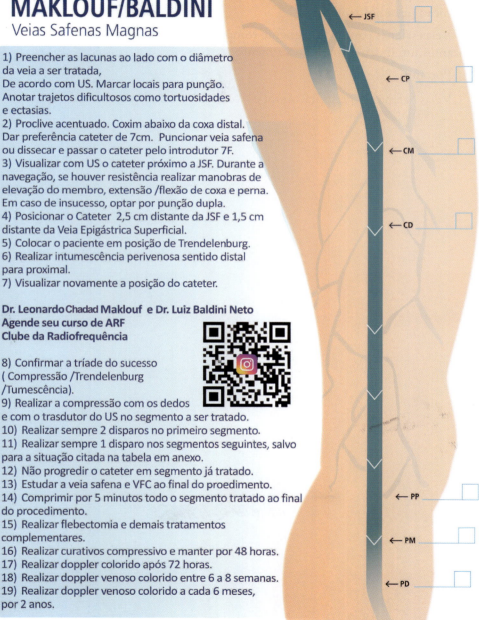

2. Veias Safenas Parvas/Giacomini e Acessórias.

Estas veias são em nossa opinião extremamente beneficiadas pela ablação térmica por radiofrequência.

Veias safenas parvas dificilmente rompem a barreira dos 8 mm, e padronizamos um único disparo no segmento tratado.

Portanto,

Veias Safenas Parvas/Giacomini e Acessórias = um disparo.

VEIAS SAFENAS PARVAS/GIACOMINI E ACESSÓRIAS

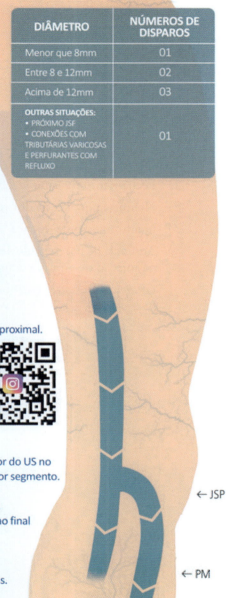

DIÂMETRO	NÚMEROS DE DISPAROS
Menor que 8mm	01
Entre 8 e 12mm	02
Acima de 12mm	03
OUTRAS SITUAÇÕES: • PRÓXIMO JSF • CONEXÕES COM TRIBUTÁRIAS VARICOSAS E PERFURANTES COM REFLUXO	01

1) Preencher as lacunas ao lado com o diâmetro da veia a ser tratada, de acordo com US. Marcar locais para punção. Anotar trajetos dificultosos como tortuosidades e ectasias.
2) Proclive acentuado. Decúbito ventral. Coxim abaixo dos tornozelos. Considerar decúbito lateral em casos de obesidade severa ou contraindicações para posição vental. Dar preferência cateter de 3cm. Puncionar VSP ou dissecar e passar o cateter pelo introdutor 7F (usar a extremidade reta do fio guia).
3) Visualizar com US o cateter próximo a JSP. Durante a navegação, se houver resistência realizar manobras de elevação do membro, extensão/flexão de coxa e perna. Em caso de insucesso, optar por punção dupla.
4) Posicionar o Cateter 3 cm distante da JSP.
5) Colocar o paciente em posição de Trendelenburg.
6) Realizar intumescência perivenosa sentido distal para proximal.
7) Visualizar novamente a posição do cateter.

Dr. Leonardo Chadad Maklouf e Dr. Luiz Baldini Neto
Agende seu curso de ARF
Clube da Radiofrequência

8) Confirmar a tríade do sucesso (Compressão/Trendelenburg/Tumescência).
9) Realizar a compressão com os dedos e com o trasdutor do US no segmento a ser tratado. 10) Realizar sempre 1 disparo por segmento.
11) Não progredir o cateter em segmento já tratado.
12) Estudar a veia safena e VP ao final do procedimento.
13) Comprimir por 5 minutos todo o segmento tratado ao final do procedimento.
14) Realizar flebectomia e demais tratamentos complementares.
15) Realizar curativos compressivo e manter por 48 horas.
16) Realizar doppler colorido após 72 horas.
17) Realizar doppler venoso colorido entre 6 a 8 semanas.
18) Realizar doppler venoso colorido a cada 6 meses por 2 anos.

3. Veia Safena Magna Acessória Anterior

Especificamente para esse tratamento, os autores deste Manual têm robusta autoridade no assunto, pois são uma das maiores experiências no mundo do tema.

Baseados na experiência de centenas de casos desde 2011, quando fizemos o primeiro caso no Brasil, resolvemos ser um pouco mais agressivos na relação diâmetro/temperatura.

Com isso, aumentamos cinco graus a temperatura, de acordo com a tabela a seguir:

Vantagens:

1) Fechamento mais rápido das veias perfurantes insuficientes;
2) Nenhuma queixa de dor relacionada ao aumento de temperatura;
3) Nenhum caso de doença trombótica de veia conectada;
4) Ausência de necessidade de ações repetidas, como ocorre por exemplo na injeção de espuma densa;
5) *Guidelines* recentes corroboram aumento de conteúdos científicos.

VEIA
SAFENA MAGNA ACESSÓRIA ANTERIOR

1) Preencher as lacunas ao lado com o diâmetro da veia a ser tratada, de acordo com US. Marcar locais para punção. Anotar trajetos dificultosos como tortuosidades e ectasias.
2) Proclive acentuado. Coxim abaixo da coxa distal. Dar preferência cateter de 3 cm. Puncionar ou dissecar VSMAA (ou tributária lembrando que a mesma possui trajeto curto que deve ser prervado para o tratamento) e passar o cateter pelo introdutor 7F.
3) Visualizar com US o cateter próximo a JSF. Durante a navegação, se houver resistência realizar manobras de elevação do membro, extensão /flexão de coxa e perna. Em caso de insucesso, optar por punção dupla.
4) Posicionar o Cateter 2,5 cm distante da JSF e 1,5 cm distante da Veia Epigástrica Superficial.
5) Colocar o paciente em posição de Trendelenburg.
6) Realizar intumescência perivenosa sentido distal para proximal.
7) Visualizar novamente a posição do cateter.

Dr. Leonardo Chadad Maklouf e Dr. Luiz Baldini Neto
Agende seu curso de ARF
Clube da Radiofrequência

8) Confirmar a tríade do sucesso (Compressão /Trendelenburg / Tumescência).
9) Realizar a compressão com os dedos e com o trasdutor do US no segmento a ser tratado.
10) Realizar sempre 2 disparos no primeiro segmento.
11) Realizar sempre 1 disparo nos segmentos seguintes, salvo para a situação citada na tabela em anexo.
12) Não progredir o cateter em segmento já tratado.
13) Estudar a veia safena e VFC ao final do procedimento.
14) Comprimir por 5 minutos todo o segmento tratado ao final do procedimento.
15) Realizar flebectomia e demais tratamentos complementares.
16) Realizar curativos compressivo e manter por 48 horas.
17) Realizar doppler colorido após 72 horas.
18) Realizar doppler venoso colorido entre 6 a 8 semanas.
19) Realizar doppler venoso colorido a cada 6 meses, por 2 anos.

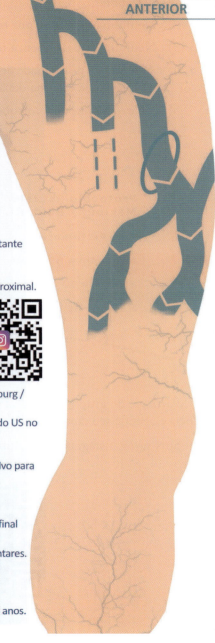

SAFENA ACESSÓRIA ANTERIOR

Vantagens:
1) Fechamento mais rápido das veias perfurantes insuficientes;
2) Nenhuma queixa de dor relacionada ao aumento de temperatura;
3) Nenhum caso de doença trombótica de veia conectada;
4) Ausência de necessidade de ações repetidas, como ocorre por exemplo na injeção de espuma densa;
5) *Guidelines* recentes corroboram aumento de conteúdos científicos.

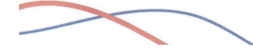

Participe do grupo aberto do Programa de Treinamento em Radiofrequência e agende seu curso de ARF.

Site: www.instagram.com/clubedaradiofrequencia/

22

TUTORIAL PARA PUNÇÃO VENOSA

No capítulo, as autores desenvolvem um tutorial para otimizar a realização da punção venosa.

DR. LUIZ BALDINI NETO
DRA. MARINA HELENA DE AGUIAR ALIOTI ROMANO

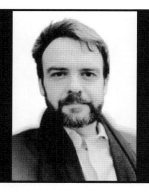

Dr. Luiz Baldini Neto

Contatos
luizbaldini@yahoo.com.br
Instagram: @luiz.baldini
clinicabaldini@gmail.com
Instagram: @clinicabaldini.vascular

CRM 100476 SP. Possui graduação em Medicina pela Universidade Estadual de Campinas – Unicamp. Residência médica em Cirurgia Geral, Cirurgia Vascular e área de atuação em Angiorradiologia e Cirurgia Endovascular pela Unicamp. Título de especialista em Cirurgia Vascular e área de atuação em Cirurgia Endovascular pela Sociedade Brasileira de Angiologia e Cirurgia Vascular – SBACV. Mestrado em Gestão e Saúde Pública pela Unicamp. Atualmente é médico cirurgião vascular da Clínica Médica Baldini. Tem experiência na área de flebologia com ênfase em cirurgia vascular minimamente invasiva, atuando principalmente nos seguintes temas: varizes, radiofrequência, úlcera crônica, cirurgia ambulatorial e saúde pública.

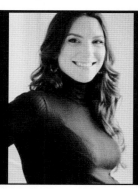

Dra. Marina Helena de Aguiar Alioti Romano

Contatos
ma_alioti@yahoo.com.br
contato@dramarinaalioti.com.br
Instagram: @ma_alioti.romano

CRM 145346 SP. Nasceu na cidade de Ribeirão Preto, interior de São Paulo. É graduada em Medicina pela Universidade de Ribeirão Preto no ano de 2010. Cursou Cirurgia Geral também em Ribeirão Preto e trilhou seu caminho na Cirurgia Vascular pela Pontifícia Universidade Católica de Campinas (PUC-Campinas). Seu contato com a Cirurgia Vascular foi bem cedo, pois seguiu a mesma carreira do seu pai, Dr. Romeu Alioti, que também é cirurgião vascular. Por essa razão, desde antes da graduação, sempre acompanhou muitas cirurgias, e o centro cirúrgico se tornou sua grande paixão. Atualmente reside e atua na cidade de Americana-SP, além de atuar em Santa Bárbara D'Oeste e Piracicaba. Em 2016, começou a realizar o procedimento de radiofrequência para tratamento minimamente invasivo das varizes, desde então, já foram quase 1.000 procedimentos ao todo, sendo mais da metade com anestesia local tumescente. Segue se aprimorando na carreira.

1. **Introdução:** o procedimento de ARF é simples em sua concepção e de rápida execução. Entretanto, algumas etapas podem conferir certa dificuldade para a equipe que inicia sua familiaridade com a técnica.

D entre os principais fatores limitantes que contribuem para um procedimento mais moroso ou até mesmo acaba inviabilizando sua execução completa, consideramos o momento da punção venosa o mais expressivo.

Dessa forma, desenvolvemos um guia para otimizar a punção venosa e garantir o acesso para o sistema introdutor. Basicamente, sugerimos que se estabeleça um tempo para tentativas de punção não maior que 10 min. Mas que esse tempo seja utilizado por completo, a fim de permitir o adequado treinamento e avanço na curva de aprendizado. Finalmente, caso não exista sucesso após 10 min, indicamos a realização do acesso através de dissecção venosa convencional.

2. **Dicas gerais:** algumas considerações são de grande importância para facilitar o acesso venoso antes mesmo da sua execução:

- Realizar ARF sob bloqueio raquimedular nos primeiros casos, em veias safenas magnas maiores que 5 mm.

- Manter o ambiente sereno, temperatura agradável, com luminosidade indireta e proclive acentuado. A posição e conforto do médico que irá realizar o procedimento também é de extrema importância, podendo esse estar sentado ou em pé, desde que essa posição garanta uma maior estabilização dos braços e mãos.

---

* Consulte lista de abreviaturas.

- Com o paciente em posição ortostática, joelho da perna a ser tradada fletido sobre um coxim, identificamos um segmento para punção (determinar local do acesso). Esse segmento deve ser distal ao local de tratamento, em um intervalo de 15 cm, sempre iniciando as tentativas de punção no sentido distal para proximal.

Lembre-se: o local de acesso não significa o local de tratamento!

Porém não sugerimos de rotina realizar punção em nível maleolar ou exageradamente distal ao segmento a ser tratado, pois apesar de efetivar a via de acesso, pode propiciar lesões desnecessárias em um trajeto que não necessita de tratamento, além de aumentar a distância para navegação do cateter (o que determina maiores obstáculos a serem transpostos).

As imagens para a punção podem ser adquiridas no eixo longitudinal ou transversal. Neste tutorial, mostraremos imagens no eixo transversal, porém a técnica utilizando o corte longitudinal tem sido muito utilizada, e incentivamos o seu aprendizado, pois constitui importante opção em punções de maior dificuldade. Ainda, a longitudinal é necessária nos casos de tratamento de veias perfurantes.

Finalmente, antes de descrevermos os passos do Tutorial, faremos algumas observações com relação às manobras esperadas para uma punção facilitada:

- Ângulo da agulha com a pele (45-30 graus)
- Ângulo da agulha com o Probe (45 graus)
- Proclive acentuado
- Movimentos dissociados entre punção e US (quando uma mão se mexe, a outra fica parada)

O médico deverá segurar o transdutor com a mão não dominante e a agulha da punção com a dominante.

Pacientes sem bloqueio raquimedular, fazer um botão anestésico discreto no local da punção, a fim de não colabar a veia a ser puncionada.

Posicionamento para punção de Veia Safena
Parva Proclive e Coxim posicionado

(Figuras 1 e 2)

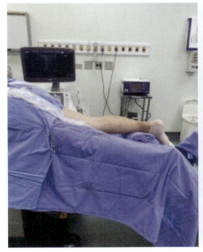
Figura 1

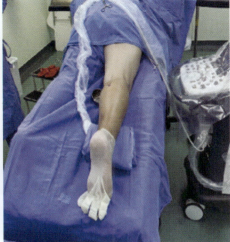
Figura 2

Posicionamento para Punção de Veia Safena
Magna Proclive e Coxim Posicionado

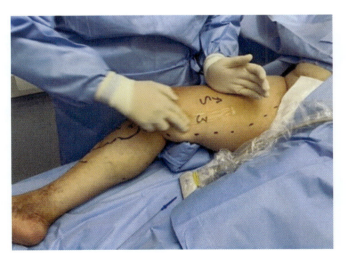
Figura 3

3. Tutorial

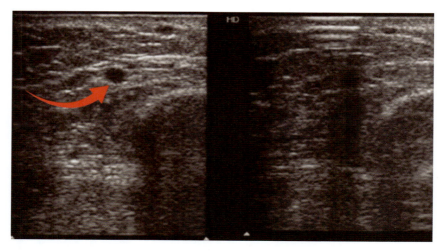

Figura 4

Corte transversal (A): A veia safena magna é demonstrada pela seta vermelha no compartimento safênico, localizada no meio da imagem do transdutor linear. (B) A palpação externa da pele igualmente no ponto médio confirma o adequado posicionamento da agulha através da imagem de sombra (Figura 4, 5, 6 e 7).

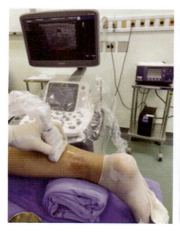

Figura 5

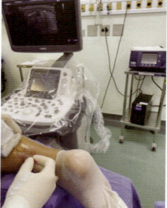

Figura 6

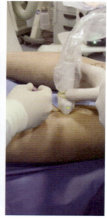

Figura 7

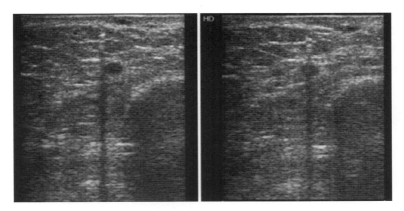

Figura 8

Corte transversal (C): a ponta da agulha logo acima da veia safena magna, porém com o eixo deslocado para medial (observe a sombra acústica projetada medialmente à veia safena). Em (D), a agulha foi retirada da pele, e corrigida a inserção, deslocando a mesma discretamente para lateral. Observe que nessa imagem são coincidentes o eixo da veia safena como a sombra acústica da agulha. É fundamental se guiar por estes elementos, posição da veia, ponto branco da agulha e sombra acústica posterior (figuras 5 e 6).

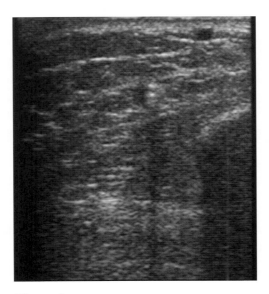

Figura 9

Corte transversal (E): ponta da agulha perfurando a veia safena magna, parede anterior. Observe que neste eixo do transdutor existe controle das laterais, mas não antero posterior (obtido pelo eixo longitudinal do transdutor) (Figura 6).

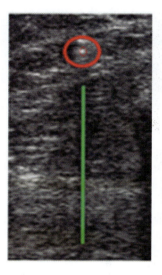

Figura 10

(F) Imagem ideal com todos os elementos, indicando a punção efetiva: alinhamento do eixo da agulha (sobra acústica posterior) com o eixo da veia, e ponto branco da agulha no centro da veia. Se neste momento houver refluxo venoso pela extremidade da agulha, certamente a punção foi efetiva. Ainda, em caso de dúvida, a mudança do transdutor para longitudinal pode fornecer melhor relação entre a agulha e a parede posterior da veia (figura 9).

4. **Diferenças entre punção Longitudinal e Transversa:**

   4.1 **Transversa:** permite controle dos limites laterais da veia (confirma se acertou o alvo).

   4.2 **Longitudinal:** permite controle dos limites antero posteriores (confirma se está na luz e não perfurou a parede posterior) (figuras 11,12 e 13).

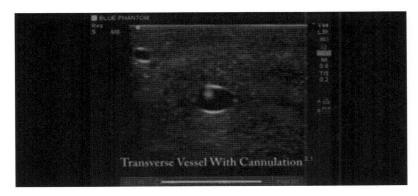

Figura 11

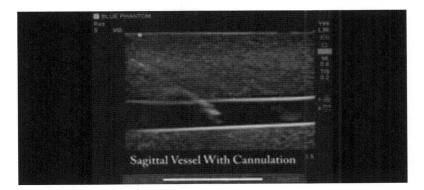

Figura 12

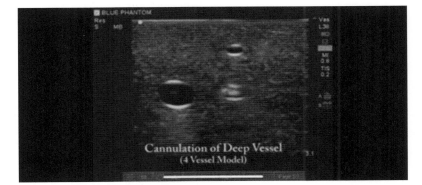

Figura 13

Referências bibliográficas

1. https://doi.org/10.1590/S0103-507X2009000200012

2. https://www.sopati.com.br/lermais_materias.php?cd_materias=386&friurl=_-Puncao-#.Yw_Yhvdv8lQ

Lista de Abreviaturas

ARF - Ablação por Radiofrequência

AME - Ambulatório Médico de Especialidades

AVF-SVS - American Venous Forum - Society for Vascular Surgery

CF - Closure Fast

DVC - Doença Venosa Crônica

EHIT - Endothermal heat induced thrombosis

EV - Ecografia Vascular

ESVS - European Society for Vascular Surgery

EVTA - Endovenous Thermal Ablation

FAT - Fibra de Ablação Térmica

FAR - Fibra de Ablação por Radiofrequência

HBPM - Heparina de Baixo Peso Molecular

JSF - Junção Safeno-femoral

JSP - Junção Safeno-poplítea

MMII - Membros Inferiores

CEAP - Clinical signs; etiology; anatomic distribution; pathophysiolog
Classificação para IVC estabelecida em 1994 por membros da Sociedade
Americana de Cirurgia Vascular

C - Classificação Clínica da Classificação CEAP

DC - Direct Current

IAJ - Interlinha Articular do Joelho

IVC - Insuficiência Venosa Crônica

Mhz - Mega-hertz

Ms - Milissegundos

PAD - Material de compressão externa, como pequenas almofadas sobre o trajeto tratado

RA - Realidade Aumentada

RF - Radiofrequência

SBACV - Sociedade Brasileira de Angiologia e de Cirurgia Vascular

SONAR - Sistema Emissor Receptor de Ultrassom

SEPS - Acrônimo em inglês para Subfascial Endoscopic Perforator Surgery

SUS - Sistema Único de Saúde

SVP - Sistema Venoso Profundo

TVP - Trombose Venosa Profunda

TVS - Trombose Venosa Superficial

TEV - Tromboembolismo Venoso

TRT - Tempo de Relaxamento Térmico

US - Ultrassonografia

USD - Ultrassonografia Doppler

VG - Veia de Giacomini

VES - Veia Epigástrica Superficial

VCSS - Venous Clinical Severity Score

VSAA - Veia Safena Acessória Anterior

VSI - Veia Safena Interna

VSM - Veia Safena Magna

VSP - Veia Safena Parva

VSMAA - Veia Safena Magna Acessória Anterior

VSMAP - Veia Safena Magna Acessória Posterior

VSAS - Veia Safena Magna Acessória Superficial

Capítulo 6

DC: Direct Corrent, corrente constante no tempo.

AC: Alternating Corrent, onde há alternância de picos e vales de voltagem.

Frequência: número de vezes em que a corrente alterna, sobe e desce num determinado espaço de tempo.

Hertz: Hz, unidade de medida de frequência, de ciclos por segundo.

AM: Amplitude Modulation, alterna a força da radiofrequência, *power*.

FM: Frequency Modulation, altera a frequência do sinal irradiado.

Modulação: é o processo de variação de altura, de intensidade, frequência, do comprimento e/ou da fase da onda numa onda de transporte, que deforma uma das características de um sinal portador, que vai proporcionalmente ao sinal modulador.

Impedância: é a oposição que um circuito elétrico faz à passagem de corrente elétrica quando é submetido a uma tensão.

Energia termal: refere-se ao movimento de moléculas entre objetos ou substâncias. Energia que é gerada e medida por calor. Quanto maior a energia termal, maior a temperatura. É a energia cinética de partículas.

Condução térmica: é a transferência de energia térmica entre átomos e/ou moléculas vizinhas em uma substância devido a um gradiente de temperatura.

Aquecimento Resistivo: também chamado de aquecimento Joule, aquecimento Ohmico, ou resistência, é o processo no qual a passagem de uma corrente elétrica através de um condutor produz calor.

LEED - Linear Endovenous Energy Density: é frequentemente usado para comparar a dose de energia nos procedimentos endovenosos. É uma medida de energia térmica entregue em Joules por centímetro na veia tratada (J/cm).

Então o LEED pode ser adaptado, pela configuração do *power* do dispositivo, ou pelo tempo de retração da fibra.

WATS mede a potência do dispositivo, do gerador (W): um Wat é medido em Joules por segundo (J/s).

Lista de Abreviaturas | 275

Apêndice de fotos, imagens, tabelas e desenhos esquemáticos

Capítulo 1

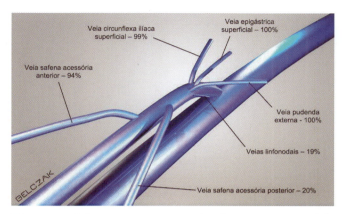

Figura 1 - Safena magna e suas tributárias. Imagem cedida pelo Dr. Belczak.

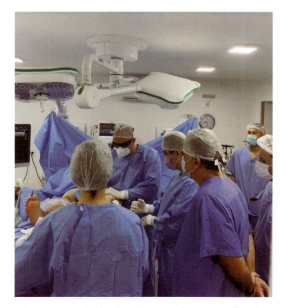

Figura 2 - aula de cirurgia vascular com aplicação da técnica.

Capítulo 2

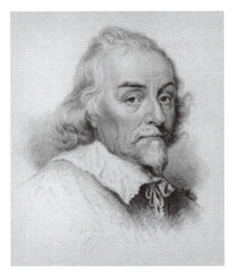

Figura 1 - William Harvey (Foto: Acervo pessoal Dr. Charles Angotti).

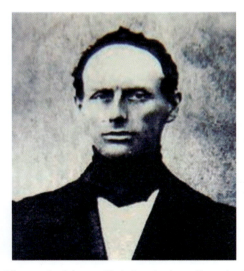

Figura 2 - Johann Christian Andreas Doppler (Foto: Acervo pessoal Dr. Charles Angotti).

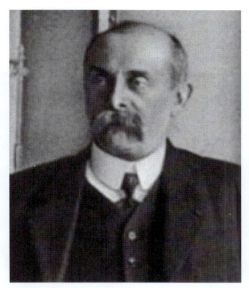

Figura 3 - Jacques Arsene D'Arsonoval (Foto: Acervo pessoal Dr. Charles Angotti).

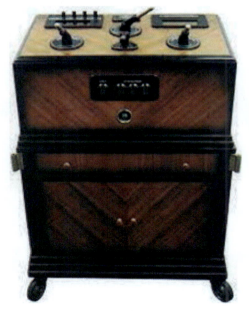

Figura 4 - Bisturi Elétrico de Bovie (Foto: Acervo pessoal Dr. Charles Angotti).

Capítulo 4

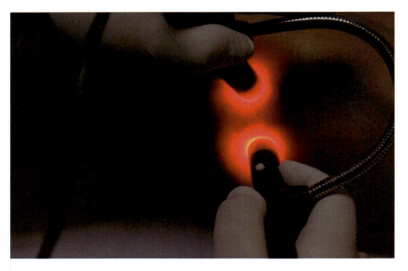

Figura 1: Aparelho de fleboscopia com regulagem do espaço de projeção.

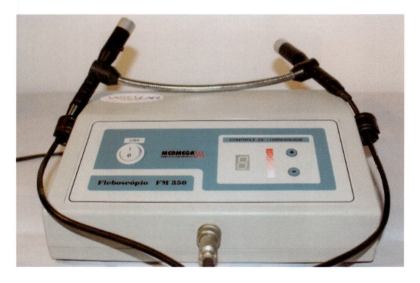

Figura 2: Modelo do aparelho com controle de intensidade da luminosidade.

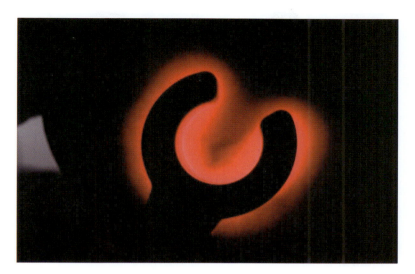

Figura 3: Aparelho de fleboscopia.

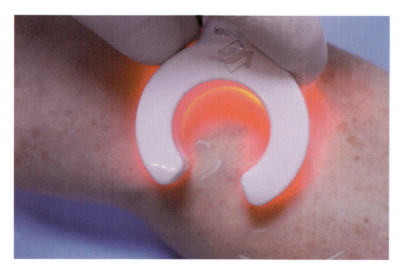

Figura 4: Visualização de veia nutridora, auxiliando a marcação pré-procedimento.

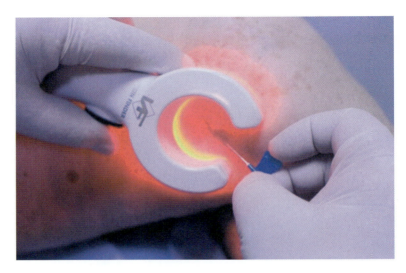

Figura 5: Identificação da veia facilitando a punção.

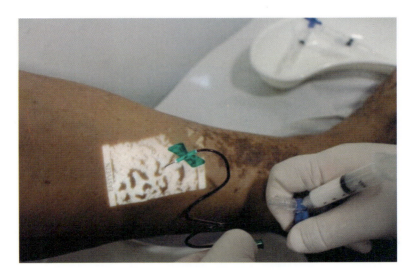

Figura 6: Controle do volume injetado, acompanhando a infusão do agente esclerosante (espuma de polidocanol) em tempo real pela realidade aumentada.

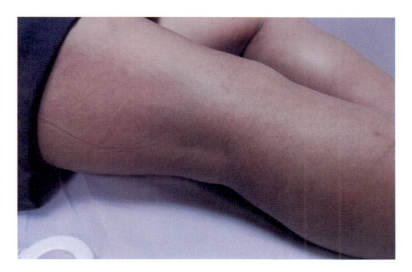

Figura 7: Fotodocumentação sem a realidade aumentada.

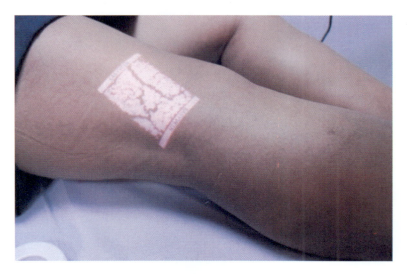

Figura 8: Fotodocumentação com a realidade aumentada.

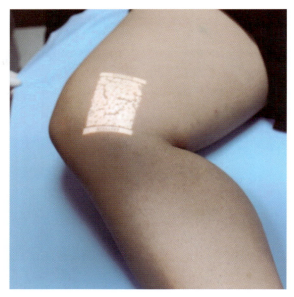

Figura 9: Acompanhamento evolutivo do tratamento.

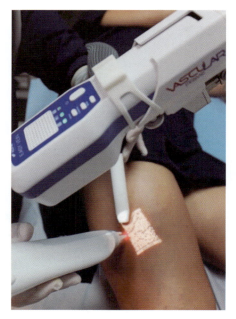

Figura 10: Acompanhamento em tempo real e direcionamento do laser.

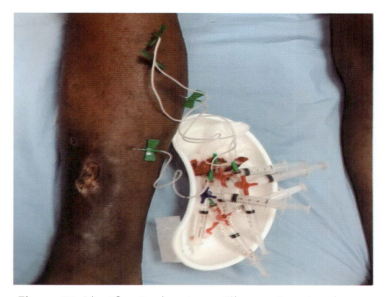

Figura 11: Identificação de veias periúlceras não entrando em contato com a pele.

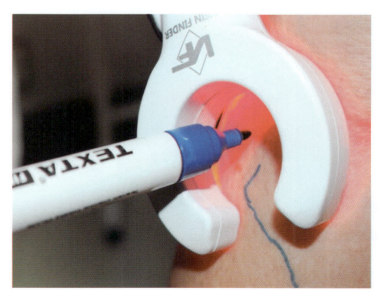

Figura 12: Marcação pré-operatória, utilizando o fleboscópio para auxiliar.

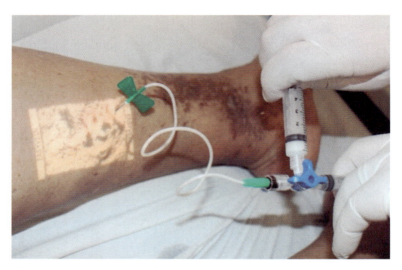

Figura 13: Visualização de toda a área e mãos livres para realizar o procedimento.

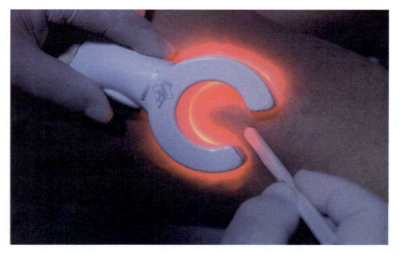

Figura 14: Marcação com lápis de cor branca.

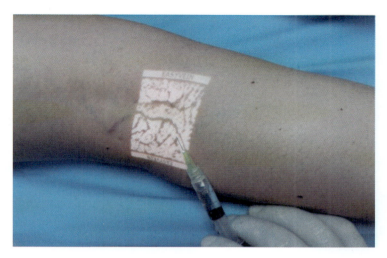

Figura 15: Visualização de bifurcações venosas, podendo ser interpretada com uma veia de diâmetro maior, o que interfere nos parâmetros do laser transdérmico. Agulha projetada, o que facilita a punção e uma pequena bolha na seringa empurrando a coluna de sangue, mostrando a assertividade da punção.

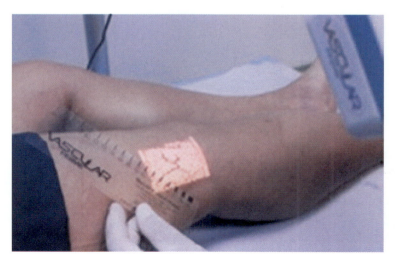

Figuras 16: Posição correta do aparelho perpendicular à pele.

Apêndice de Imagens | 287

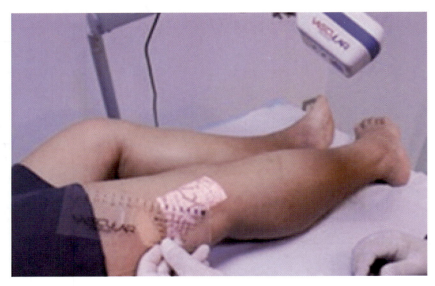

Figura 17: Posição errônea do aparelho causando um efeito paralaxe.

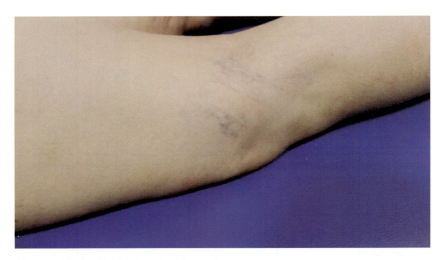

Figura 18: Avaliação de telangiectasias.

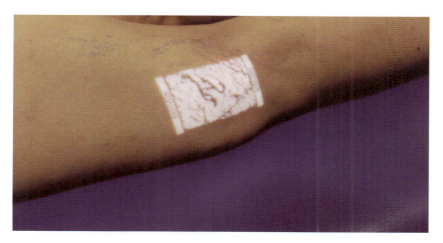

Figura 19: Avaliação de veias nutrícias quando projetamos a realidade aumentada.

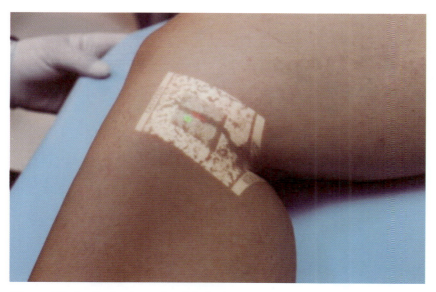

Figura 20: Avaliação da profundidade da veia.

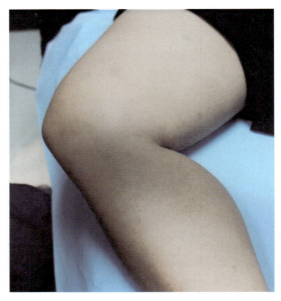

Figura 21: Fotodocumentação pré-procedimento.

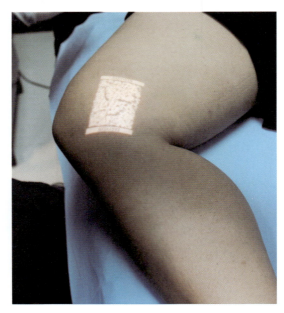

Figura 22: Acompanhamento da resposta ao tratamento.

Capítulo 5

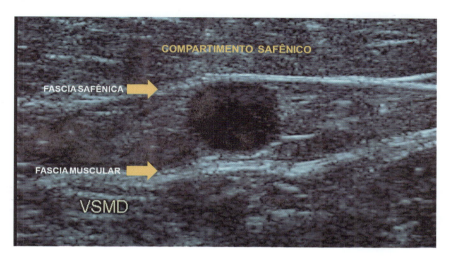

Figura 1: Compartimento safênico clássico.

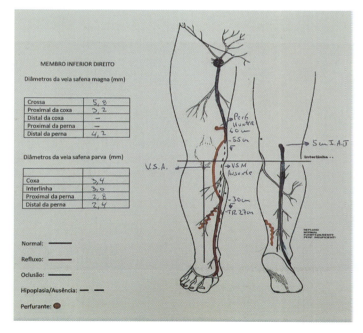

Figura 2: Desenho esquemático mostrando áreas de refluxo.

Apêndice de Imagens | 291

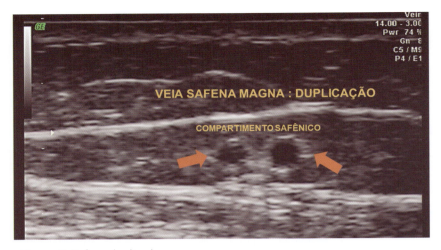

Figura 3: Safena duplicada.

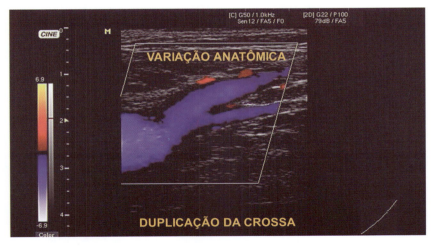

Figura 4: Duplicação da Crossa de safena magna.

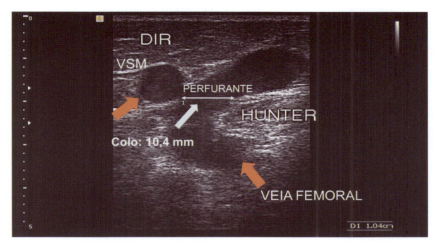

Figura 5: Veia Perfurante de Hunter dilatada.

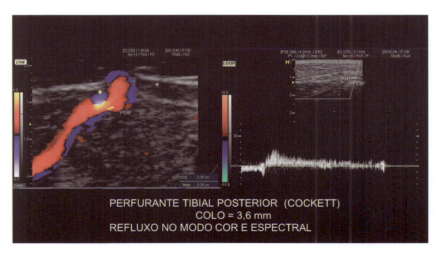

Figura 6: Veia perfurante com refluxo.

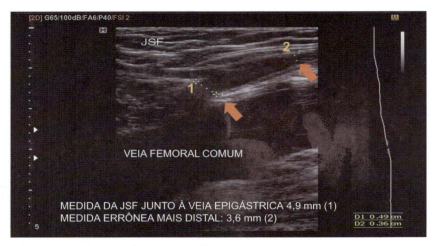

Figura 7: Medida errada da veia sinalizada.

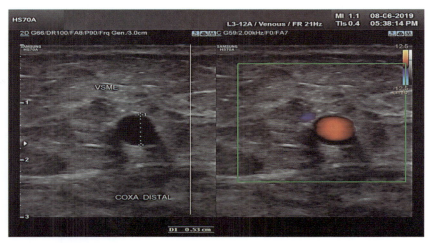

Figura 8: Safena em coxa distal.

294 | Manual Técnico de Radiofrequência na Doença Venosa

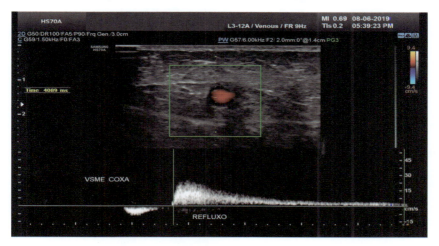

Figura 9: Veia Safena Magna com refluxo em topografia de coxa.

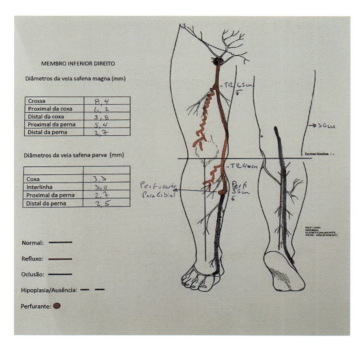

Figura 10: Desenho demonstra refluxo importante em veia safena acessória anterior.

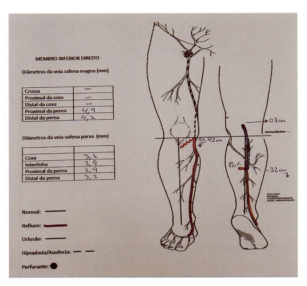

Figura 11: Desenho esquemático mostra segmentos com refluxo.

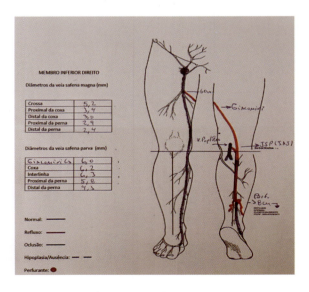

Figura 12: Desenho esquemático mostra segmentos com refluxo.

Capítulo 8

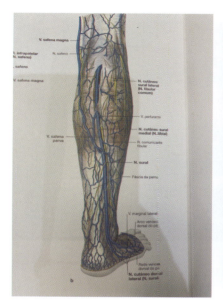

FIG. 1 – Anatomia vascular da perna. (Extraído do Atlas de Anatomia Humana Sobotta).

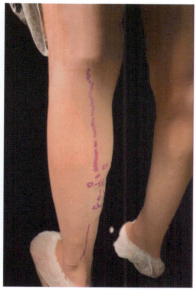

FIG. 2 – Marcação cirúrgica em paciente com insuficiência de veia safena parva. Marcação representa trajeto anatômico da veia, com desembocadura ao nível do sulco posterior do joelho.

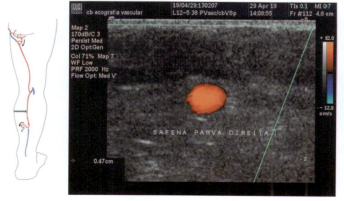

FIG. 3 – Veia safena parva o ecocolorDoppler, visão transversal.

Apêndice de Imagens | 297

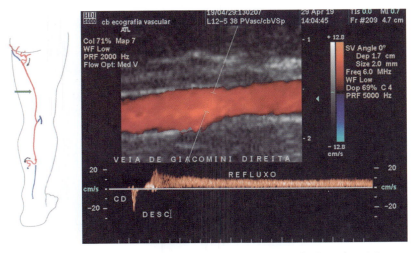

FIG. 4 – Veia de Giacomini em visão esquemática e ao ecocolorDoppler, visão longitudinal, demonstrando refluxo patológico.

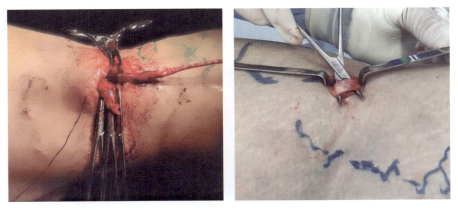

FIG. 5 e 6 – Dissecção da crossa da veia safena parva no oco poplíteo para realização de safenectomia parva. No caso presente, seu término corresponde a maioria dos casos, desembocando na prega poplítea, diretamente na veia poplítea.

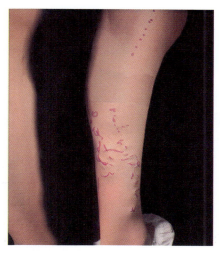

FIG. 7 – Marcação cirúrgica em paciente com insuficiência de veia safena parva. Marcação representa veias intersafênicas varicosas ao nível de perna.

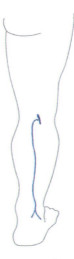
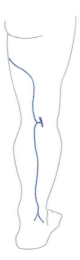

FIG. 8 – Representação esquemática dos principais tipos de variações anatômicas da veia safena parva, utilizando como referência a classificação de Kosinski.

Tipo 1 – Veia safena parva termina exclusivamente na veia poplítea
(A) – direto na veia poplítea;
(B) – dividida em dois ramos, um para veia poplíea e outro para safena magna.

Apêndice de Imagens | 299

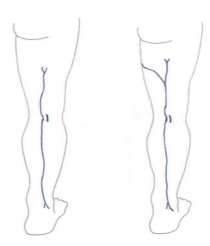

Tipo 2 – Veia safena parva termina em veias da coxa ou em veias profundas da coxa e/ou safena magna
(C) – veias profundas da coxa;
(D) – em dois ramos, um para veias profundas da coxa e outro para veia safena magna;

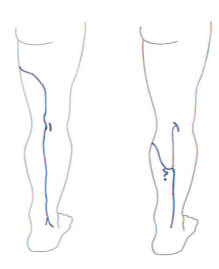

(E) – terminando direto na veia safena magna.
Tipo 3 – Veia safena parva termina na perna, não atingindo a região poplítea.
(F) – termina em veia safena magna ou em veias gastrocnêmias.

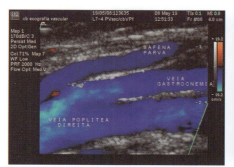 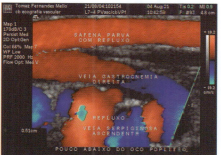

FIG. 9 – Veia safena parva desemboca dividida em dois ramos, um para veia poplítea e outro se continuando para coxa.

FIG. 10 – EcocolorDoppler demonstrando veia safena parva terminando em veia gastrocnêmia provocando refluxo e formação de veias varicosas.

Capítulo 9

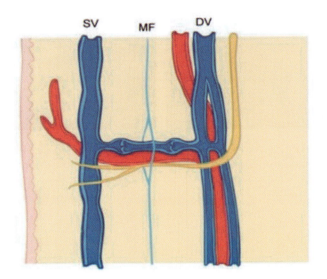

Figura 1: Arranjo geral de veia perfurante. Diretas,
DV: veia profunda;
MF: fáscia muscular;
VS: veia superficial.

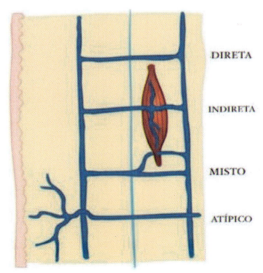

Figura 2: Tipos gerais de veias perfurantes indiretas, misto e atípico.

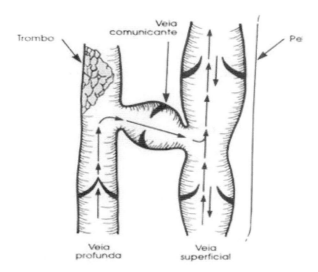

Figura 4 – Veia superficial dilatada causada por incompetência das perfurantes, resultante da trombose venosa profunda que bloqueia o fluxo proximal do sangue ao sistema venoso profundo. Observar que, com a dilatação da veia superficial, as válvulas deixam de ser competentes.

Capítulo 10

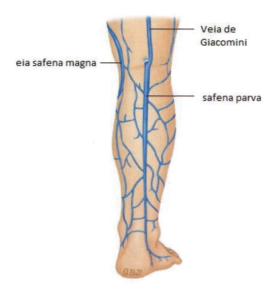

Figura 1 - Região posterior da perna evidenciando as veias safena magna, parva e giacomini.

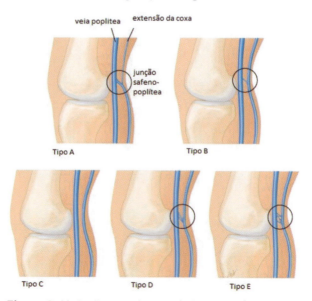

Figura 2 - Variações anatômicas da Junção Safeno Parva.

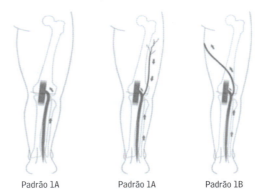

Padrão 1A   Padrão 1A   Padrão 1B

Figura 3 – Terminações da safena parva: padrão 1A e 1B.

1 A) Terminação exclusiva na veia poplítea, a crossa pode receber uma pequena veia superficial posterior que se inicia no terço superior ou médio da coxa, que eventualmente apresenta comunicações com veias musculares profundas da coxa; padrão.

1 B) Terminação divide-se em dois ramos, uma rena na veia poplítea e o outro drena na veia safena magna.

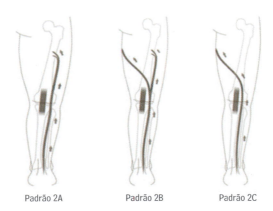

Padrão 2A   Padrão 2B   Padrão 2C

Figura 4 – Terminações da safena parva: padrão 2A, 2B e 2C.

2 A) Terminação em veias posteriores profundas da coxa; padrão.

2 B) Terminação divide-se em dois ramos, uma drena em veia profunda posterior e outro drena na veia safena magna; padrão.

2 C) Terminação direta na veia safena magna.

Capítulo 11

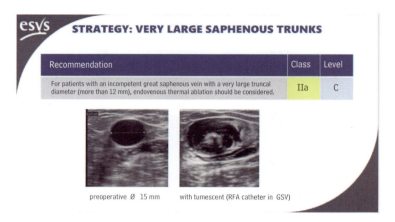

Figura 1 - Veia safena retirada com as várias tributárias visíveis marcadas.

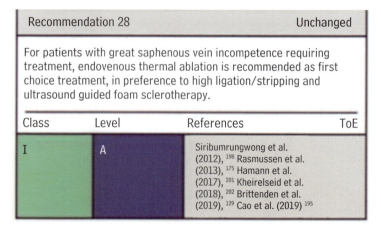

Figura 2 - De Maeseneer MG, Kakkos SK, Aherne T, et al. European Society for Vascular Surgery (ESVS) 2022 Clinical Practice Guidelines on the Management of Chronic Venous Disease of the Lower Limbs. Eur J Vasc Endovasc Surg. 2022;63:184-267.

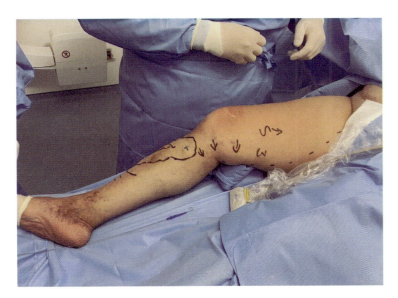

Figura 3 - Marcações com detalhes para pontos possíveis de punção.

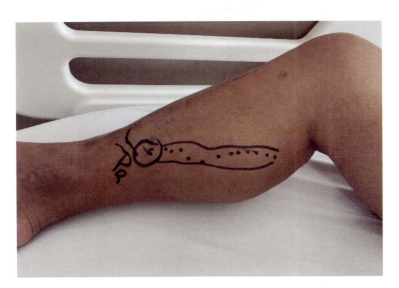

Figura 4 - Perfurante insuficiente drenando para safena e originando varizes.

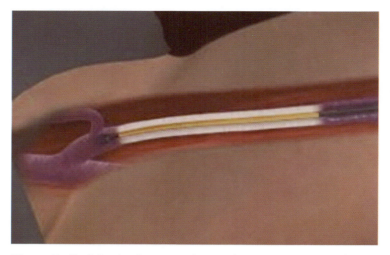

Figura 5 - Posição do elemento térmico deve respirar 2.5 cm da JSF* sempre preservando a veia epigástrica superficial.

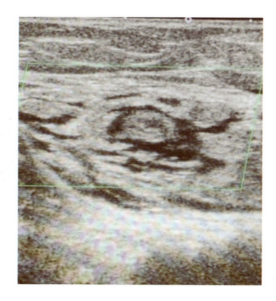

Figura 6 - Intumescência perivenosa com halo de proteção 10-20 mm ao redor da veia.

Capítulo 12

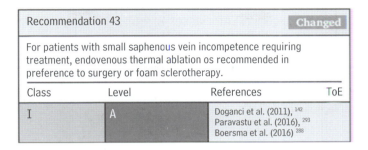

Figura 1: Grau de recomendação classe I com nível de evidência A para tratamento de VSP* por ablação térmica (1***).

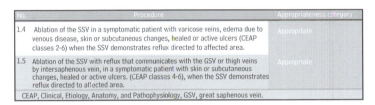

Figura 2: Grau de recomendação apropriado para tratamento de VSP* por ablação térmica (2***).

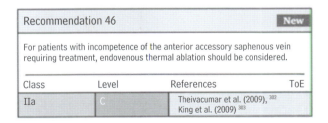

Figura 3: Grau de recomendação e nível de evidência para tratamento de VSAA* por ablação térmica (3***).

1.6	Ablation of the AAGSV in a symptomatic patient with varicose veins, skin or subcutaneous changes, healed or active ulcers (CEAP classes 2, 4-6). when the AAGSV demonstrates axial reflux directed to affected area.	Appropriate

Figura 4: Grau de recomendação apropriado para tratamento de VSAA* por ablação térmica (4***).

Capítulo 14

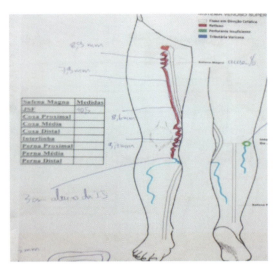

Figura 1: Desenho de planejamento do USG*, demonstrando uma veia safena acessória insuficiente originando varizes.

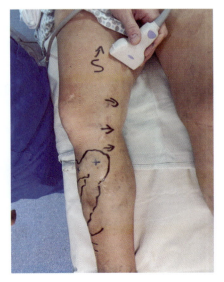

Figura 2: Marcações do membro inferior a ser tratado.

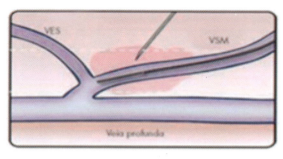

Figura 3: Fluido Tumescente da JSF – injetar fluido tumescente em quantidade suficiente na JSF para comprimir a veia em torno do elemento térmico.

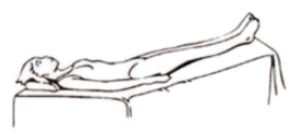

Figura 3A: Posição de Trendelenburg – Colocar o paciente a 15-30º da posição de Trendelenburg para fechar ainda mais a veia em tratamento e exsanguinar o sistema venoso superficial.

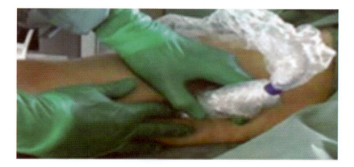

Figura 3B: Compressão Térmica – Ultrassom mais compressão digital. É importante manter um bom contato do elemento térmico com a camada íntima da veia para garantir o êxito do procedimento. Manter a compressão da veia a ser tratada com transdutor e compressão digital.

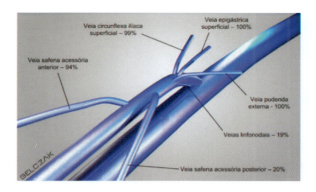

Figura 4: distância ideal da junção safeno femoral - imagem cedida pelo Dr. Sergio Belczak.

Até 8 mm 1 disparo
8 a 12 mm 2 disparos
maior que 12 mm 3 disparos

Figura 5: Protocolo para veias safenas e 6 – Protocolo para veia perfurante.

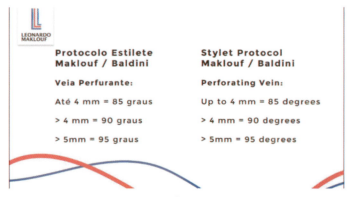

Figura 6: Protocolo Estilete Maklouf/Baldini.

Apêndice de Imagens | 313

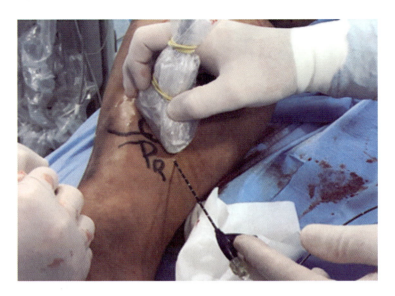

Figura 7: Cateter estilete em direção à veia perfurante em sentido longitudinal ao transdutor.

Capítulo 15

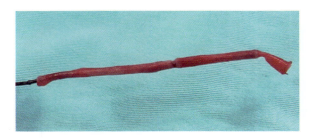

Figura 1: Sequência 1 de ação da termoablação com radiofrequência sobre veia tributária.

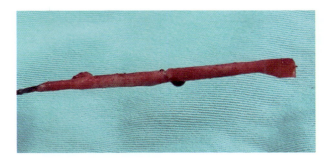

Figura 1: Sequência 2 de ação da termoablação com radiofrequência sobre veia tributária.

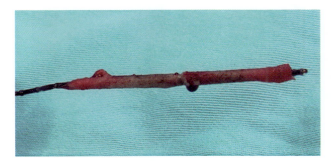

Figura 1: Sequência 3 de ação da termoablação com radiofrequência sobre veia tributária.

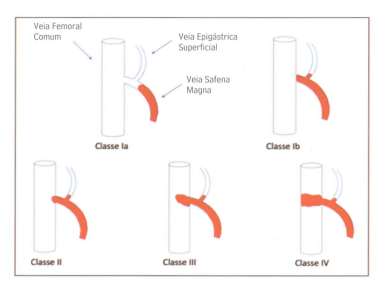

Figura 2: Classificação da trombose endotérmica induzida pelo calor (EHIT*) da American Venous Forum - Society for Vascular Surgery (AVF-SVS). Fonte: Acervo dos autores.

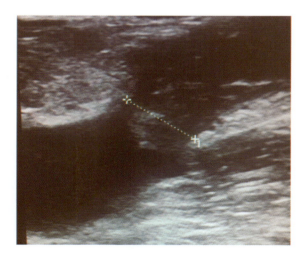

Figura 3: Trombose induzida pelo calor endovenoso com trombo de aspecto flutuante e progressão menor de 50% da luz na veia femoral comum – Classe II AFV/SVS.

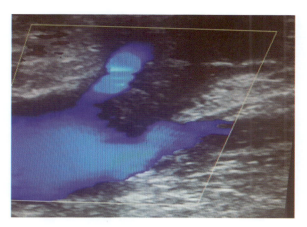

Figura 3.1: Imagem ecográfica em modo B; **3.2** Imagem ecográfica em color doppler. Imagem gentilmente cedida pelo Dr. Walter Junior Boim de Araujo.

Capítulo 16

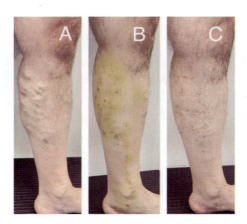

Figura 1: Em A, observa-se refluxo de veia safena magna esquerda e tributárias. Paciente submetido a termoablação segmentar por radiofrequência de veia safena magna associada a flebectomias sob anestesia local tumenscente em regime ambulatorial. Em B, 70 dia pós-operatório e (C) aspecto com 45 dias de evolução.

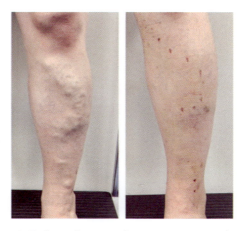

Figura 2: Refluxo de veia safena magna esquerda com drenagem para tributárias na face ântero-lateral de perna. Aspecto do 100 pós-operatório de termoablação de veia safena e flebectomias de tributárias sob

anestesia local tumescente em regime ambulatorial. Optou-se por realizar síntese de pele com mononylon 5-0 devido ao diâmetro de tributárias.

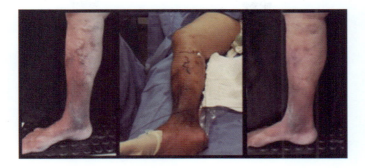

Figura 3: Varizes em membro inferior direito associado a dermatofibrose e dermatite ocre(A). Procedimento de termoablação associada a flebectomia no mesmo ato operatório (B). Controle pós-operatório (C).

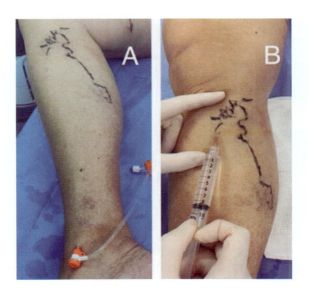

Figura 4: Punção (A) e introdutor 7F ao nível maleolar para termoablação de veia safena magna por radiofrequência e anestesia local para flebectomias em regime ambulatorial (B).

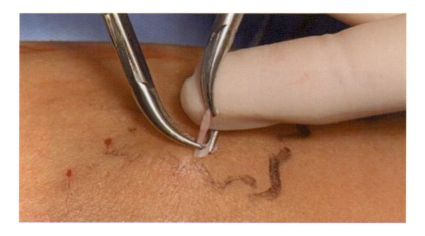

Figura 5: Flebectomia ambulatorial sob anestesia local com incisão de pele realizada com agulha 40x12mm.

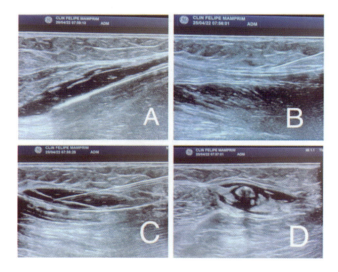

Figura 6: imagens ultrassonográficas de termoablação por radiofrequência de veia safena parva sob anestesia local tumescente em regime ambulatorial. Em A observa-se o posicionamento do cateter na junção safeno-poplítea. Em B, agulha (setas) introduzida no compartimento safeno com infiltração no plano longitudinal (C) e aspecto final com formação de halo hipoecóico perisafeno (D).

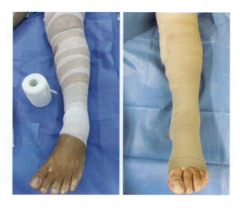

Figura 7: Compressão mista com componentes inelástico, extrínseca com *pads* e elástica no pós-operatório imediato de termoablação por radiofrequência de veia safena magna associada a flebectomias com anestesia local e em regime ambulatorial.

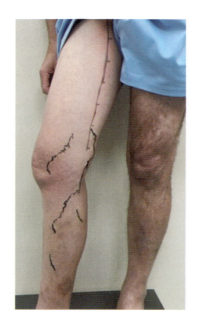

Figura 8: Mapeamento pré-operatório com marcação centimetrada da veia safena magna.

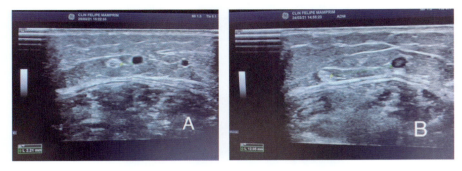

Figura 9: Ecografia em modo B evidenciando o nervo safeno (setas brancas com a distância entre a veia safena parva e o nervo sural, em milímetros. Em A, nota-se íntima relação com distância de 2,21 mm. Em B observa-se uma distância de 12,05 mm).

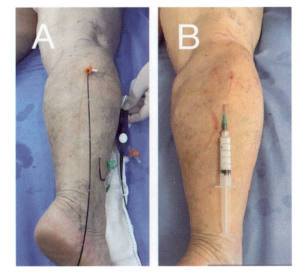

Figura 10: Aspecto transoperatório de termoablação da porção proximal da veia safena parva com radiofrequência associada a espuma de polidocanol a 1% em tributárias.

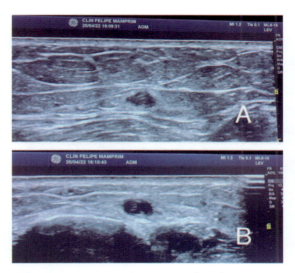

Figura 11: Aspecto ultrassonográfico de veia safena interna no 30º dia pós-operatório. **Imagem A –** termoablação por radiofrequência na coxa. **Imagem B –** Quimioablação com espuma de polidocanol a 3% no terço distal de perna.

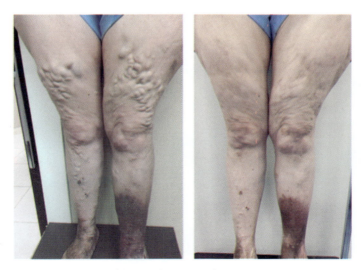

Figura 12: Termoablação de veias safenas acessórias anteriores associada a espuma de polidocanol a 3% em varizes recidivadas. Aspecto no 6º mês pós-operatório.

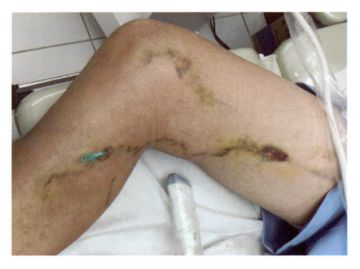

Figura 13: Imagem do 10º dia pós-operatório de tratamento híbrido com termoablação de veia safena interna e tributárias com espuma. Nota-se a punção de veia tributária para drenagem de escleros.

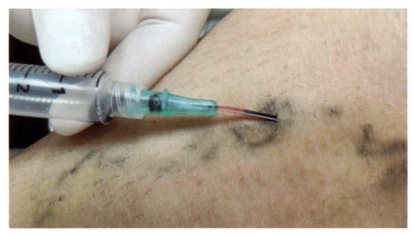

Figura 14: Drenagem de escleros em veia tributária tratada com espuma.

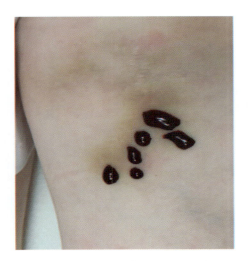

Figura 15: Imagem de pós-operatório tardio após escleroterapia com espuma. Drenagem de escleros.

Capítulo 17

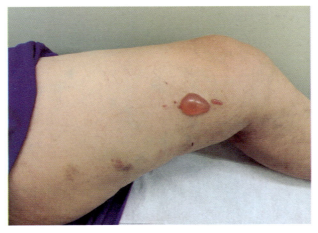

Figura 1: Lesão bolhosa pós Ablação Térmica.

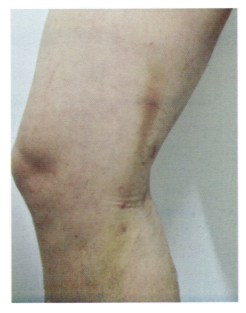

Figura 2: Hipercromia em face medial de coxa após ARF.*

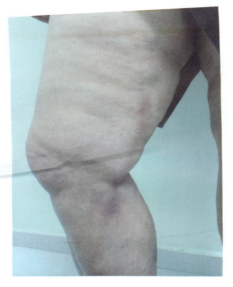

Figura 3: Hipercromia em face medial de coxa após ARF.

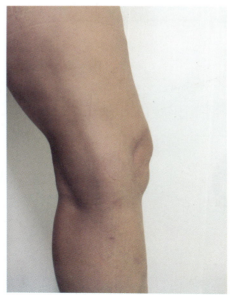

Figura 4: Hipercromia em face medial de coxa após ARF.

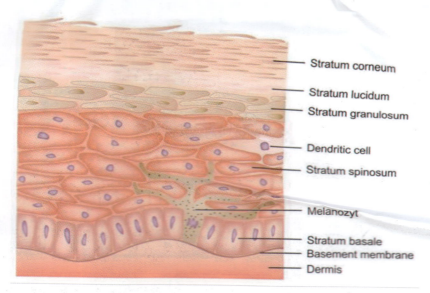

Gráfico 1: Estratificação da Epiderme.

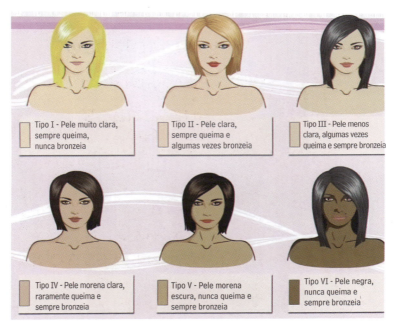

Gráfico 2: Fototipo, Tipos de Pele e Bronzeamento.